光尘
LUXOPUS

ON TASK

认知控制

我们的大脑如何完成任务

[美]戴维·巴德 著
方庆华 译

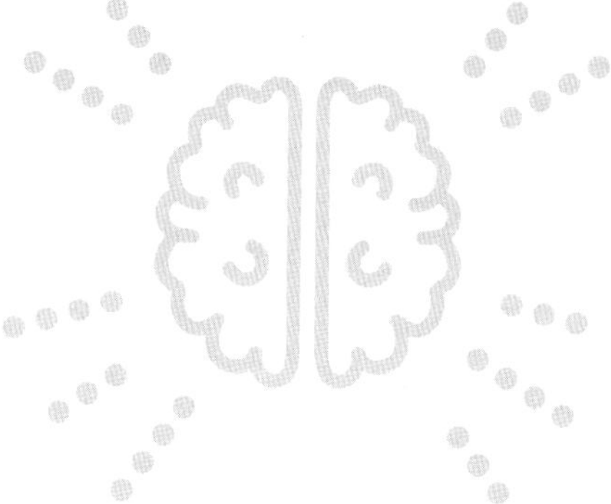

国际文化出版公司
·北京·

图书在版编目（CIP）数据

认知控制 / (美) 戴维 · 巴德著；方庆华译. --北京：国际文化出版公司，2022.4
ISBN 978-7-5125-1385-3

Ⅰ. ①认… Ⅱ. ①戴… ②方… Ⅲ. ①大脑-研究 Ⅳ. ①R338.2

中国版本图书馆CIP数据核字(2022)第009213号

北京市版权局著作权合同登记号 图字01-2022-0365号

认知控制

作　　者　[美] 戴维 · 巴德
译　　者　方庆华
责任编辑　潘建农
出版发行　国际文化出版公司
经　　销　国文润华文化传媒（北京）有限责任公司
印　　刷　文畅阁印刷有限公司
开　　本　880毫米×1230毫米　32开
11.75印张　232千字
版　　次　2022年4月第1版
2022年4月第1次印刷
书　　号　ISBN 978-7-5125-1385-3
定　　价　69.00元

国际文化出版公司
北京朝阳区东土城路乙 9 号　邮编：100013
总编室：（010）64271551　传真：（010）64271578
销售热线：（010）64271187
传真：（010）64271187-800
E-mail：icpc@95777.sina.net

致我的家人

目　录

第一章

从认知到行动，奥秘何在？

一杯咖啡蕴藏着许多奥秘，其未解之谜或许指咖啡中复杂的分子结构，或是清晨啜饮一杯咖啡时享有的提神醒脑之感，甚至还体现在D型咖啡豆[①]究竟源起何方。尽管以上种种发问都令人兴味盎然，但一杯咖啡的真正神秘之处在于科学家们并未真正了解它是如何来的。是的，有人冲泡咖啡，但其大脑是如何成功地协调冲泡咖啡所需的步骤呢？我们仍然没有找到令人满意的答案。当我们设定一个目标（比如煮咖啡）时，我们的大脑是如何计划并践行特定的行动来实现目标的？换言之，我们是如何把事情办好的？

诸如此类的问题令我着迷，因为它们实质上都指向人何以为人这个核心问题。人类这个物种具有一种独特的能力，能够以高效的巧思妙计来思考对策、周密计划并开展行动。而且，人类大脑的运行机制在某种程度上具有普适性，也就是说，即

① 咖啡豆分为A、B、C、D四个类型，其中D级咖啡豆颜色最深，属于高地产的大颗硬质豆，豆表不平整，带深绿色，肉质厚实，含水量较多，因此不易过火，烘焙困难。——译者注

使碰上从未遇过到的情形和尚不确切的目标，我们依然能把事情妥善地解决掉。我们智力和人格的跃迁进化，正是得益于这种禀赋。因此，对建功立业者，我们推崇思慕；对功败垂成者，我们报以同情。不过，奥林匹克运动员或杰出数学家取得的非凡成就并非本书所要探讨的内容，本书旨在探索一杯咖啡的奥秘，事关你每天所做之事，因为你在最平凡的一天里应尽之事，其他物种尚且无法企及，就连现有的机器人也无法效仿。“你是如何做好这件事的？”这个问题的答案依旧疑点重重，科学的探索之路任重且道远。

为了说明这一点，让我们回忆一下你在今天早上可能做了哪些事。首先，你定了 5∶30 的闹钟，计划来一场酣畅淋漓的晨跑。可闹钟响起后，你迟疑了，觉得自己大可不必如此难为自己，于是心安理得地按下了闹钟的延迟提醒键。反复数次后，你终于乖乖起床了，走向厨房准备制备一杯咖啡，可能一边走一边还在想着晚些时候要参加的会议。最后你机械地走进厨房，先把一个面包扔进烤面包机，然后百无聊赖地开始烹煮咖啡。突然，你想起来要给姐姐发一封电子邮件，因为你正在考虑购房，一直想询问她的贷款中介是否靠谱。这时候，你可能会在心里默默提醒自己寻机再发邮件；或者，立刻停下手头的事务，掏出手机并发送邮件。你心知肚明，如果现在不当机立断，此后发邮件之事便会一再搁置。当你的咖啡煮好时，你转身来到橱柜边找到一只干净的马克杯，然后拿出一只盘子盛放烘烤好的面包。今天的咖啡你并不打算加糖，正好抵消掉本应通过慢跑消耗的热量。你听到喊叫声，孩子们吵闹着从门厅向你跑来。你盯着门，严阵以待临近的“暴风雨”，手指不经意地把马克咖啡杯往里推了推。

我们的日常活动简直是大脑进行目标管理的杰作。在任意特定时刻，我们的大脑都在忙于确定目标、制订计划、敲定策略和制定战术。在我们清醒的时候，目标来来去去，而且单次常常不限于一个目标。我们的目标大到抽象、不确定的计划，如购房，小到眼前琐事，如寻找奶油。我们经常根据不断变化的环境、欲望或自身的局限性而重新评估目标。（我们还记得等会儿要发送的那封邮件吗？）有些目标“不请自来”，非己所愿。比如说，没人会刻意在衬衫上留下芥末渍，但如果事情不幸发生了，我们就要抽空洗掉污渍。客观来说，人类日常生活的过程和主旨在很大程度上是由我们的目标以及实现这些目标而采取的各种行动来决定的。

人脑有着卓越非凡的能力来管理这些纷繁复杂的目标，以便规划和执行高效的行动方案。的确，大脑非常擅长管理目标，因此大多数人只把日常琐事看作例行公事，从未有人为平常晨起煮咖啡而专门拍摄一部暑期大片。大多时候，我们视自身的行动力为理所当然，只有在力不能及或办事不利的偶发状况下，我们才会注意到这种能力实则十分稀缺。实际上，这种能力相当独特和不朽，不幸的是，也相当脆弱。

大脑用精密的神经机制生成计划、追踪计划的实施情况、影响大脑在连接目标和正确行动间的各种状态。科学家们将这些机制和过程命名为"认知控制"(cognitive control)或"执行功能"(executive function)。尽管这两个术语在用法和意义上有所不同，但它们通常指代的是同一类大脑功能。为了保持一致，我将使用术语"认知控制"，仅仅因为这是当前大多数认知神经科学家所采用的术语。

然而，对科学家和非专业人士而言，不管使用什么名称，"认知控制"都是非常难以定义的。我们将看到，认知控制的某些不可捉摸之处就在于我们对其不够敏感,不像我们对记忆、知觉和行动的直觉一样。更确切地说，认知控制过程处于认知和行动之间的模糊地带，它影响着认知向行动的转换，而非只影响两者中的任意一方。认知控制功能是真实存在的功能类别，它将认知和行动分开，在大脑里自成体系。关于这点，那些由于脑部疾病或脑功能障碍而丧失认知控制功能的病例就是最有力的证据。观察这些患者时，我们发现，丧失认知控制功能对日常生活甚至是对我们的公众形象都有着极大的破坏性。

功能丧失的大脑皮质

脑部疾病或者脑部受损的病例不仅证实了认知控制在日常生活中的必要性，而且证实了其脆弱性。其脆弱不堪，是由于许多(即便不是大多数)神经功能障碍或精神疾病会导致认知控制遭受一定程度的损伤，这些功能障碍或疾病包括中风、帕金森病、阿尔茨海默病、自闭症等，它们会影响到大脑额叶

（frontal lobe），更确切地说，会影响到大脑前额叶皮质（prefrontal cortex），简称 PFC（图 1.1），从而导致丧失认知控制功能。

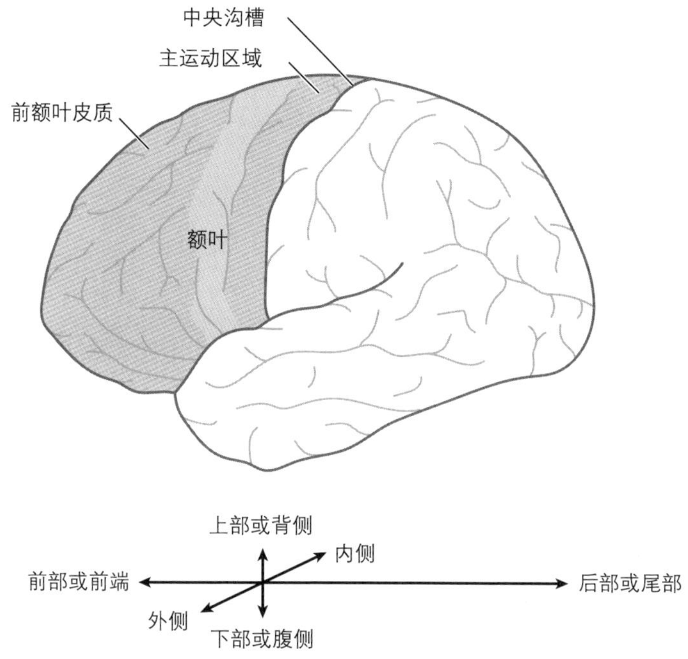

图 1.1　人脑左侧面图表明额叶和前额叶皮质的位置，底部的方位图指明了相关解剖学术语方位。

如今，人们普遍认为大脑前额叶皮质对人类最高级的脑功能，包括认知控制功能，至关重要。确实，这种说辞激发了公众无穷的想象力。警匪剧都喜欢把大脑额叶损伤说成非理性暴力行为、人格变化之类案件的罪魁祸首。一个健康网站甚至宣扬“大脑前额叶皮质锻炼十法”，声称通过练习诸如“学习杂耍”这种荒诞之法可以帮助你“专注和思考”。

在现代社会，我们可能会惊讶地发现神经科学家曾一度怀疑大脑前额叶皮质可能实际上并没有任何功能，或者只是作为可有可无的辅助。19 世纪末 20 世纪初，神经科学家开始在动物实验中精准地破坏动物大脑的不同部位，探究它们到底有什么功能。如果动物大脑的某部位受到损伤后，丧失某一特定功能，那么可以据此推测，该受损的大脑部位对实现此特定功能必不可少。与此同时，在治疗过程中，临床医生通过手术切除了患者的部分大脑，或者给因中风、头部受伤或者因其他原因导致大脑受损的患者做诊断时，都试图得出类似的结论。然而，奇怪的是，这些早期的研究者发现，大脑前额叶皮质受损后并没有出现预期的因高级认知功能丧失而带来的种种剧变。实际上，很难定义一个具体的功能是否已经完全丧失。

在对大脑前额叶皮质受损的患者进行神经系统检查时，其感知功能和运动功能显示正常。和医生谈起过去的经历或者熟悉的话题时，患者口齿清楚、谈吐不凡。在对他们进行临床心理测评时，他们比智力衰退的患者组表现更好。哈佛心理学家威廉·詹姆斯（William James），在他具有里程碑意义的心理学教科书《心理学原理》（*The Principles of Psychology*）中，用一个章节回顾当时已知的大脑功能以及他捕捉到的关于大脑前额叶皮质区域的复杂状态。他把额叶比作“迷宫”，并指出：“比如，就目前所知，尚不清楚额叶前部是否有明确的功能……刺激或切除前额叶都没有产生任何异常。”

额叶之谜掀起了长达半个世纪的不休争论。许多人认为它可能根本不具备重要的智力功能，或至多起辅助作用。1945年，传奇人物神经科学家唐纳德·赫布（Donald Hebb）甚至描述了这样一位病人，该病人的额叶在锯木厂的一次事故中受损，在手术切除额叶组织后，病情似乎有所好转。根据赫布的说法，病人手术前性格冲动易怒、办事丢三落四，手术后竟变成了模范公民，唯一可能让人匪夷所思的行为是，他每隔几个月便要换一次工作。

可悲的是，当时人们对前额叶的功能所知甚少，为 20 世纪 50 年代广泛使用额叶切除术来治疗心理障碍埋下了隐患。毕竟，如果前额叶皮质是多余的，那么，与减轻精神病主要症状的潜在好处相比，切除额叶带来的微小损失就显得微不足道了。然而，额叶并不是可有可无的。而且不幸的是，仅在美国就进行了大约 4 万例额叶切除手术，术后人们身心受创、苦不堪言，之后此类手术才被禁止。

在诊所之外，流传着另外一个故事，该故事与最初提到的前额叶损伤病例大相径庭。1928 年，一位 43 岁的妇女被转诊到蒙特利尔神经病学研究所，大约从 20 岁起，她的癫痫就会定期发作。她向医生坦白："在料理家务方面，我总是笨手笨脚。"给她治病的医生中有著名的神经外科先驱怀尔德·彭菲尔德（Wilder Penfield）。彭菲尔德研发的"蒙特利尔疗法"彻底地革新了癫痫的治疗方法——在手术过程中，对清醒患者的大脑进行电激，以定位癫痫病灶并予以切除，同时避免了对功能性皮质的影响。当时的手术情形远非寻常，病人是彭菲尔德唯一的妹妹。

在手术中，当外科医生打开她的头盖骨后，发现了一个位于右额叶的大肿瘤。肿瘤已经在右额叶大面积地扩散，为了切除肿瘤，医生不得不把几乎整个右额叶切掉，直到运动皮质前的大约一厘米处。患者在手术后康复出院。身为妻子兼抚养着六个孩子的母亲，她祈求回归正常人的生活。但不幸的是，最终她还是由于肿瘤复发去世，距离首次在蒙特利尔神经病学研究所接受治疗仅过去两年之久。

尽管患者是自己的至亲使彭菲尔德备受折磨，他还是决定在医学文献中写下妹妹的病况，他认为妹妹的详细病况对后续研究具有重要的价值。

人们在早期难以理解额叶损伤患者所处的困境，其中的一个障碍就是：患者缺乏基础参照，无法确切地评估自己在当下的状态。举个例子，患者在被转诊到医生那里时，疾病可能已发展到了中、晚期，肿瘤也许在体内已经生长了数年。因此，难以将病人此时的行为与他们大脑功能紊乱之前的行为相比较。然而，彭菲尔德对自己的妹妹了如指掌。他能描述他所看到的、发生在妹妹身上的变化并进行评论。他描绘了这样一位女性：虽然性情温和乐观、智力正常，却在她多年前能轻松完成的日常活动中显得那么笨拙、无措。

即便切除了大量额叶组织，彭菲尔德妹妹的诚恳、有礼还是给医生们留下了深刻印象。柯林·罗素博士（Dr. Russell

Collins）给她做过检查后，致信彭菲尔德，提到下述交流情况：

> 她对我牺牲个人时间为她诊疗的善举表示感谢。她举止非常得体、彬彬有礼，真的让我印象深刻。她说她非常担心自己失礼而给你带来困扰，也感恩我对她的帮助。当我提到虽然我只见过她一次，但是她的表现是我有幸见过的最勇敢的人之一时，她非常礼貌地表达了感激之情。我不禁要问：额叶与更高级人际互动过程到底有多少关系？

她的智力功能，如记忆力、与罗素博士讨论正在阅读的书的能力，也给罗素博士留下了深刻印象。这一切听起来完全不像一个在切除了如此大量额叶组织后，丧失了很多功能的病人。

然而，她自己对事情的看法却全然不同。她在给彭菲尔德的一封信中描述道："泰勒医生（Dr. Taylor）问我思维活动是否有所改善，我说'是的'，但每当我似乎觉得受到鼓舞时，我就会做一系列的蠢事。"她所感觉到的智力丧失根本不是明显的认知丧失或功能丧失，相反，用她自己的话说，她常因无法完成复杂的日常活动而感到沮丧，根本无力在生活中自处。

例如，有一次，她邀请彭菲尔德和其他四位客人共进晚餐。彭菲尔德描述了他到场时，从妹妹身上感受到的苦恼：

> 她兴高采烈地盼望着与客人共进晚餐，为此花费了整整一天时间来筹备。这种事对10年前的她来说轻而易举。而现在，约定的时间到了，她还在厨房忙活，所有的食物都还散落在厨房里，炉子上炖煮着一两样食物，但是沙拉还没备好，肉也还未烹调，长时间的孤军奋战让她茫然且不知所措。显然，她永远也无法把一切都立即备好。

她勉为其难地把所有的食物都尽可能地呈上桌，甚至连一些可能还在“咕噜咕噜”冒泡的都不放过。但是，如果行为不能协调一致，那么孤立无援的妹妹永远也做不成一顿丰盛的大餐。这不仅仅是掌勺一道菜，然后留置一旁再去着手烹调下一道菜的简单过程，任何有经验之士都知道这一点。相反，你得同时统筹多项准备工作，让一切井井有条：在烹调一道菜的间隙，你得腾出手来开始制作另一道菜，补齐烹调过程中分身乏术的短板，同时检查烹调进度，确保晚餐的各类菜品都约能在同一时间上桌，且温度适口。即便对经验丰富的业余厨师来说，这也是一个挑战。对于像彭菲尔德妹妹这样没有认知控制能力的患者来说，更是难上加难。

我们受损的认知控制系统会带来真真切切的、实质性的损失，完成任务变得充满挑战。对于彭菲尔德的妹妹来说，晚宴的烹制变得难以理解，就像一个失忆症患者难以形成新的记忆，或像一位失语症患者难以开口说话一样。然而，她并没有将这种经历描述为执行力尚缺，而是将其定义为智力受损，即一种自视“愚蠢”的懊恼。

有必要澄清的一点是，她所表达的智力下降并不意味着核心认知（core knowledge）的缺乏。通俗来说，核心认知包括我们储存在大脑里的事实、经验、信仰和对世界的理性认识。相反，认知控制问题可能出现在那些认知基础似乎完全正常甚至比正常人更好的患者当中。

这一悖论在另一个病例中得到了显著的证明。1986 年，保罗·埃斯林格（Paul Eslinger）以及神经学家安东尼奥·达马西奥（Antonio Damasio）报道了一名 44 岁的会计师。大约在达马西奥报道其病例的 10 年前，他曾接受过额叶肿瘤的切除手术。在手术后，他的大部分内侧和腹侧额叶被切除。在对其进行的多次临床测试中，他一直表现出超强的智力水平，甚至在手术 10 年后也是如此。在韦氏成人智力测验（WAIS）中，他的表现高居不下（位于 97% ~ 99%）。他谈吐自如，展示了渊博的学识。例如，他对里根（Ronald Wilson Reagan）的新联邦主义政治哲学（当时是在 20 世纪 80 年代）发表了深刻的见解。他甚至通过了旨在检测额叶功能障碍的传统神经心理学测试。

尽管患者在医生对他进行的所有测试中表现很出色，但他在诊所外的生活却是一团糟。在脑部受伤之前，他是一位受人尊敬的、育有两子的父亲，他在当地的教会中表现得很是积极，并且已经晋升为一家建筑公司的审计，前途可谓无可限量。

但肿瘤在不断地恶化，渐渐压迫到他的额叶，经手术切除后，他的生活状况开始急转直下。

患者在手术痊愈后重返了工作岗位，但由于屡次迟到，做事杂乱无章，最终失去了原有的工作，随后的几份工作也不尽如人意。他和一个不靠谱的合伙人做了一个风险性极大的商业投资，搭进去了毕生的积蓄。相恋 17 年的妻子忍无可忍，决意离他而去，并带走了他们的两个孩子。他再婚、离婚，又再婚。在达马西奥报道他的病例时，他正与父母住在一起，并构想着一些疯狂的但达马西奥不能理解的赚钱大计。

在日常生活中，患者做事的效率同样低下。例如，他早上可能需要准备两个小时才能出门，而且他可以花上一整天的时间洗头。晚上出行的计划一再破灭。有好几次他计划到选定的餐厅就餐，但最终都未能成行，或是即便他到了餐馆，也只能反复地看着菜单。他可以描述出一个更远大的目标，甚至描述出对未来的一个大致计划，例如去餐厅吃饭，但他无法付诸行动。真正捆扰他的，是如何组织和管理以实现短、中期目标。他发现自己置身于一个僵局之中——幻想中有一个终点，但前往终点的多条路径和诸多选择让他不知所措，或者是他一味逃避，在起点处踯躅不前。

我们也许可以理解为何神经科医生和神经科学家很难确定额叶受损后人体会丧失什么功能。同上述患者和彭菲尔德的妹妹一样，额叶受损的患者谈吐流利、知识渊博、互动自如。进一步说，这些患者在生活中所表现出的诸多问题，也许在许多健全人身上是与生俱来的讨厌之处。在回顾额叶病例的研究时，行为神经学家弗兰克·本森（Frank Benson）汇编了一些神经科医生常用于描述额叶病例的术语。他的“额叶活动性”（Frontal Lobishness）表格（表 1.1）列举了行为幼稚、自吹自擂或污言秽语等特征，这些也可能是聚会上那种令人生厌的夸夸其谈者所拥有的特征。但不同之处在于，这些特征因额叶功能紊乱会持续且异常地表现出来，并往往反映了患者的性格变化。

如同难以区分性格特征一样，我们很难区分生活中哪些不顺之事或企业破产是由大脑损伤造成的，而哪些事情可能只是运气不好，或是性情古怪、行事草率等。做出不明智的商业决策，不守时，频繁地更换工作，或者多次结婚、离婚，这些都不是额叶功能紊乱的诊断标志。然而，上述生活中的种种不顺发生的原因以及额叶损伤后这些不顺出现的超高频率都表明，这些患者的一种或多种功能受到了损害，导致他们极易受到这种模式的影响。

现代临床研究通过大量病例表明了额叶受损的患者的共同困境。平均而言，在这些研究中，额叶受损的患者一般在工作和学业上的表现逊于常人，他们无法管理好自己和家庭，且常深陷于财务危机或法律纠纷，许多患者因为生活无法自理只好入院治疗或由他人照料。

表 1.1　本森的前额皮质损伤表现（额叶肥大）

低俗	易怒
行为控制力差	脱抑制

续表

对社会关心度下降	粗鲁
滑稽	运动功能亢进
轻浮	运动功能减退
诙谐癖（不适当的玩笑）	暴怒
童样痴呆（不合时宜的莫名亢奋）	态度幼稚（愚蠢）
自吹自擂	不注重社交礼仪
自大	不恰当的性挑逗
主动性下降	暴露癖
注意力下降	言语淫秽
健忘	好色
漠不关心	亢奋
冷漠	无计划
浅效应	对未来的忧虑减少
缺乏自主性	任性
意志缺失（思维、运动、言语迟缓）	丧失抽象态度
乏力（缺乏精力）	丧失审美
运动无能（自发性运动丧失）	冲动
工作质量下降	注意力分散
沮丧	刺激约束行为
郁闷不满	具体性
烦躁不安	持续症
出现错觉 自大（优点、财富、才智方面） 虚无主义 偏狂症 臆想症	

改编自弗兰克・本森（D. F. Benson）《思维神经学》（*The Neurology of Thinking*）中的表 11.1.（纽约：牛津大学出版社）

尽管如此，患者在日常生活中的这些问题常常被科学家和临床医生忽略，也没有可用来评估这些问题的方法。的确，目前仍然没有一个被广泛接受的用于认知控制测试的黄金标准。患者遭遇的问题各有不同，一些研究发现，我们最广泛使用的现有测量方法仅能解释这些问题的 18% ~ 20%。

为什么这些测试结果难以测定人们在现实生活中的行为？原因有几个，其中一个显而易见的问题是：在实验室进行的大多数测试过于简单，缺少我们在现实生活中计划和实施行动时需要面对的开放性和复杂性。1991 年，神经心理学家蒂姆・沙利斯（Tim Shallice）和保罗・伯吉斯（Paul Burgess）进行的一项研究让这种错位现象备受关注。该研究将三名因创伤性脑损伤而导致额叶受损的患者作为研究对象，一组头脑健全的人作为对照组。三名患者在智力和认知控制的标准化测试中都表现良好，然而，他们在日常生活中也都出现了认知控制方面的问题。例如，其中一名患者曾在治疗时借口要去取咖啡，然后就人间蒸发了，后来才在高尔夫球场里找到了他。

实验要求患者和对照组在伦敦周围自行完成一系列任务。他们首先获得了一笔钱作为预算来完成各种任务，比如买一根面包或者查看昨天的天气状况。这项研究不仅要研究患者的任务完成情况，还要分析他们完成任务的效率和准确性。例如，你我可能选择一家可以一次性地购买到两件商品的商店，而不是前往两个不同的商店分别购买这两件商品。研究人员假设患者在完成这种需要高效率的计划时会遇到困难。为了验证这种假设，他们设计出一套复杂的分析方案，不仅可以给完成的任务量打分，还可以为其完成任务的效率以及一路上违反多少规则打分。

然而，最终，研究人员可能甚至不需要他们那套花哨的分析方案就能看到结果。三位患者中的两位勉强完成了八项任务中的一半，而对照组几乎完成了全部任务。唯一一位设法完成所有任务的患者效率很低，一路上违反了好几条规则。比如，该患者虽然成功地找到了前一天的报纸来查看天气，却因为没有付钱被店员追赶。

也许病人只是不知道他们应该做什么，所以才没有完成这些任务？答案是否定的。沙利斯和伯吉斯将错误解读任务纳入分数的考量，在所犯的这些错误中，患者与对照组没有什么不同，他们知道自己的目标是什么。相反，他们没能完成任务是由于做事效率低下、违反规则或未能实现目标。

总之，大脑认知控制系统受损会导致患者无法高效、利索地做事。如同我们在其他患者群体身上所看到的其他任意功能丧失一样，问题层出不穷，且颇具破坏性。令临床医生和科学家感到棘手的是，如何帮助人们在实验室之外的复杂现实世界中实现认知控制以完成目标。这是认知控制的真正用武之地，正是基于这种现实背景，我们需要进行控制，以便持续性地观察到认知控制的缺陷。

认知与行动的差距

为什么这些额叶受损的患者无法应付基本的日常生活事务呢？他们究竟失去了什么能力？回答这些问题并不容易。“执行功能障碍综合征”（dysexecative syndrome）不可能单一且持续地存在，认知控制也不可能作为一个单独的整体而失去。相反，正如我们将在本书中讨论的那样，认知控制是一个由许多活动的部分构成的复杂系统，其中任何一部分出现差错都可能以多种方式影响着我们完成任务的能力。因此，两个病人可能因为完全不同的原因在同一项任务上败北。然而，不管具体原因如何,这些病人的共同之处都是不能将认知和行动联系起来。当然，这意味着我们失去的某些能力既不是认知也不是行动本身，而是介于它们之间的一种特殊能力。有什么证据证明这种能力的存在吗？

有了想法并不足以让我们采取适当的行动，这一点确定无疑。我们经常会遇到这种错位情况，当我们试图与别人交流自己的想法时，却不知道如何表达。我们知道自己想说什么、想写什么，但就是苦于找不到合适的词去形容出来。在这方面，语言也不例外。我们有更大的目标时，也会经历类似的错位，无法采取合适的行动去实现这些想法。比如，我在网上看到了蔬菜浓汤的菜谱，不禁跃跃欲试且信心满满，但是，如果要真正去熬制这道汤品，我需要大费脑力。

因此，即使对世界、对行动规则有最清晰的认知，对取得结果抱有最迫切的愿望,大脑仍需一种方法将想法付诸行动。必须借此把一个抽象的目标转化成清晰可见的行动指南，即依序应该做些什么。

因此，完整的认知和意图永远不足以确保我们采取完整的行动。事实上，额叶受损的患者通常能够明确地陈述出一项任务的规则,然而,在某些情况下,他们就是无法遵守这些规则。

1964 年，神经心理学家布伦达・米尔纳（Brenda Milner）对 71 名额叶受损的患者进行了研究，首次指出了这一悖论，她引用了自己命名的专业术语“奇特的割裂”（curious dissociation），即病人在她进行的测试中能够说出测试规则，却无法遵守这些规则。她的病人正在进行威斯康星卡片分类测试（WCST）。在测试中，病人们根据卡片上印刷的形状、颜色或形状的数量,将印有一定数量彩色形状的卡片分成若干堆。例如，根据颜色进行分类的病人会把红色、蓝色或黄色的卡片分开堆放，而不会考虑这些卡片所印的形状或数量。

患者事先没有被告知正确的分类规则，而在每张卡片上，都印有这三个特征。因此，患者必须根据测试人员的反馈来确定合适的分类规则。例如，如果规则要求按形状来排序，但是患者却按颜色来排序，测试人员则告之“不正确”。于是，患者改为按形状分类，这时测试人员会对此表示“正确”。如果患者学会了，就会继续按形状分类。通常，额叶受损的患者能够像健康人一样迅速地找出第一个分类规则。但是，一旦患者找到了规则并排序一段时间后，测试人员会在患者不知情的情况下，对规则进行更改。因此，令患者非常出乎意料的是，当他们根据之前一直有效的规则进行排序时，开始听到测试人员说“不正确”。健康人会很快适应这种变化，改变其排序方式，以便在几张卡片中找出新的规则。相较而言，在一次次被告知“不正确”的情况下，额叶受损的患者还是会继续根据旧的规则来进行分类。神经心理学家将这种行为——无法停止以前有效但现在已经过时的做法——称作持续症（false perseveration）。但是米尔纳注意到，有些持续症患者也会对自己不断积累的犯错行为感觉很沮丧，同时他们仍然一遍又一遍地遵循旧的规则。患者也知道执行任务的规则，并喃喃自语道：“必须是颜色、形状或者数字。”他们知道自己正在采用错误的方式，甚至知道测试人员会说“不正确”，但是，他们无法用这些认知来指导自己的行为，无法停止用旧的规则进行排序。

在众多简短案例中，弗兰克·本森通过一件轶事说明了额叶受损的患者在日常行为中会更频繁地出现这种现象。

在评估患者是否患有糖尿病时，患者会被告知：“不要喝水，不要靠近饮水机。”几分钟后，将会看到他在饮水机旁喝水。当检查人员问他刚刚被告知了什么内容时，他会立即回答：“不要喝水，不要靠近饮水机。”

当然，出现这种“明知故犯”状况的并不一定是额叶受损患者。有多少父母与其蹒跚学步的小孩有过如下经历？

“玛丽亚，请不要碰那个插座。”

“好的，妈妈。”玛丽亚边回答边触摸插座。

“玛丽亚！我刚才说了什么？”

“不要碰插座。”

听起来有点耳熟吧？我们通常将这些互动解释为儿童的叛逆或对独立的宣告。尽管有时可能是这样，但这种解释隐含着一种潜在的假设：如果孩子知道规则，并能够阐明规则，那么如果他们愿意的话，他们应该能够遵守此规则。父母会理所当然地认定：既然知道规则，就应遵守规则，并因事与愿违而勃然大怒。然而，儿童的大脑仍在发育，在某些情况下他们可能并非不熟知规则，甚至也愿意遵守规则。相反，他们可能缺乏遵纪守规所需的一套成熟的认知控制过程。

在解读我们自己或他人的问题时，我们经常会忽略介于认知与行动之间的错位。“如果乔叔叔知道软饮料有多不健康，他就不会一天豪饮三杯了。我们再给他的邮箱发送一篇关于糖尿病的文章吧。”原因可能是乔叔叔因故错过了关于糖和肥胖会引发健康风险的公众教育活动，但也可能是乔叔叔已知晓软饮料的危害，却难以知行合一。总之，知晓真相远远不够，行动力的效用显然不容小觑。

另一方面，认知控制有时也会与行动本身相混淆。但是，就认知而言，完整的认知控制并不是简单地执行完整甚至是复杂的动作。以下参考了神经科医生用来识别潜在额叶功能障碍的临床测试。在患者面前放置一副眼镜，然后神经科医生朝她的脸部做了一个简单的动作，就像戴上一副眼镜一样。额叶受损的患者看到后，会从桌子上拿起眼镜戴上。这就是所谓的“模仿行为”（imitation behavior），它表明拿起眼镜和戴上眼镜是完整的动作，作为先行编译的例行程序（precompiled routine）保存在大脑中的某个部位，只要环境中有合适的触发因素，它就可以被触发。模仿行为一旦触发，患者就会不加思索地即刻采取行动。在患者展开行动后，他们不会因为眼镜可能非己所有或非己所需，或因自己本身就已戴有眼镜而中止行动。

心理学家有时把这些行动称为“自动行为”（automatic）。我们无须三思便可采取行动。一旦触发，这些行动来得迅猛又轻易，而且势在必行。类似于一种习惯，不管我们的目标、计划或行为基于何种背景，它们通常都会被执行。因此，只要有合适的触发条件，即便无意去做，偶尔我们也会自发地采取行动。

自动行为并不局限于像戴眼镜这样的简单行为。在一系列案例中，神经科医生费·勒米特（F. Lhermitte）记录了几个令人侧目的例子，他称之为“运用行为”（utilization behavior）和“环境依赖综合征”（environmental dependency syndrome）。勒米特的患者执行了由环境中的物体或暗示触发的复杂又冗长的惯性动作，尽管这些行为在大环境下完全不适用。

例如，有一位患者被带到勒米特医生家。进入一间卧室后，看到一张床罩打开的床铺，患者便脱得只剩内衣，然后上床睡觉。在本例中，患者在完成入睡所需的一系列复杂动作时表现得熟练流畅。然而，仅因在卧室里看到了一张床，就酣然就寝显然不合适。根据社会规范和准则，我们不能随便爬上他人的床，更别提是神经科医生家的床。很显然，该患者对自己身在何处、对自己处于何方、对正确的行为规范等并非一无所知。如果你问他，他很可能会告诉你，他在神经科医生的家里，这不是他自己的床。同样，他很可能会向你承认，贸然睡别人的床不是得体的社交行为。那么，其中发生了什么？

我们也许可以假设，这一系列的行动是这个人每晚的习惯，是大脑在入睡时间潜移默化形成的习惯。然而，由于大脑受损，该病人无法详尽、周密地考虑以推翻他大脑中关于床和就寝之间的强关联。虽然自动行为无须启动认知控制，但它们确实需要对认知控制进行调节。在决定诸如入睡之类的事情时，认知控制会让我们考虑得更为周全。

当我在讲座中讨论这样的例子时，经常会被问到，怎么会发生这种情况？在参议院听证会上摘下不存在的眼镜是一回事，但即使知道脱衣就寝不对也要完成这一过程就是另一回事了。患者毕竟是有意识的。同样，我们偶尔会表现得像个额叶受损的患者。你是否曾不小心把牛奶误放在橱柜里，把汤罐误放在冰箱里？拜访友人时，你是否曾错过转弯，只因习惯了通勤路上的直行？甚至威廉·詹姆斯在 1890 年讨论“习惯对行为的驱动力”时，就欣喜地记录下了这一点。

许多人都有过在白天脱背心时给手表上发条，在到朋友的家门口时掏出钥匙来的经历。极其心不在焉的人去卧室换衣准备吃饭时，结果脱光光后安然入睡了，这仅仅是因为脱衣上床睡觉是稍后一个小时要发生的习惯行为中的几个首要动作。

我们大多数人都不用给手表上发条，或在餐前更衣，但我们完全了解詹姆斯想表达的意思。的确，如詹姆斯的例子所示，心不在焉的人表现得如同病人一样，基于特定环境下所形成的习惯，机械地执行一系列复杂的行动。但不同的是，一个健康的人，如果稍稍集中注意力，就可以打断自动行为，但是额叶受损的患者无法做到这一点。

为了实现我们的目标，大脑必须架起一座桥梁去弥合认知和行动之间存在的鸿沟。完整的认知不能保证行动的一致性，相反，认知控制过程需要把计划、选择、排序、监管等行动串联起来，并时刻铭记于心。此外，认知控制是一种自成一类的心理功能，有别于弥合这一差距所需的认知和行动本身。那么，认知控制过程是什么样子的？我们将在下部分回答这个问题。

通过控制过程来缩小差距

目前，我们已经了解到认知和行动间存在着实质性的差距。仅仅知道某事并不足以将其付诸行动，这一事实既无显著性也不便上升为理论；事实上，多年以来心理学家也对这一点感到困惑。早在威廉·詹姆斯的时代，反向的假设——一条直线将人类大脑认知输入和恰当行为输出连接在一起——已成为许多心理学家的基础思想。这种思维方式作为心理学的主导流派，一直延续到了 20 世纪的早期。

直至我们开始自己制造能运算的机器，即现代计算机时，认知心理学家才认识到要驱动机器做事，必须要有控制结构。计算机给心理学家示范了一个可以自我控制的执行主体（executive agent），并展示了第一例控制过程，即计算机程序的控制流程。

现如今，大多数电子产品，如台式电脑、平板电脑、智能手机、汽车、咖啡机、洗衣机等，都内置电脑芯片，基于程序运行。程序本质上是告诉计算机应该做什么的指令列表，这些列表可能相当庞大。例如，一个简单的 iPhone 应用程序可能有约 1 万行代码，Mac OSX Tiger 操作系统有超过 8000 万行代码，谷歌的所有互联网服务估计有近 20 亿行代码。这些程序之所以这么长，是因为计算机非常依赖于逐字识别，无法领会指令的要领。想让计算机做任何事情，命令必须准确明了。因此，计算机编程让心理学家清楚地认识到认知与行动之间有着巨大的鸿沟。

为了说明这一点，假设想让计算机根据我给出的任意两个数字做求和运算。我可能会给出如下指令：

输入第一个数字

将第一个数字设为 X

输入第二个数字

将第二个数字设为 Y

在存储的加法表中查找“X+Y”

结果设为变量 ANSWER

输出 ANSWER 值结束程序

上面，我用的是程序员口中的“伪代码”来阐释，伪代码是指一连串类似程序的命令，这些命令并不符合真实的计算机语言（如 C++ 或 Python），真正的编码会更加明确。尽管如此，伪代码足以说明控制流程是如何使计算机完成任务的。这个小程序可以用于将任意两个设为 X 和 Y 的数字相加，为此我在计算机的查询表中存储了一个求和运算条目。

每当我想把两个数字相加时，都要重写这些指令，令人烦不胜烦。对于这样一个常见的任务，一个实用技巧是把它存储为一个单独的子程序，以便在需要时调用出来。现在有了这个求和小程序，我会把它存储为一个名为“add_2”的子程序，并在我想将两个数字相加时随时调用。

然而，重要的是，完成大多数任务时，我不能任意调用子程序。相反，这些子程序必须在特定的时间，通常在特定的条件下被调用。例如，如果我想让程序只在执行名为“收银机”的任务时将指定两个数字相加，该怎么办？我可以使用一个控制程序，即一个“条件”语句。例如，我可以编写以下代码：

用户输入任务

将任务设为变量 TASK

如果 TASK 的值为“收银机”

然后运行 add_2（两个数字相加的指令）否则
输出“我无法完成任务”结束程序

如果用户告诉计算机，它要执行收银机的任务，那么编写的小程序将执行 add_2 子程序。对于任何其他任务，程序将只会输出“我无法完成任务”。这是分支控制结构（branching control structure）的示例，与遇上岔道口类似，在满足一个分支条件的前提下，程序将沿着该分支运行下去，反之则沿着另一分支运行。

控制流程定向（Directing control flow）实质上可允许计算机执行更复杂的任务。例如，我们的收银机程序迄今为止都不尽如人意，因为它在结账时最多只能合计两项。如果你还需要添加其他物品，则需要重新排队。因此，我们应该希望收银机能够接受任意长度、任意顺序给出的一系列物品的价格，并将它们相加在一起。为此，我可以添加另一个分支控制结构，即“循环”语句，使我可以重复地调用编写的 add_2 子程序，即将每个新物品的价格添加到不断增加的总价中，直到没有物品需要被添加为止。

计算机具有存储数据的内存，在本例中它类似于加法表。计算机有各种设备，例如输入设备：键盘和触摸板，输出设备：屏幕和扬声器。它还内置了许多操作和子程序，例如 add_2，这可能类似于我们的自动操作程序。但是，要使计算机执行某些操作，例如执行名为收银机的任务，必须在正确的时间和正确的条件下将控制流程从一个子程序传递到另一个子程序。控制流程确定计算机执行的操作是否相关、程序需要执行多长时间、程序执行是否要停止。严格来说，这些控制指令本身并不执行任务,分支结构和循环控制结构不添加数字或不输出结果。相反，这些控制指令指挥为整体计算目标服务的处理流程。这种流程的控制是必要的，以使较小的部分以正确的方式协同工作，以完成一个更大的任务。

认知心理学家将计算机程序及其控制结构类比为人类认知控制，对理解人类认知控制有指引作用。在这些早期的想法中，最闻名的是由乔治·米勒（George Miller）、尤金·加兰特（Eugene Galanter）、卡尔·普里布拉姆（Karl Pribram）提出的测试—操作—测试—退出（Test—Operate—Test—Exit）结构，或称为 TOTE。TOTE 试图描述人类行为的控制结构，并对任意认知控制系统的几个特征提供了有益的说明。基本的 TOTE 结构如图 1.2A 所示。

TOTE 本质上是用来描述人类行为的环形图。在初始的“测试”阶段，输入系统的信息将与特定条件进行比对。如果不满足该条件，则所需条件与输入信息之间的不匹配会驱动一个操作的“执行”。执行此操作后，再进行“测试”。如果仍然不匹配，则再次执行此操作，依此类推，直到满足测试条件时，循环“退出”，将控制传到下一个 TOTE。

想弄明白控制系统是如何运行的，考虑一下吃香蕉时可能用到的 TOTE 结构（如图 1.2B 所示）。首先，需要做一项测试，我们将其称为“饱腹感测试”。如果测试显示我们处于饥饿状态，那么这种饥饿状态与饱腹测试条件之间的不匹配会驱动“吃香蕉”这一操作的进行。在循环图中，我们将不断地吃香蕉直到饱为止。这时，当再次测试饱腹感时，我们将退出TOTE。我们有一个简单的控制结构，决定我们何时吃香蕉以及吃多久香蕉。

当然，以上 TOTE 结构过于简单，这很可能不是我们大脑中执行吃香蕉计划的真实写照。目前没有任何心理学理论信赖米勒、加兰特和普里布拉姆所描述的 TOTE。但是，即便TOTE 框架过于简单，却言简意赅地说明了有关控制系统基本结构的一些关键要点。

第一，TOTE 结构清楚地说明了仅仅知道自己想要做某件事是不够的。想做一件事，就需要用心制订一项行动计划。例如，组织和更新测试条件、适时引导控制流程去执行正确的操作，如“吃香蕉”。这些测试条件不一定出现在初始目标中，它们可能因为情况不同而发生变化。因此，必须有某种控制流程来组织我们的行为。

第二，TOTE 结合了条件测试和反馈的概念（反馈是动态管理控制流程的一种方式）。换句话说，根据客观世界的条件来选择行动。一定程度上，该条件会因行动者的操作而发生改变，改变后的条件就是控制行动的一种方式。正如工程师所知，具有反馈功能的调节系统有着强大的控制能力。

第三，TOTE 明确了纳入停止规则的重要性，该规则决定何时停止做某件事，以便控制能够顺着一个又一个的 TOTE 传递下去。如我们所见，确定停止条件然后停止该动作，无论是通过阻止动作还是将控制权移交给一个新的行动，都是大脑控制系统的重要特征。

第四，TOTE 可以相互嵌入，从而形成控制的层次结构。为了说明这一点，在我们的 TOTE 示例中，可以将“吃香蕉”的行动阶段本身分解为咬、咀嚼和吞咽香蕉的子 TOTE，从而控制吃掉一只香蕉的流程。

图 1.2C 以此方式详尽地描绘了吃香蕉的 TOTE 示例。当然，我们还可以将这些子 TOTE 行动步骤进一步细化为子—子 TOTE。例如，图 1.2C 中的咀嚼行动可以细化为两个二级下颌控制 TOTE 之间的流程，第一个二级 TOTE 打开闭合的（测试显示）下颌，第二个二级 TOTE 关闭张开的（测试显示）下颌。

这种能够对结构进行分层的能力意味着我们可以持续地细化控制流程。将每个 TOTE 的行动阶段细化为另一个二级 TOTE，二级 TOTE 本身可以在其行动过程中嵌入另外的三级 TOTE。这样，控制流程在细节层次上变得越来越精细。

TOTE 的层次结构与动作本身的层次结构一致。任何指定的任务都可以描绘为多个抽象层次。例如，我早上煮咖啡的常规顺序大致为：往研磨机里装满咖啡豆，打开研磨机，往玻璃水瓶里装满水，把水倒入蓄水壶，将磨好的咖啡粉放入过滤器，打开咖啡滴滤机，等待。其中每一个动作都可以进一步分解。例如，“将磨好的咖啡粉放进过滤器”包括从橱柜中取出咖啡

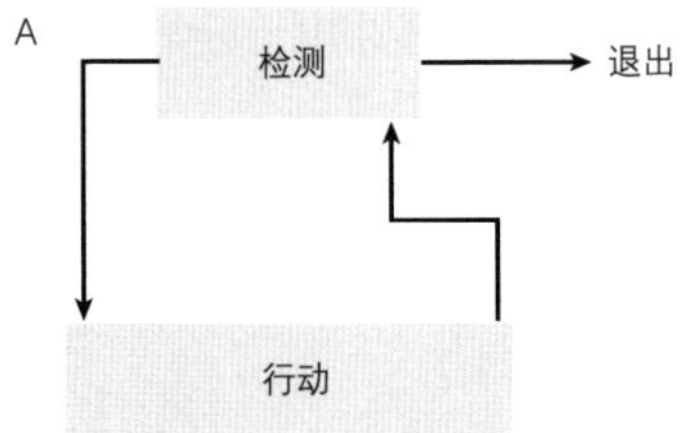

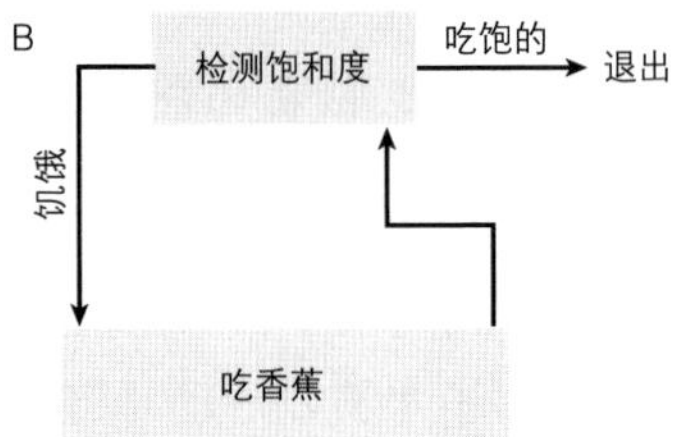

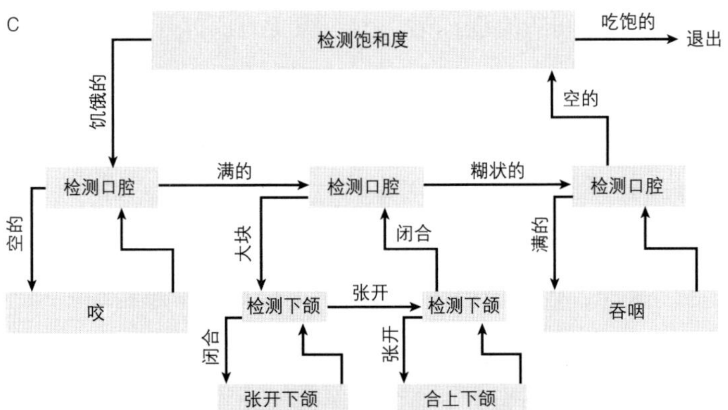

图 1.2　米勒、加兰特、普里布拉姆的测试—操作—测试—退出（TOTE）结构示意图。（A）带箭头的 TOTE 基本结构，显示从“测试—操作”再到“测试—退出”的控制流程。（B）TOTE 简例——吃香蕉。（C）吃香蕉的 TOTE 控制流程分层结构详细说明。现在，行动符“吃香蕉”由三个子 TOTE 之间的流程来呈现。位于中间的子 TOTE——咀嚼行动符——进一步细分为控制下颌的两个子—子 TOTE。

过滤纸，展开滤纸，往研磨机上铺滤纸，等等。这些子—子任务本身可以分解成子—子—子任务，最终形成一套有着特定顺序的动作。因此，层次控制行为的能力是任何控制系统的必要特性。

第五，像 TOTE 这样的层次控制结构证明，我们具体制订的计划越精细，监控级别就越高。即使在简单的吃香蕉示例中，这一点也显而易见，只要数数图 1.2B 和 1.2C 中的测试及其对应的操作的数量就知道了。TOTE 层次越多，添加测试的频率就越比操作的高。这是因为每嵌入一个子任务时，我们都会添加一次新测试，替换掉要执行的操作。因此，计划一个行为越深入细致，对管理、跟踪和执行的测试的要求就越高。这也与我们的认知控制系统相似，认知控制常需要设置合适的测试条件来控制执行什么操作以及什么时候执行该操作。

认知控制问题

米勒、加兰特和普里布拉姆的 TOTE 构架为知识和行动之间的问题提供了首个假设性的答案：认知和行动之间存在一个控制结构，一个能将任务或目标从根本上为非层次的、模糊的概念转化为一种具体形式的计划，这种形式能指导严密的、精准定时的、受生物物理限制的运动系统层次结构。

然而，作为一种人类认知控制理论，像 TOTE 这种运行系统明显过度简化了这一问题。例如，没有考虑这些测试和操作循环中的动机和脑力因素。我们的 TOTE 只描述了吃掉香蕉的流程，然而，一个人想吃香蕉的原因、意愿及付出的成本，都不是 TOTE 结构的一部分。

此外，虽然计算机隐喻[①]在识别控制过程的价值以及其在功能层面上的表现形式等方面卓有成效，但也有其局限性。人的思维并非计算机程序，人脑也和计算机大有不同。不受所处环境影响的计算能力能使现代计算机编程语言具有通用性，在给定正确指令的情况下，几乎可以完成任何一项任务。人类大脑或思维是否具有这种无语境计算的能力，尚未得到证实。因此，在我们开始尝试解释认知控制之前，有必要对认知控制的问题，以及它所带来的独特挑战进行一些阐述。

早期心理学派抵触认知控制这一概念，究其原因，认知控制理论似乎走了理论捷径，即所谓的“同源问题”（homunculus problem）。假设在控制过程中计划动作并执行这些动作，相当于用存在于大脑里的一个“小人”（homunculus）来解释我们如何做事。“小人”知道如何根据现有信息来做出行动，并且总能行之有道。我们只需要解释在那个小人的大脑里发生了什么，因此不得不假设在第一个“小人”的大脑里有另一个“小小人”的存在，从此类推，无穷无尽。

诸如 TOTE 和计算机隐喻之类的想法有助于打破这一无限循环。1967 年，乌尔里希·内瑟（Ulrich Neisser）在他第一本

---

① 计算机隐喻：指把人的智力活动类比成计算机工作。

具有里程碑意义的认知心理学教科书中，从根本上讲解了“同源问题”，并指出，在可编程计算机问世之前，我们拥有的唯一明确的执行计算主体就是人类。但是计算机表明，只要运行正确，机器有可能实现自我控制，而不需要“小人”的存在。因此，通过展示个人无须借助大脑中神奇的“小人”也能建立一个执行主体，像TOTE之类的模型开始逐步解决“同源问题”。但是，这些模型并没有完全排除“小人”的存在。

以吃香蕉TOTE为例，该模型不需要“小人”触动我们大脑里的各种杠杆（调节系统）和按钮（触发因素）即可协调好吃香蕉的下颌。TOTE循环和子循环中具体的控制指令，明确了在没有任何主体引导的情况下，“测试—操作”循环如何使我们的行为程序化。但是这个TOTE当初是怎么开始的？该系统如何知道以这样的方式测试香蕉和下颌？事实上，如果把测试下颌打开和下颌关闭的行动阶段调换顺序，可能会出现牙关紧闭或口水直流的问题。

当然，有关TOTE怎么以特定的方式开始的问题，我是这样回答的：哎呀！我们又假设了一个“小人”。不过现在它是一个小程序员，可以在我们遇到新情况时，清楚该怎么做，并拼命地将正确的行动和控制策略构建到我们的大脑中。这意味着我们现在又回到了起点。

为了完全消除这个“小人”，我们不仅需要一种控制机制理论，还需要一种学习机制理论。认知控制理论需要一种可行的方式，即通过经验获取我们的策略和计划，在正确的情况下被检索出来，并在特定的情况下被认知控制系统精心设计以使用。学习理论应当有更普遍的应用，比如把一个特定环境中的学习问题运用到其他多个不同的环境中去。

认知控制理论必须面对的第二个基本挑战是拓展问题（scaling problem）。通过研究额叶受损的患者得出一条重要经验，即认知控制与在现实世界中执行动作息息相关。通常，不是在实验室测试的简单任务中，而是在日常生活中遇到接踵而至的复杂难题时，患者的症状变得最为明显。然而，包括我在内的提出认知控制理论的科学家，把大部分精力都花在研究这些简单的任务上。比如，仅关于经典的“斯特鲁普效应”（Stroop effect）的论文就已经发表了3000多篇。斯特鲁普效应指的是用一个表示颜色的单词为另一种颜色命名时，我们很难识别这个单词所表示的颜色（比如“白色”）。毫无疑问，完成这项任务需要有认知控制能力来识别单词所表示的颜色，以应对我们在读单词时由于自然反应带来的干扰。然而，对于额叶受损的患者在生活中出现的认知控制问题，这项任务预测的结果并不理想。患者像其他所有人一样受到斯特鲁普效应的干扰，但他们在斯特鲁普效应任务中表现出或多或少的受干扰，并不能相应地预测出他们是否有可能完成任务或成功地保住工作。

科学界在关注这些任务时，正在追寻经典的科学策略——简化论（reductionism）。诸如这种测试斯特鲁普效应的任务是简化的例子（认知控制的实验模型），在实验室中可以被轻易地定义和控制。而且由于这些任务简单，我们更容易采用它们来支持我们的理论。问题在于我们往往没有贯彻这种简化程序，我们为这些简单的案例建立了简洁的模型，却很少尝试扩大这些模型的规模，看看它们是否能够解释人们在现实世界中的行为。的确，许多基于简单任务的理论无法进行拓展。一旦问题变复杂了，能够解释简单问题的理论就难以解决新问题。为什么这些理论不容易推广到现实世界？原因有很多，但我们将讨论其中的三大原因，即维数灾难（the curse of dimensionality）、自由度问题（the degrees of freedom problem）和时间抽象问题（the temporal abstraction problem）。

维数灾难指的是我们周围的世界具有许多可能对我们的行动产生重要影响的特征或“维度”。环顾你的房间，然后仔细想想其具有的全部特点。你的房间可能包罗万象，这些东西具有不同的颜色、质地、形状、阴影、声音、气味等。如果你是一个外星人，事先对地球上事物的运行方式并没有特别的了解，那么这些特征中哪个与你现在的行为最相关呢？哪个部件对于开门是重要的呢？要是灰白色的墙壁对你的步行方式产生重要影响该怎么办？这些组合将是无穷无尽的。

任何学习认知控制的模型都必须在某种程度上解决这个问题，因为很显然，人类不需要知道我们所处世界的每个特征以及这些特征作为每个行动的测试条件的相关性。我们不会说：“今天，我发现自己在地毯上面午睡的方向和散开头发的方式无关。”对每种情况进行测试可能都要好几代人的时间，相较之下在极其有限的人类个体成长发育的时间内显然难以完成这个艰巨的任务，所以大脑必须有一种方法来删减特征，并提炼出世界上对我们行为至关重要的信息。

拓展问题出现在“从感知到行动”连续过程的另一端，导致拓展问题的是所谓的自由度问题。我们设想有多种不同的方法来完成同一项任务，那么，如何敲定最终执行的特定方法呢？

这一问题最早是在基本的运动神经控制中被发现的，所指如下事实：有许多方法可以使你的手臂去完成一个简单的运动，比如让杯子滑过柜台。然而，当涉及更抽象的行动层次、关注更抽象的任务目标时，自由度的问题就会变得更加复杂，限制更少、定义也更模糊。例如，冲泡一杯咖啡有多种方法。有些方法可能对咖啡的口感没有太大影响，但有些方法对口感有着至关重要的影响。在放入磨好的咖啡粉之前就打开咖啡滴滤机就不是明智之选。但先磨咖啡豆，再往玻璃水瓶里装满水呢？这可能对最终的结果来说并不重要，但大脑仍然要从许多方法中选择一种来做任何特定的事情。因此，就算有多种行动方式，认知控制理论也需要解释在特定的情况下如何制订计划，如何采取行动。

最后，关于时间抽象问题。可拓展的认知控制理论能够解释我们是如何随着时间的推移来概括我们所做的事情，这种能力被称为“时间抽象”。我们在实验室进行的许多简单任务都包含一系列的小事件，而每一个小事件都涉及对特定刺激做出反应的决定和行为。用实验者的行话来说，这些小事件叫试验（trials）。试验通常是互不相关的，你对一个试验的反应不会影响到下一个试验的结果。因此，我们可以随机安排这些试验。

在科学实验设计中，能够重新安排试验是非常有用的，但实验中的任务与日常生活中的任务完全不同。在实验室以外的生活中，各种事情不会全无来由、毫无章法地发生在我们身上。我们不会从一个决定突然跳转到下一个决定，就好像由投骰子来随机决定我们接下来是吃午餐还是洗澡。相反，随着时间的推进，我们的生活在有序地推进，任务皆在有意义地执行。其中经历的时间并非几秒钟，而是几分钟甚至几个小时。因此，为了有效地控制行动，即使现实世界没有发出信号要求我们做什么，大脑的认知控制系统也必须利用这种结构且保持一种连续性的状态。此外，生活中的任务通常是开放式的，没有明确的计划，没有实现既定目标的路径。我们在着手完成许多任务时，会对想做的事有个大概的想法，然后再去实施具体的执行步骤。因此，管理时间抽象的控制过程有助于我们的生活畅通无阻，是我们成为高效的目标驱动型人才的基础。

在复杂的世界中，认知控制问题填补了认知与行动之间的空白。随着认知控制问题更加清晰地呈现在我们面前，本书随后会探讨大脑针对该问题的解决机制。过去几年中，认知与脑科学研究为我们提供了许多相关的重要线索。我们将会着眼于现有证据、理论的影响力和局限性，对这些研究发现进行讨论。

本书的第一部分为我们理解认知控制功能奠定了理论基础。首先，我们从发展的视角探讨心智与大脑中的认知控制的起源，重点关注祖先对未来进行详尽假设的思维能力及采取详细行动的规划能力。然后，深入其中，密切关注认知控制的基本要点。先介绍认知控制功能，在此基础上介绍认知和神经机制，并探讨这些机制如何帮助我们克制冲动、避免犯错以及选择正确的行动方式。我们还会了解大脑如何精心地利用这些基本机制来处理复杂的、多层次的、随时随地变化的任务。

有了上述理论背景，在本书的后半部分，我们将探讨日常生活中认知控制的多个方面。我们不仅会发现自己不擅长多任务处理，还会明白其中的缘由。我们将研究抑制问题，即对多此一举及胡思乱想的反抗。我们将探索动机和认知控制之间的密切关系，不仅会了解控制系统如何助我们一臂之力，还会了解控制系统如何协调实现目标与我们不喜欢的实现手段。我们将了解控制系统如何让记忆为我们服务。最后，我们将探讨控制机制在从儿童期、成年期到老年期的整个生命周期内如何发生变化。

在此过程中，我们将深入探讨自己做各种所做之事的原因，了解控制系统失灵的方式以及可能的优化方法，介绍一些有关人类心智和大脑的概念。这些概念可能会让你感到惊讶，同时也会消除人们的一些普遍的谬念。总之，我们将全面地介绍人们在日常生活中如何实现思想和行动的协调统一。

最后，我觉得有必要提醒读者，这些目标具有挑战性，目前尚无公认的、统一的认知控制理论可以应对我们讨论过的所有挑战，包括本书其余部分主题的理论思想也是如此。坦率地说，你很可能会发现某些人几乎完全驳斥我在下文中陈述的观点，有些观点还缺乏足够的数据支撑，有些观点相互牴牾。但是，别灰心丧气，这种不确定性和争论正是科学健康发展的常态。尽管面临挑战，但是值得去共同探索这个难题，因为解开认知控制的奥秘，解开那杯咖啡的奥秘，有着非凡的意义。如我们所见，认知控制攸关我们的生活及事业。在我们试图更好地理解认知控制的同时，也可能会对自己有更深入的了解。

第二章
人类的认知控制，源起何方？

约50万年前，在英格兰西萨塞克斯郡的博克斯格罗夫村庄，一只毛茸茸的、双足瘦长的猿人跪在现为砾石采石场的位置。它左手拿着一块锤石，右手握着一把粗糙的燧石手斧。这位智人先祖（Homo sapiens）——海德堡人（Homo heidelbergensis）单膝跪地，用锤石敲击燧石手斧，把手斧打磨得更加锋利。他先仔细观察，再轻轻叩击，然后集中力量一击，敲掉较大块的石片。考古学家称海德堡人制作的斧头为双面斧（biface），因为它有两个对称面（左右两边和正反两面基本对称），一端较尖，另一端粗钝易握。作为一种工具，这把斧头类似于中更新世[①]的瑞士军刀，可根据不同的任务切割、刺穿、碾碎、刮削或重击物体，所以这些斧头可能在早期智人的生活中起着至关重要的作用。

制作斧头本身就是一个精心打磨的过程。当博克斯格罗夫燧石匠工作时，每一次锤击，燧石碎片就会剥落下来，堆积

① 中更新世：地球历史上的更新世与考古学上的旧石器时代相当，分为早、中、晚三期，其中中更新世距今约100万至10万年。

在他跪着的大腿内侧，并呈扇形散开。偶尔会掉下较大块或形状独特的燧石碎片，瞥见的燧石匠就会暂停手头的工作，拾起这块燧石碎片并存放在附近的燧石堆中，以便后续分类整理。这些较大块的燧石碎片大有用途，因此，通过整理这堆碎片，燧石匠可能会制造出一些其他有用的工具。一旦任务完成，燧石匠就会带着手斧和新工具上路，只留下打磨手斧时抖落的灰尘和碎片。

考古学家马克・罗伯茨（Mark Roberts）和西蒙・帕菲特（Simon Parfitt）详细地重现了在大约50万年前，一个海德堡人的一天,他们甚至细心地重建了这位海德堡人握着锤石的手。马克・罗伯茨和西蒙・帕菲特之所以能够详尽地复现当时的场景，是因为海德堡人留下的燧石灰尘和碎片都保存完好，没有被其他动物或原始人的活动所破坏。这些考古学家手中的燧石碎片是海德堡人连续作业、为制造新工具而争分夺秒的证据。

令人难以置信的是，这个古老的石器行业让我们看到了现代人拥有的完成任务的能力。毫无疑问，该任务具有复杂的目标导向行为（complex goal-directed behavior）的一些基本特征。比如，可以预先设定好目标，即精心制作手斧，并在多个事件和场景中实现它。事实上，这把手斧最初并不是在博克斯格罗夫现场制作的，而是选在此地进行精细的再加工。拥有一把精制手斧的目标足够抽象，可以随着时间和地点的变化而持续存在。

制作手斧本身就是循序渐进的过程，需要管理许多子任务和子目标。双面斧是考古学家称为“阿舍利石器制造业”（Acheulean stone industry）的代表作。其采用先进的燧石敲凿形式，比早期较简单的奥杜韦（Oldowan）石器制造的步骤和过程更繁杂（如图 2.1 所示）。制造这种高级的手斧需要协调、计划和监测能力，而且需要有一定的技艺，其他任何物种，即便是那些能使用工具的物种，都不具备这些能力和技能。至少对人类来说，制作阿舍利手斧涉及认知控制系统。人类学家谢尔比・普特（Shelby Putt）的神经成像实验表明，比起制作更为简单的奥杜韦手斧，现代人类在用锤石敲打制作阿舍利手斧时，其与认知控制功能相关的额叶和顶叶大脑皮质网络表现得更为活跃。

博克斯格罗夫燧石匠将较大块的燧石碎片堆置一旁，以便日后查看，这也许比打造手斧更耐人寻味。认知考古学家托马斯・怀恩（Thomas Wynn）和弗雷德里克・考里奇（Frederick Coolidge）推测，这堆较大块燧石碎片是早期人类同时执行多项任务的证据。按这种解释，这个海德堡人至少有两个目标：一是精心打磨斧头，二是在此过程中发现一些其他有用的燧石碎片。他在打磨石斧的同时还需留意有没有不错的大块燧石碎片，当大块碎片出现时，他停下正在执行的任务，切换到第二个任务，把这块碎片另行堆放。当然，这一举动本身就表明了海德堡人的意图：稍后要对燧石碎片进行整理以找到最有用的碎片。据此解释，这位海德堡人不仅深谋远虑，还能兼顾其二。

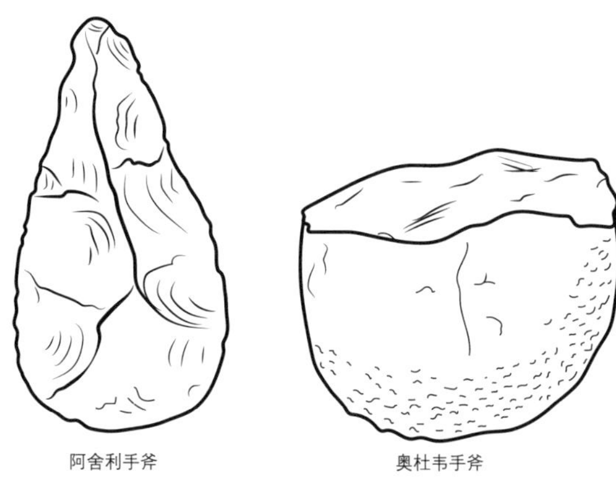

图 2.1 古代石器制造业实例。左图所示的早至中更新世的阿舍利手斧，以双面刀刃为标志，相比右图所示的更早期的奥杜韦手斧，阿舍利手斧的精密程度和制作工艺更胜一筹。

我们如何区分海德堡人和现代人？前者的智慧足以打制手斧，后者仅根据遗留下来的碎片散落方式，就能重现前者的一天。对这个重要问题的回答，为我们理解认知控制及现代人脑实现认知控制的机制提供了功能背景。

如果不从进化的角度考虑问题，那么生物学的一切将了无意义，虽然这已经是老生常谈的话题了，但不应被忽视。人类的认知控制能力为什么会出现？又是如何出现的？通过思考上述问题，我们会形成对认知控制功能的认识。认知控制功能的目标是什么？认知控制功能的适应性优势是什么？认知控制功能需要具备什么条件？回答这些问题，为我们在后续章节中谈到的控制机制提供了重要的理论框架。在本章中，即使证据不足，且证据尚有局限之处，我们还会思考人类的控制功能为什么会进化以及如何进化的问题。

人类行为的组合性和衍生性

认知和大脑功能的哪些变化标志着人类认知控制的进化？追溯认知功能的进化史是一项艰巨的任务。如果你对翅膀或爪子的进化感兴趣，可以按年代把化石排列在一起，这样就能清楚地描述出它们的结构是如何经历一代又一代的变化的。但你不能通过考古挖掘出一个想法，或是掸去一个目标碎片上的灰尘。相反，考古学家必须依靠我们祖先留下的痕迹，试图推理出产生这些痕迹所需的行为和认知过程。

当然，考古学家和人类学家都很清楚，这种方法有许多局限性。例如，仅仅是制造一件高级工具，如阿舍利手斧，并不足以证明祖先具有高智商或高级认知控制功能。许多物种都不需要高级认知控制系统之类的机制，就能制造出复杂的精细物件。

以蜘蛛网为例。蜘蛛网是一种非常复杂且有效的捕食工具。不同种类的蜘蛛设计的蛛网不尽相同——有些是 2D 网状设计，有些是 3D 网状设计。有些蛛网可以防风，任风吹过依然纹丝不动，而有些则随风而动。一张蜘蛛网混合了坚韧的骨架丝、螺旋状的黏线等各种不同的蛛丝。我们熟悉的结球蛛网涉及一系列复杂行为，包括确定蛛网中心位置、构建蛛网基本框架、衡量蛛网半径长度等。蜘蛛在结网过程中似乎目的明确、运用了不少巧思妙计，它们会搭建起脚手架作用的蛛线，然后在蛛网结成后将线拆除。在结网过程中，蜘蛛会不断地更正和修改。个别的蜘蛛甚至可以改变蛛网框架和网格密度，以适应该地区的植被、气候和猎物类型。

如果海德堡人编织出灵长类动物大小的蜘蛛网，则可以想象出人们对此的溢美之词："毫无疑问，这些史前蜘蛛网证明海德堡人的确具有心理规划能力，并且他们的行为经过了深思熟虑。只有拥有高级记忆力，才可以储存实现计划所需的所有必要步骤。要管理多项任务（包括设计整个蛛网的框架、确定中心位置和螺旋式地进行织网），同时监测整个织网过程，无疑需要认知控制能力。若要与蜘蛛朋友们探讨最新的蛛网设计方案，吹嘘捕捉到的"赫赫战绩"，还必须用语言去交流。"

当然，无人声称蜘蛛具有这些高级认知能力。确切来说，蜘蛛结网是一个非常好的例子——仅通过几条简单的规则就可以实现的非常复杂的行为。例如，科学家可以模拟蜘蛛结网（包括适应环境变化的行为），该虚拟蜘蛛仅根据其最新接触的蛛丝来做决策。因此，蜘蛛无须拥有深度的规划能力（planning capacity）、认知控制能力或结网目标。4 亿年的进化赋予了蜘蛛一套与它特定的感官设备相匹配的行为指令。按照这些指令，蜘蛛足以结成一张结构复杂且适应性强的网，来满足自己的种种需求。

因此，蜘蛛不可能考虑到某一特定行为或行为的产物（如斧头或蛛网），也不可能明确推断出织成一张网需要什么样的认知过程。人类使用认知控制完成一项任务，并不意味着另一个物种也使用认知控制来完成这项任务。当然，人们更相信人类近代祖先会以类似于人类的方式来完成一项任务，并且会使用类似的大脑系统。但是，严格来说，“假设现代人类使用认知控制系统来制作阿舍利手斧，人类的祖先肯定也这样做过”，这个观点显然不够严谨。如果在人类试图以某种方式编织蛛网时对其大脑进行扫描，那就会毫不惊讶地发现：其与认知控制相关的额叶和顶叶区域表现更加活跃。坦率地讲，鉴于我们具有的神经和认知方面的专业知识，我们需要依靠认知控制系统来解决诸如织网之类的难题。但是这样的观察对蜘蛛几乎毫无意义。

因此，为了解释考古记录，我们需要对这一进化功能有明确的认识。人类认知控制具有什么特征？我们可以从祖先的生产活动中寻找答案，有一点不容忽视：若有合适的材料、工具和强烈的意愿，人类实际上能够规划和编织出蜘蛛网。然而，蜘蛛即使拥有类似人类的大拇指，也永远无法打造出石斧，因为蜘蛛永远不会想到将来要拥有这样一种物件。

这里存在基本不对称性。我们人类的认知控制系统是通用的，具有两种基本要素。首先，我们能够设想自己一生中或祖先一生中从未经历过或思考过的未来状况和目标。其次，我们的控制系统可以规划所需的复杂行动，使设想变成现实。我们可以轻松地将思想付诸行动，而其他物种在很大程度上必须通过不断尝试和犯错才能找到行动方案，或者等待自己进化后获得解决方案。因此，人类与蜘蛛不同，蜘蛛甚至从来没有一个织网的目标，人类却会带着目的去织网，并使用认知控制来计划最终成品。

这种区别在当前人工智能（AI）的局限性中是显而易见的，因此人们担忧 AI 反乌托邦时代的到来还为时过早。目前，人们在 AI 方面的成就令人瞩目，比如自动驾驶汽车和语音识别。机器人在国际象棋和围棋赛上还击败了人类。智能机器正在做它们 5 年前从未做过的事情，并且往往比人类做得更加出色。

毫无疑问，对于 AI 界来说，这些胜利令人欢欣鼓舞。所以，不难理解为什么许多人——如美国特斯拉和太空探索技术公司的首席执行官埃隆·马斯克（Elon Musk）——认为这是超级 AI 开始朝着控制人类命运而非人类控制超级 AI 的方向发展。在某个时候，我们肯定会造出一台超级 AI——较之人类能够造出更高级的 AI，而这些人工智能继而创造出越来越好的 AI。那时，一切都将覆水难收。

但是，我们现在还不必恐慌。我们离创造出接近人类的“超级智能”还有很长的路要走。不过，我们在建立更类似于蜘蛛的专业智能方面正渐入佳境。举个例子，现在可以创建 AI 来玩 1976 年发布的一款名为“打砖块”的（Breakout）游戏。在此游戏中，玩家控制位于屏幕底部的“操纵杆”。操纵杆可以使球偏转并弹起，然后击中屏幕顶部的一组彩色块并消除它们。游戏目标是消除所有彩色块后，而不漏掉被偏转弹回的球。使用大型神经网络创建的 AI 系统不仅精通此游戏，而且可以获得比人类玩家更高的分数。但是，这并不意味着我们会被阿尔法复合体计算机（Alpha Complex）统治。为什么呢?

首先，虽然 Breakout—playing[1] 程序对于 Breakout 游戏而言高度智能化，但这恰恰也是其局限之处：完全专注于任务的执行。而人类不仅可以学习和玩 Breakout 游戏，在游戏结束后还可以来一杯咖啡，发一条推文，调侃自己玩游戏却被计算机击败，然后回家做晚饭。没有 AI 机器人可以做到这一点。

此外，作为 Breakout 专业玩家，AI 机器人可能比你想得还要局限。许多 AI 机器人与其说是 Breakout 游戏的专业玩家，不如说是 Breakout 某个具体版本的专业玩家。因为即使只对它们所了解的游戏进行简单的更改，它们就难以再创佳绩。例如，你将操纵杆移开数百个像素，使其偏离其标准位置，人类可能只需一会儿就可以适应其变化。如果 AI 机器人从未经历过这种情况，那么它很可能会退回到开始受训时的状态。为什么人类不会像 AI 机器人一样被这些变化所困扰呢?

答案之一：我们能够根据任务的组成部分（constituent）来思考任务，这些组成部分就像我们在第一章中讨论的任务层次结构的不同分支。换句话说，我们思索任务的组成部分，做出计划并进行推理。因此针对发生的变化，我们能够做出相应的调整，而不会影响我们对任务其余部分的了解。比如，我们

---

① Breakout—playing：玩 Breaout 游戏的专业 AI。

可以适应新的操纵杆位置，而不会失去对球的运动规律或对游戏目标的了解。

组合性（Compositionality）能够根据需要将旧任务中有用的部分带到新任务中，而不必再重新熟悉整个任务。例如，精通 Breakout 玩法的人类玩家可能很快就熟悉游戏（Pong）乒乓球）的玩法。在游戏 Pong 中，操纵杆是垂直而非水平的，但是控制原理基本相同。操纵杆用于在屏幕上弹射一个球，使其越过对手的操控范围。人类能够理解 Breakout 中的“操纵杆控制”以及方块球反弹的物理原理，并能随即将其应用于游戏 Pong 中。

心理学家将这种能力称为“迁移”（transfer）。在这种情况下，迁移有着积极的作用，因为大脑在一种情境下学到的东西可通过有益的方式运用于新的情境。而且，这里我们只将之前任务中的一个组成部分——操纵杆控制——运用到新的任务中。如果不考虑构成整个任务的不同部分，我们可能最终会用另一种迁移，这种迁移被称为“负迁移”（negative transfer）。例如，如果我们原封不动地将 Breakout 的目标转移到 Pong 上，即试图击中我们对面的方块，跟从来没有玩过 Breakout 的玩家相比，我们在 Pong 上的表现将会更为糟糕。

控制让我们任务的执行富有衍生性，这意味着我们不仅可以构思而且可以执行以前从未碰到的任务。人类进化的过程中没有形成与生俱来的任务执行程序。控制通过在一个组合性的行动结构上操作来实现其衍生性，组合和重组我们之前完成任务的预编译部分，从而来执行新任务。值得注意的是，衍生性和组合性也标志着人类的另一种适应性——语言这种相似性可能不是巧合，因为语言和认知控制有着密切的关系，而且两者的适应性成功可能在某种程度上取决于另一个的地位。实际上，语言和认知控制是否属于完全独立的系统，这个问题一直争论不休。

未来情景思维

重要的是，组合动作只不过反映了问题的一面。我们将衍生性和组合性的行动系统与设想出新的、奇妙的、反事实的和假想的情景的能力配对。认知神经科学家称这种能力为“未来情景思维”（episodic future thought）。

想象一下你明年的生日会是什么样子，尽量使你的画面生动和形象起来。想象一下当时的场景和参加宴会的宾客，按照时间先后顺序将要发生的事情演练一遍。你要对人们说什么？他们是如何回应的？食物准备好了没？时间定在什么时候？现在，想想在聚会上发生的有趣的事情，甚至是丢脸的事情。想象一下每个人的反应以及聚会上会发生的所有事情。

你对未来生日会的想象有多具体？如果你和大多数人一样，那么这个假想的未来生日会确实活动丰富、情节详细。能够在大脑中生成从未真正发生过的确切事件的详细画面，这是惊人的认知能力的一种体现。

不管是眼下还是遥远的未来，我们人类具有深层次的能力去构想假设中的未来。我们甚至可以想象永远不会发生的未来。我们可以想象自己是火星上的殖民者，或是在满是青蛙的池塘中畅游的鱼，或者想象自己是烤面包机。即使这些都荒诞不可及，但我们也可以在大脑中生成非常详细的图像。此外，我们可以按不同的详略程度来规划未来。我们可以在头脑中进行小小的模拟，细致入微地讲述这些假设的事件。或者，如果我们愿意，我们也可以大致预测未来的状态，我们甚至根本无须太多细节就可以猜测可能的结果。例如，我们预测明天将与朋友一起共进午餐，并不需要模拟进餐场景中每一瞬间发生的事情。我们是如何做到这一点的呢？

第一条线索是，这种详细设想未来的思维方式与我们个人的记忆能力密不可分，这种记忆被称为“情景记忆”（episodic memory），具体指我们记住特定时间和地点的事件或经历的能力，通常伴随有丰富的细节。此外，伴随着有意识地再次体验过去的经历，这些情景被铭记于心。这种再次体验是一种对过去经历私密而切身的归属感。换句话说，有了情景记忆，你就会感同身受，并且知道这是专属于你自己的而非他人的经历。

大脑中的情景记忆部分依赖海马体——一种深入大脑颞叶的结构。如果海马体受损，人会患上健忘症，即间歇性记忆障碍。现在，“健忘症”一词可能让人感到困惑。真正的健忘症与诸如《谍影重重》（*The Bourne Identity*）等惊悚大片中常见的健忘症几乎大相径庭。真正的健忘症就像著名的病人亨利·莫莱森（Henry Molaison）一样，失去了对过去的记忆。与电影中的健忘症不同的是，他们最容易失去的是其最近的记忆，而不是他们的旧记忆，如姓名或职业。此外，真正的健忘症患者会发现自己无法形成新的情景记忆，一旦记忆不再直接存在于意识中，它可能就会完全消失。然而重要的是，我们的记忆不只是某个特定时间和地点的快照。为了使我们的记忆具有意义和价值，我们将情景放在一个符合常理的故事中。因此，我们记住过去不是通过打开大脑中的某个文件抽屉，之后把里面的东西都拿出来的方式。相反，伴随着大量的推理，我们将个人回忆拼凑起来，从而构建一个可能的关于过去的模型。科学家有时将这些模型称为“图式”（schema）。

要了解图式为何具有强大的记忆力，想象你有一盒旧的婚纱照。每张照片都像一个单独的记忆片段，捕捉到了在特定位置和时间按下快门时的人和物的排列情况。当按下快门时，你可以将海马体视为拍摄这些快照并将其存储在意识流中的必要条件。然而，作为盒子里的一堆杂乱无章的照片，除了在特定时刻捕捉到的信息外，这些单独的照片不能提供更多的信息。

现在，假设你根据这些照片来构建一本相册，并将它们按时间或主题组合起来。例如，在一张照片中，齐亚德叔叔正快乐地跳着玛卡琳娜舞。在后面的一张照片中，他坐在桌子旁，膝盖上放着一个冰袋。尽管我们并未拍摄下齐亚德叔叔的悲惨遭遇，但我们也可以猜到发生了什么。单张照片很难有故事性，但多张照片组合起来能展开故事线。记忆的这种建构属性赋予了我们记忆力。

通过整合记忆所获取的认知，超过简单叠加记忆所获取的认知的总和。整合能填补空白，建构完整的故事。以图式存在的记忆像相册一样具有衍生性。因为你可以根据常理推断出一定发生过什么事情，而这些事情在个别记忆中无迹可寻。

在大脑里，图式依赖包括海马体和腹内侧前额叶皮质（VMPFC）在内的广阔网络区域。使用功能性核磁共振成像进行神经成像实验获得的证据表明，当人们使用图式进行推理并根据其记忆做出决策时，腹内侧前额叶皮质与海马体和其他大脑区域相互影响。同样，腹内侧前额叶皮质受损的患者并没有表现出严重的健忘症，但在图式的使用方面，却不约而同地出现了问题。

举个例子，腹内侧前额叶皮质受损的患者经常会胡言乱语。这种又称之为“虚谈症”（Confabulations），即对记忆的扭曲，患者记住的事从未发生过且往往与现实不符。一位虚谈症患者可能会解释说，由于找不到停车位，所以耽搁了与医生的预约。当别人指出他们既不会开车也没有车时，他们则会不以为然。或者，他们可能会抱怨手臂骨折带来的麻烦，但很显然，他们手臂自始至终都完好无损。尽管虚谈症患者往往表现得非常荒诞不经，但是他们并非有意去说谎和骗人。相反，他们只是错误地，甚至极其怪诞地重构了过去或当前的现实。由于大脑受损，在某种程度上，这些患者无法在一个真实世界模型中判断自己记忆的真伪。

虚谈症患者提供了一个极端的例子，即我们所有人都经历过的记忆中更加普遍的一面：虚假记忆。虚假记忆会导致我们将某人放置在他从未参加过的活动场景中，或者让我们记住一个闻所未闻的事实。确实，在极少数情况下，虚假记忆可能是导致巨大痛苦和不公正的根源。非营利组织昭雪计划（Nonprofit Innocence Project）提供的一个有说服力的统计数字是：有近 3/4 被 DNA 证据推翻的错误定罪是由于证人的错误指认造成的。换句话说，这种错误指认就是对罪犯犯罪行为的虚假记忆。

代价是如此的惨烈，那为什么我们会进化出一个如此容易被扭曲的记忆系统？在某些方面，虚假记忆比遗忘更糟糕，至少遗忘时，我们什么都不记得，而记住错误的事情往往会导致真正的问题。

此问题的一个答案是我们的记忆系统并没有进化到能够精准地再现过去的程度。相反，海马体、腹内侧前额叶皮质以及大脑记忆系统的其他部分获得进化，从而构建图式。图式不仅对再现可能的过去有用，而且对形成可能涉及未来的想法也至关重要。在那里，清晰的记忆可以为我们设想未来提供信息以及借鉴过去的事来塑造合理的未来。这种模拟未来的能力是驱动我们记忆系统进化的适应性特征，而不是精确地回忆我们个人过去的能力。没有人因为忘记见过的那只老虎身上条纹的确切数量，而无法回忆起老虎的惊魂一幕。但是，如果他们不能利用那一次保存下来的遭遇记忆生成未来与老虎相遇的假设模型，他们就可能不会再现这段经历。虚假记忆是我们拥有衍生性记忆系统要付出的代价。

如果这种有关记忆的观点是正确的，那么一个关键的假设是，描述详细的未来情景思维应该如同情景记忆一样，依赖于大脑中的海马体系统和腹内侧前额叶皮质系统。神经成像实验已经发现了与这一假设相一致的证据，无论人们在回忆过去的事情或者在设想未来的情形，同样的大脑网络都相应地被激活。再者，当要求失忆症患者想象未来场景时，他们想象的未来缺少细节、缺乏生动性，而那些年龄相仿、教育程度相似的健康的人表现得更好。虚谈症患者同样难以规划自己的未来。例如，一位患者在回答她随后会做什么的问题时，她说要去购物或做晚饭，然而，自从得了失调疾病后，她从未去买过东西或做过饭。

正是这种建立在过去情景记忆系统基础上的未来情景思维系统，使我们能够制订高级计划和目标。丰富的未来情景思维可以利用我们已储备的有关事实和经验的丰富知识，完成诸如构想在未来编织一张蜘蛛网之类的事情。由此可见，这种制定目标的能力，是理解我们用来实现目标的系统（即认知控制）发展的关键之处。某种程度上，这种具有普遍性、假设性，甚至反事实思维的巨大能力可能是我们这类物种的独特禀赋。

现在，任何主张人类独特禀赋的论调都将招致争议，未来情景思维也不例外。当然，有证据表明，其他物种也使用情景记忆来制订计划。在某些情况下，记忆可以用于预见未来。

例如，灌丛鸦将蠕虫藏起来，以备日后食用。它们记得藏蠕虫的地方；不会回到蠕虫已腐烂的地方；如果被另一只灌丛鸦发现它们正在藏蠕虫，它们甚至会将蠕虫“转移藏地”。但是，这种情况与非人类物种中其他大多数预见的例子一样，仅限于像藏蠕虫这样的举动，这可能反映进化而来的特定行为适应性而不是普遍的能力。尽管如此，在其他物种中发现偶发的未来情景思维当然是合理的。

但是，即使其他物种具有某种未来思维能力，也不会像人类一样做出深谋远虑的未来规划。尽管小行星撞击和饥饿危机可能永远不会出现，但是人类社会还是制订了应对小行星撞击和饥饿危机的救援计划。儿童喜欢在盒子里装满各种纽扣和留言条，然后将其埋起来，希望某个假定的未来人类，也许是50年后的自己，发现盒子时会感到兴奋。如果有天灌丛鸦埋藏的是时间胶囊①而不是蠕虫，我们可能需要认真考虑事态的严重性了。

那么，总的来说，人类与灌丛鸦行为的相关度并不大，人类具有无与伦比的卓越能力来设想生动的未来场景和可能发生的事情。然而，作为科学家，我们必须确定具体的方法来识别这些无法与我们交谈的物种是否有在进行未来情景思维活动。

心理学家托马斯·苏登多夫（Thomas Suddendorf）多年来

① 时间胶囊：将现代发明创作中有代表性的物品装入容器，密封后埋藏，并设置了打开的时间。

一直在潜心研究未来情景思维，他认为这种能力有可能将人类与其他物种区分开来。他提出了一整套满足测试任何物种未来情景思维的最低合理性条件。首先，这种动物应能一次性解决问题，不得重复、尝试或犯错。其次，这种动物应在它（及其祖先）没有遇到过的新环境中解决问题。这排除了生态位特化[①]（niche specializations）现象，例如灌木鸦藏蠕虫行为。同样，应该发生在不同的环境中，包括空间和时间两方面，进行多次测试。例如，实现目标的计划时间可设定在几秒后、几分钟后、几小时后，甚至在第二天。

除了一些报道类人猿的有趣轶事外，我还没有发现任何非人类动物符合苏登多夫的所有标准，而符合标准的人类似乎在4岁左右就出现了。

在一个实验中，苏登多夫和乔纳森·雷德肖（Jonathan Redshaw）向孩子展示了一个倒置的Y形管（顶部有一孔，底部有两孔），放在孩子触手可及的地方。他们让孩子观察一个玩具从管子的顶部掉落，并从底部的一个孔中掉出来，如此反复几次。然后，当玩具从管子底部掉出来时，孩子们可以抓住玩具的话，就可以得到玩具。

2岁的孩子始终只将手放在其中一个开口下。因此，他们大约有一半的时间抓住了玩具。但是，4岁的孩子预料到玩具必然从其中的一个孔出来，从第一次尝试开始，就立即将两只

① 生态位特征：在食物资源丰富的环境中，消费者最习惯摄食的猎物或被食者的现象。当食物丰富时，取食种类可能缩小，食性趋向特化，生态位变窄。

手分别放在两个管口上，这样可以保证拿到玩具。

黑猩猩和猩猩被置于同样的环境中，尽管用的是美味的食物而不是玩具，但它们表现得却跟2岁的孩子一样“愚钝”。在首次试验中，没有猩猩将手放在管子下端的两个开口处。大多数猩猩从未想过通过多次尝试来做到这一点。即使有一只猩猩确实有一段时间使用了两只手,最终也变回在下面放一只手。

有其他证据表明，人类幼儿期就出现了未来情景思维能力。例如，4 ~ 5岁年龄段的儿童会根据可靠的未来结果调整自己的行为。他们能预测自己的未来情绪，并且开始展现社交推理能力，例如能换位思考。他们经常在假想世界或虚构环境中玩角色扮演的游戏。如果你的孩子假扮成飞机在房子里跑来跑去，这并不是因为他们在下意识地练习在什么时候能成为飞机。如果他们在为以后的生活锻炼肌肉、强健体魄，那就是未来情景思维能力。

苏登多夫重视的在四五岁儿童身上的另一种能力，为“强化训练能力”，与认知控制密切相关。强化训练很有趣，因为它的主要目标是让假设中未来的自己越来越好。实际上，训练根本不需要立即产生积极的结果，它可以完全以这个假设的未来为动机来激励自己。

思考一下，考虑到黑猩猩可能会不断地将树枝插入蚁穴，因此会越来越熟练地利用树枝钓蚂蚁。但这不算强化训练，因为激励黑猩猩练习的是：可以享受美味的蚂蚁大餐，而不是有朝一日足以成为世界级的钓蚂蚁大师。但是，儿童可能会绕着圆锥体反复练习运足球，这样做不是因为运球充满乐趣，而是因为他们想在未来成为像莱昂内尔·梅西（Lionel Messi）一样的足球巨星。到 4 岁时，儿童会投入一种可能有利于未来收益的技能训练。到 7 岁时，儿童就会明白强化训练的好处，并且如果有最终目标的激励，他们会主动地进行训练。

此外，人类通常针对技能的各组成部分，而不是整体技能进行训练。为了让演奏完美无缺，钢琴家只会练习整个曲子中少数几个有挑战性的小节；网球运动员会反复练习发球前的投球动作；舞蹈演员会反复练习一套连续步法，直至一套跳下来轻松自如。针对性地练习部分技能的能力反映了我们将技能分解为多个子技能，然后针对这些子技能考虑如何组织训练。因此，想象未来情景能力与行为的组合本质之间存在联系，两者相互影响——前者促进后者增强技能，后者促进前者完成任务。这种搭配对我们的祖先来说的确是一种强大的组合，对我们而言也是如此。

人类认知控制是何时出现的？

到目前为止，我们一直强调人类任务执行演变过程中的两种能力：丰富的未来情景思维能力与组合行为控制能力，这两种能力成对出现。有迹象表明什么时候先祖身上出现了这两种能力？

现代人类智力的萌发仍然是学者们争论不休的焦点。现代人在解剖学上的最早证据可追溯到 20 万至 15 万年前。但是早期原始人脑容量不断增加，制造工具的技术不断精进，这种表现可以追溯到 100 万年前。一些科学家认为，我们的现代认知能力是在最近迅速出现的，是对我们近期的祖先原始类人猿智力的大规模升级。另一些人则认为，这一过程是渐进式的，早期祖先逐步显现出复杂的能力，也许是通过文化传播，进化成我们目前的认知能力。

然而，无论认知能力是何时以何种方式出现的，大多数学者都赞同，早在 8 万至 5 万年前，认知能力就出现了。旧石器时代晚期的特点是工具和制造工具材料的多样性和多变性在不断地扩增。为解决新问题创造了许多新工具，而且为解决同一问题，也出现了各种不同类型的工具以供选择。这种丰富的多变性与此前普遍的制造工具方式形成了鲜明的对比。例如，早期的智人（Homo Sapiens），如直立人（Homo erectus），制造了高效的石器工具，如双面的阿舍利手斧，暂未发现其他灵长类动物能制造出如此复杂精妙的石器工具。然而，此种工具的设计和制造方法在大约 100 万年的时间里只发生了轻微的改变。一直到旧石器时代晚期，创新才真正开始，之后工具的设计经过不断地革新。因此，智人与其先辈的区别不仅在于能制造复杂工具或组件工具，更在于其杰出的创造力。

在这个时期，智人也极大地扩大了其生存环境。相应地，他们迅速地调整了饮食、习俗和生活方式以适应新环境。智人成功地在欧洲、亚洲和澳大利亚定居下来，与当地的智人，包括尼安德特人，繁衍后代。他们发展了新的觅食方式和狩猎行为，包括捕鱼、农耕和放牧。智人很迅速地适应了新环境，其速度远远快于世代相传的缓慢自然进化速度，而每一次适应新环境都会引起进一步的迁徙和创新。

例如，从远在 4 万年前的智人的脚化石中，我们可以看到骨骼形状的变化，表明了他们习惯性地使用防护鞋。防护鞋的演变使人类能够向更寒冷的环境中迁徙，其中在 2 万到 1.5 万年前，人类艰难地穿越西伯利亚北部的寒冷地区，最终带来北美的殖民化。

因此，在大约 4 万年的时间里，智人已经从非洲和亚洲的小块栖息地,成功地在地球上七大洲中的六大洲上生存下来。尽管 4 万年很漫长，但与之前原始人进化经历的数百万年相比，不过是一眨眼的工夫。

在多变的环境中迅速进化，无疑归功于智人的一般认知能力。例如，迁徙到较冷环境中的智人使用动物的皮毛及防护鞋来生存和繁衍。换句话说，他们设想在未来能穿着一种自己从未穿过，但为其他动物御寒的“厚外套”。有了这一设想，他们就能执行必要的任务和子任务——从狩猎到手工制作——把设想中的“厚外套”变成保暖的大衣。如果他们能在（哪怕是一次）胜利中幸存下来，他们就能在一年的时间内达到这个目标，而无须几代人的努力。

这一时期，智人除了才智惊人之外，是否有证据表明他们能够虚拟或假设未来？要回答这个问题，我们可以看看这一时期出现的艺术和有象征意义的文物。旧石器时代晚期是现代人类谱系中的第一个阶段，其中出现的艺术、有象征意义的文物和明显带有宗教色彩的图腾是人类抽象思维能力的力证。制作的艺术品并非总在描绘具体的现实或直接呈现观察到的世界。以图 2.2 中素描的史前狮子人雕像为例，其历史可追溯到大约 3 万年前。史前狮子人像对建造者有何意义我们不得而知，但它却非常有趣，因为其描述了一个在世界上并不存在的事物。雕刻者从未见过狮子人，也无意猎杀或吃掉它，不打算与其结婚，也未受其威胁。然而，他们想象出一个狮子人，并循其雕刻出他们设想之物。

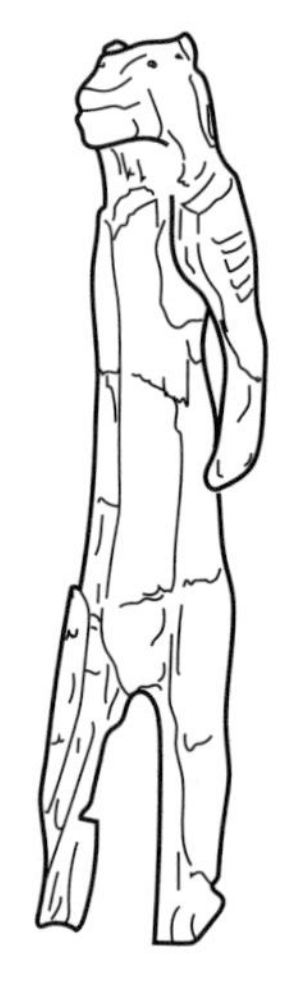

图 2.2　约 4 万至 3.5 万年前，智人雕刻了史前狮子人雕像。其目的和意义不得而知，但它代表了一种抽象、假设的事物。

同样，不同于具有明确用途的工具和手工艺品，该物体的形状和构造并不直接受制于雕刻者想用它来做什么。斧头的形状主要受其用途制约，即可以挥舞又能劈开目标材料，所以，一个好用的斧柄既要够长够细以便握持，又要够粗以保证在撞击时不会断裂或翻转。斧头需要劈砍，因此最好使用某种楔形物，以集中和放大施加在斧口的力量。这些是制造者无法设想的限制条件。因此，斧头的设计可以通过步步试错来实现，直到达到工具的预期目的。只要有足够的时间，即便是没有什么计划和设想的动物也可能碰巧会想到某种合适的形状。相比之下，只能将史前狮子人像及类似的史前古器物的建造归功于雕刻者纯粹的想象力。世界上没有什么能制约它们的形状。

那么，约6万年前是怎样的变化促成了创造力的迸发？是认知控制吗？从某种程度上来说，这个猜想难以成立。同所有心智能力一样，我们的认知控制能力也经历了自然选择的进化过程。因此我对突变理论深表怀疑，尤其对与许多其他认知系统相互作用的复杂认知功能（如认知控制）有所存疑。进化是一个循序渐进的过程，每一次的改变都是从前一状态演变而来，试图寻找人类某一过程或某种心智能力突变往往会在检验过程中不攻自破。

例如，一个影响深远的假说——突发性单一进程（sudden single-process）提出，大约6万年前人类突然拥有了高级工作记忆（an advanced working memory）。工作记忆是指我们能够在短时间内将少量的信息保持在活跃的状态，以便能够在大脑中保留、处理信息并据此采取行动。工作记忆是认知控制的核心，其详情将在下一章集中讨论。但许多物种，甚至老鼠，都显示出某种形式的工作记忆。因此需要明确指出，究竟是什么特殊因素使得人类的工作记忆变得“高级”。不然就只是提出了另一个本身都有待证明的“同源理论”，那是在瞎忙活，什么也没解释清楚。

突发性单一进程的假设还存在一个问题。可以说早在6万年前，人们的认知控制能力就已经逐步增强了。例如，高级工作记忆的一个假定的优势是有能力同时管理多个目标，这是我们一直强调的——作为行动系统特点的组合性的关键要求。不妨回顾一下本章开头所述的博克斯格罗夫燧石锤。50万年前的海德堡人证实人类可进行多任务处理，即在制造石斧的同时可管理多个目标。此外，与旧石器时代晚期的爆发性创新相比，阿舍利时代石斧设计的变化虽然缓慢，但它的组织结构确实经历了更深层次的逐步发展。

人类学家迪特里希·斯托特（Dietrich Stout）及其同事对比了在博克斯格罗夫挖出的中更新世的两面器[①]——由“新手”和“老手”各自打磨的石器，以分析可能促成其构造的目标结构。与阿舍利时代早期手斧的构造相比，阿舍利时代晚期的手斧构造则需要更深的目标层次、更多的子目标分支。随着时间的推移，这种朝着更深目标层次、更多组合类型的变化似乎在逐步发生，而不是突然地改变。此外，这些变化发生在中更新世早期，也就是50多万年前。

如果控制系统在逐步发展，那么认知控制的出现可能与旧石器晚期的爆发性创新无关。我们应该在别处寻找一种拉开人类和其他灵长类动物认知差距的单一能力。事实上，这种能力也许正是在晚期突然出现的未来情景思维，而非工作记忆或

① 两面器：旧石器时代两面加工的一种石头，为手斧的雏形。

认知控制。这一时期出现的艺术和有象征意义的手工艺品显然佐证了这一点。

然而，如前所述，已知的用来支持未来情景思维的神经系统与进行详细情景记忆所需的神经系统相同。这些系统在其他哺乳类动物中也具有类似的记忆功能，比如老鼠通过记忆回放功能来执行一些决策和寻路任务。这表明，尽管人类中发展出了未来情景思维的能力，但其也源自一个非常保守（不变异）和古老的系统，用于检索过去的事件，为未来的行为提供信息。因此，未来情景思维也可能是逐步发展的，从存在于早期原始人类的一些退化的、却先进的形式演变而来。

基于以上考虑，我倾向于另一种可能性，它与已有的证据及渐进式进化论更加吻合。也许，在旧石器晚期最终出现的创新大爆炸反映了多种认知能力间的相互作用，这些认知能力在逐渐扩大，能最大限度地利用文化传播。尤其考虑本章讨论的未来情景思维系统和组合行动控制系统，两个系统相辅相成。未来情景思维使我们构想更复杂的未来目标，而控制系统可以组织该思考过程，并将其与复杂的新动作进行匹配。虽然每个系统自身都可能逐渐发生改变，但如果两个系统同时发生改变，我们完成任务的能力就会加速地变化。事实上，这种加速变化可能也经历着渐进的过程。

另一种可能有助于理解认知控制如何出现的数据来源于大脑。当然，挖掘我们祖先的大脑并非易事。我们对人脑进化的了解大多来自对我们和其他物种大脑结构的仔细解剖比较。

哪些解剖特征与不同物种的更高认知控制能力和智力相关？灵长类动物的大脑与其他哺乳动物的大脑之间、猿类动物的大脑与其他灵长类动物的大脑之间，当然还有人类的大脑与我们最接近的猿类表亲大脑有着怎样的区别？

最常提及的物种之间的差异之一是大脑的整体大小。相对于其他灵长类动物，人脑更大。直观地看：大脑越大，智力越高，更大的大脑可能包含有更多物质，其中包括更多的神经元和随之而来的更多连接，因此，就有更强的能力进行更复杂的计算。而且，不同物种的大脑大小和表现出的智力之间确实存在着大致的对应关系。猫的大脑比老鼠大，但比猴子的小，而猴子的大脑又比类人猿的小。

然而，用大脑大小作为衡量标准本身就存在问题，大脑越大的动物躯体也更大。事实上，人类的大脑在动物界中并非最大，而且绝非最大。人脑约重 1.36 千克，是大象大脑重量的 1/4、抹香鲸大脑的 1/6。除了鱿鱼之外，抹香鲸不可能比任何其他物种更聪明，所以，大脑的整体大小可能不是决定智力高低的唯一因素。

然而，异质性研究（Allometric studies）在测量大脑尺寸时，将躯体尺寸纳入考虑。该研究发现，相对于其他动物而言（包括其他灵长类动物），人脑的几种功能超级强大，而且人类的总脑重占体重之比更高。此外，与其他物种相比，人类的新皮质（neocortex）相对于大脑其他部分体积更大。

新皮质有 6 层结构，它覆盖了大脑的大部分区域，负责更高级的知觉功能、运动功能和认知功能。这是哺乳动物的一个显著特征，因此被认为是一种相对较新的进化适应方式。这就是新皮质（neocortex）的前缀“新（neo）”的由来。因此，人脑中普遍存在的新皮质表明了人类在认知方面的巨大投入。

当然，大脑的大小，甚至新皮质的大小，仍然是一个粗略的测量。新皮质的大小不仅适用于认知控制功能，还适用于人脑大多数其他功能，包括从较低级的感觉和知觉功能到行动功能。试图找到更具体的特征来区分人类大脑和其他物种的大脑，一直以来都备受争议。这些争议一直围绕着人类的前额叶皮质相较于其他灵长类动物的大小问题展开。

你可能认为这场争议应该比较容易平息。试着抓起漂浮在神经科学家现有罐子里的一些脑样本，然后对其进行研究。你测量人类和其他动物的前额叶皮质并进行对比，校正总脑容量。没错，你发表了自己的研究发现。

但事实证明，这项任务并没有那么简单，因为实际上界定前额叶皮质并非易事。其实，对于什么是前额叶皮质、什么不是前额叶皮质，目前尚无公认的解剖学定义。另一个问题涉及大脑皮质的沟回折叠。鉴于人类的新皮质比其他物种的更为复杂，因此，任何测量其体积的尝试都必须考虑到大脑不同的沟回折叠机制。理想情况下，人们应该能区分皮质上的细胞体带状物（称为灰质）和贯穿皮质中心的细胞之间的神经节（称为白质）。

为解决这一争议，华盛顿大学的神经解剖学家大卫·范·埃森（David Van Essen）和其团队使用磁共振成像技术分别对 60 个人、29 只黑猩猩和 19 只猕猴进行了扫描。然后他们对脑部图像进行“充气”，使其相互对齐并进行测量。“充气”在这里并不是指字面上的意思，尽管大卫·范·埃森像吹气球一样给一堆大脑图像“充气”（并不时停下来喘口气）的形象确实让人发笑。更确切地说，它指的是一种将一堆皱纹状的大脑图像变成表面光滑球体的数学换算过程。以这种方式放大的图像，科学家可以利用球形表面积的几何形状来对齐并测量多个大脑，从而避免大脑中复杂的沟回模式带来的种种运算困难。

范·埃森的团队使用这种方法来定义前额叶皮质，结果显而易见。与其他灵长类动物的前额叶皮质相比，人类的前额叶皮质超乎寻常得大。在大脑皮质灰质中，人类的前额叶皮质约比猕猴大 90%，约比黑猩猩大 20%。对于白质，这种差异更为显著，人类的前额白质体积约比猕猴大 140%，约比黑猩猩大 70%。因此，相较于与我们关系最为亲近的哺乳动物亲属，人类的前额叶皮质的范围大大扩张。我们可以合理地假设，这种进化扩张为人类特殊的认知控制能力提供了保障。

观察到白质比灰质的扩张程度更高，这一点特别耐人寻味。灰质由神经元的细胞体构成，而白质由神经元之间的神经节构成。因此，人类前额叶白质的扩张表明，是由于神经元之间的神经节过大，而不是神经元数量较多，才让我们的进化路径与我们的近亲灵长类动物相区别。此外，这项观察结果与以下报告十分吻合，即在不同物种中，当一个物种向大脑前部进化时，神经元的密度通常相对于大脑后部有所减少，而用于神经元之间传输信息的突触机制似乎有所增加。这种发展模式在人类身上尤为突出。

随着大脑的整体联系越来越密切，位于前额叶区域的神经节也可能演变成有助于认知控制的层次组织结构，对此，我们将在第四章进一步讨论。神经解剖学家对于灵长类动物从额叶老区域到新区域的进化，提出了两个主要趋向：一是腹侧运行，二是背侧运行。这两种进化趋向沿着额叶前后区域表现出类似的模式。在进化过程中，额叶后部较早进化的区域倾向于更广泛地与感觉、记忆、情感和计划等周围有关的区域相连接。相比之下,额叶前部较晚进化的区域则有相对受限制的神经节，主要在额叶内部相互连接。

根据这个定义，前额叶皮质是大脑的最新构造区。该区域也和范·埃森早期工作中所确定的额叶区域相对应。与猕猴的大脑皮质相比，范·埃森确定的这一区域，即人类大脑皮质，是皮质高度扩张的区域。正如我们将在第四章讨论的那样，在执行任务过程中，大脑前额叶皮质可能至关重要，这些任务具有深层次目标，需要联合地执行动作，也需要与未来情景思维的记忆系统相互作用。因此，鉴于上述讨论，有关前额叶皮质最新的独特扩张值得我们密切关注。该区域很好地支持了未来情景思维和认知控制系统的相互作用。

总之，人类智力可能伴随着人脑的大幅扩张而提高，特别是额叶皮质及顶叶联合皮质区的组合神经网络的大幅扩张。

我们将在后面章节中提到，这种层次结构可能非常适合支持认知控制，特别适于根据多个不同的目标而采取行动。这些目标要么抽象程度各有不同，要么在不同的时间段集中出现。

缓慢进化

显然，早在6万年前（可能更早），人类就忙于用祖先从未尝试过的各种方法行事。他们使用更发达的大脑和结构更复杂的前额叶皮质来完成各项任务。但是关键问题在于，这些功能可以满足哪些迫切的需求？换句话说，是什么将未来情景思维与组合行动控制进化到现在这个程度？我们的祖先从所拥有的认知控制能力中获得了什么优势，使其得以生存和繁衍后代，从而利用这些优势率领整个族群？

乍一看，更有效的认知控制系统和一般智力赋予了我们祖先许多竞争优势，这并不难发现。其中，主要的适应性优势有：超凡的智商，能制造出更优越的工具，能适应更多样化的环境，人口数量更为庞大，等等。

但是，进化并不是一个逐级通往既定目标的过程。大自然一开始就没有设定任何要实现的目标，对人类智力同样如此。一般智力对我们有用，但从成功进化的角度来看，我们与当今活着的任何其他物种并无两样。这些物种都找到了生存和繁衍的方法，并生生不息地繁衍壮大。一般智力和语言是我们特有其赖以生存的适应能力。并且，由于环境的限制，也由于人体系统的制约，一般智力和语言往往以特定的形式出现。于是，在漫长的历史长河中，人类付出了种种代价来进化和发展这些能力，随之而来的，是接踵而至的新挑战和需付上的新代价。最后，得以演化成现今的认知控制能力。

事件发展的一个版本可能如下：400 万至 350 万年前的某刻，我们的祖先从树上降落到了地面，成为两足动物。由此，他们的双手得以解放，可以用于制作工具，他们也开始变得更加聪明。也许是为了给解放了的双手制作更好的工具，他们开始执行更深层次的目标任务；也许是因为我们祖先的手脚变得更加灵活，他们需要扩大控制复杂的运动计划的大脑区域；也许是因为他们来到地面上,这种新的生活方式容易受到攻击。以上的种种原因都有可能促使他们进化。但是显然，早期原始人，例如著名的“露西”隶属的南方古猿，进化出了更大的大脑，因此，他们的智力也随之提高，由此，现代人前额叶皮质不断扩大的序幕开始揭晓。

伴随着更大的大脑而来的，是与身体尺寸成比例的更大的头部。考虑到分娩的特殊性，与早期类人猿相比，头部较大可能导致小孩发育迟缓、成熟较晚且没有生存能力。父母必须把这些发育迟缓的孩子带在身边，直到他们长大，可以自己活动、进食等等。

把孩子带在身边也需要付出代价。其中一些问题本可以通过新的社会合作形式加以解决。事实上，就社会合作和欺骗行为而言，社会发展本身就可能促进了人类智力的提升，比如设想更多样化的未来，或预测他人对自己行为的反应。我们的祖先在与他人交往的过程中，可以朝共同目标努力，进行文化传播，用谋略取胜于其他动物，也运用谋略战胜彼此。

当然，他们的大脑需要能量供给。据估计，人类大脑所消耗的能量占总能量供应的1/5。因此，出于体型的考虑，我们的祖先必须为大脑提供更多的能量，这增加了他们利用各种手段觅食的压力。因此，他们研发了利用工具挖掘食物的新方法。

其他类人猿，如黑猩猩，也进行了所谓的“挖掘觅食”，但我们祖先留下的化石表明，他们把挖掘觅食的能力提升到了一个新的水平。他们掌握了粗磨、挖掘、开膛、拾荒、狩猎、采集和加工食物的方法，这是其他物种以前从未尝试过的，至少它们没有综合使用这些方法。我们的祖先擅长获取其他动物因进化不够难以寻觅到的食物。或者，如果存在竞争，他们会想出更好、更快或更先进的方法觅食。因此，他们拥有获取更多不同种类食物的途径，可以养活更多的人，当然这需要更多的社会协作。

然而重要的是，寻找新的食物来源的需求可能并不是促使认知控制系统形成的唯一压力。把做计划和未来情景思维作为一种生存策略，对其进行投入也会耗费时间和机会，需要认知控制系统的参与。

想象一下，你在一个浆果稀缺的地方寻找浆果，你不想吃掉找到的所有浆果，以备不时之需。你可能会另择一些来满足当下的口腹之欲，把剩余的浆果存储起来，以备后用。无论是意识到未来的需求大于目前的需求，还是忍住将浆果马上一扫而光的冲动，都需要认知控制系统。因此，在这种情况下，预见性和控制力都起着举足轻重的作用。

耶鲁大学的戴维·兰德（David Rand）、科罗拉多大学的戴蒙·汤姆林（Damon Tomlin）和普林斯顿大学的乔恩·科恩（Jon Cohen）进行了一项颇有见地的研究。他们编写了一个模拟程序，模拟了一群生活在网格世界中的行为主体，它们同样陷于“吃浆果”的两难困境。这些行为主体需要食物才能生存和繁殖，食物可在一定数量的网格上随机地突然出现。当某个行为主体碰到一个装有食物的格子时，它就会吃掉食物以获取能量，但通过进食获得的能量随着整体能量水平的增加而减少。换言之，如果主体处于饥饿状态时，通过吃掉食物所获得的能量比在饱腹状态下要更多。

这个网格世界中有两类主体：自动主体（automatic agents）和控制主体（control agents）。自动主体会迅速吃掉它们遇到的任何食物，它们不会考虑当前的能量水平。这些自动主体与控制主体争夺资源。根据目前进食获得的能量和未来进食可能获得的能量之间的最优平衡，控制主体能决定是立刻吃掉食物还是将其储存起来。

该决策规则的细节并不重要，重要的是，由于最优的消耗策略和存储策略，随着时间的推移，控制主体将拥有更稳定的能量供应。但是，控制主体做出最优决策需要一定的处理时间。因此，如果控制主体和自动主体在同一食物格子上相遇，自动主体将吃掉食物,而控制主体则要花时间去决定控制行为，所以它将一无所获。换句话说，控制主体还在思考浆果的最佳处理方式时，自动主体就已狼吞虎咽地吃掉了浆果。

该模拟程序得出了一些有趣且惊人的结果。第一，毫无疑问的是，控制策略在食物匮乏的世界中是制胜之道。随着时间的推移，对储存还是吃掉食物做出最优决策的主体，平均能量水平更高，因此繁殖率也更高。相应地，控制行为具有的特征开始主导整个群体。

第二，在激烈的竞争中，这种模式发生了改变。模拟程序在足够大的群体中进行，保证一个以上的主体始终可以得到一种食物源。在这种情况下，自动主体的数量相较于控制主体的数量有所增长，在某些情况下，控制主体甚至被迫灭绝。

在这项研究和后续工作中，兰德和科恩认为，这些协调让控制行为和自动行为摇摆不定。控制主体在计划和有效利用资源方面具有优势，能带来人口的扩增和资源的丰富。但在群体数量庞大甚至数量过剩的情形下，自动主体则会顺势迅速增长。因此，成功的控制主体可能不可避免地构建了一个使其自身走向灭亡的世界。

在人类发展的进程中，各种伟大的文明不断兴衰更迭。兰德和科恩甚至推测，人类发展史中显而易见的兴衰成败可以在这种发展动态中得到解释。认知控制使人们能够实施复杂的规划，进行技术创新，带来伟大文明的崛起。但随之而来的文明兴盛允许自动行为不劳而获，而这些自动行为在其中具有很好的竞争力。但这种自动行为无法适应新的变化，最终不堪重负、开始崩塌。

上述推测容易挑起争议。如果将这个结论延伸为人类历史理论，我们有理由对其持怀疑态度。例如，不应将控制行为和自动行为放置在摩尼教[①]框架内，让两者完全对立，以至于认为控制行为始终是优异或具有理性的，而自动行为始终是低劣或不具理性的。可悲的是，许多有雄心壮志、会三思而后行，并且完全可以控制自己行为的人，却自私、愚蠢，甚或邪恶，对社会颇具破坏性。

例如，许多创新用于发行各种复杂的财务债券，这些财务债券加速了 2007 年房地产市场的崩盘。有人认为，将一堆次级抵押贷款打包，并将其作为一种新事物进行营销，称之为“债务抵押债券”，会让他们赚大钱。或许他们是对的，这样做显然需要人类水平的智力和认知控制来实现。我还没听说过黑猩猩会出售次级抵押贷款。但不可否认的是，这种创新会冲击到我们的社会，它使纳税人损失了数十亿美元，使社会上许多人流离失所、穷困潦倒。认知控制不是道德建设，控制不仅会让社会发生许多好事，控制也会引发新一轮精心策划的腐败、阴谋、恐怖主义和种族灭绝计划，其规模之大，是任何其他物

① 摩尼教：又称明教、明尊教、二尊教等，源自古代波斯祆教，为公元 3 世纪中叶波斯人摩尼（Mani）所创立、在巴比伦兴起的世界性宗教。摩尼教深受善恶二元论思想的影响，其教义核心是“二宗三际论”。——译者注

种都无法比拟的。

相反，许多高级的自动行为会带来很多好处，而且只有在先进文明中才可能实现。这些文明提供了训练自动行为所需的基础设施、资源和空闲时间。我们只需要看看大多数伟大文明中的高级工艺、技能和竞技运动，就会对此深信不疑。掌握这种技能需要多年的塑造和技能培养，以便自动地完成子任务，让掌握技能成为可能。

然而，抛开对人类历史的评论，兰德、汤姆林和科恩模拟程序的核心观点对我们的讨论非常有价值。复杂的计划需要花费时间来制订，并且实施的成本高昂。计划越高级、越复杂，对执行计划的控制系统的要求就越高。如果有任何时间上的损耗或误差增加的成本，那么这将抵消规划出最优行为带来的益处。这种执行成本会给选择带来压力，控制系统可以通过协调来解决这种压力。

为了说明这一点，可以参照兰德、汤姆林和科恩模拟程序中的时间成本，时间成本是用来反映计划和考虑是否进食所需的时间。控制系统有助于填补这一计划所需的时间成本（以下简称为计划成本），例如，控制系统允许主体提前计划行动。又如，如果一个小控制主体拥有的工作记忆很少，只能在大脑中记住一条规则，那它发现一个格子上没有食物时会改变方向，同时计划在找到下一个有食物的格子后应该做什么。它可以将“如有食物，然后存储”的简单规则加载到自己的工作记忆中，而忘掉复杂的判断规则。该主体会存储遇到的下一个食物，而且先发制人，从而与遇到的自动主体进行激烈的正面竞争。正如我们将在第三章中所见，工作记忆具有控制操作功能，叫作“门控”，该功能也许恰好可以达到这个目的。

随着人们控制能力的提高，制订和执行更精细的计划可能会更可行。例如，想象我们大脑中的计划主体不仅要决定是把食物吃掉还是储存起来，而且要根据果实的成熟度采取行动。现在，计划主体基于多个条件，如食物的数量和颜色，开始一项分支行动计划。计划主体可以提前制订此计划，但是如果它只能在工作记忆中保留一个条件（数量或颜色），那就无法同时做出两种决定。这类有工作记忆的计划主体会比没有工作记忆的计划主体反应更快，因为当它看到果实时，会立刻对其成熟度做出评价，但仍需要重新计划是将果实吃掉还是储存起来，因为它不能在大脑中同时记住这两个条件。因此，第三类拥有更先进控制系统的计划主体，由于其可以在工作记忆中直接保存两个条件，将比其他两类计划主体中的任何一类的反应都更快。

认知控制能补偿计划成本，从而更高效地执行更复杂的计划。即使我们能考虑到所有可能性，下象棋时提前计划八步要走的棋也没有用，因为我们无法在工作记忆中储存所有的偶发事件，然后快速实施这个计划。我们需要定期地停下来，重新计划。总之，如果不能有效地执行计划（发挥认知控制功能），那么深层次的计划（发挥未来情景思维）几乎没有意义。

因此，从这个角度看，我们可以假设认知控制和未来情景思维互相制衡，共同发展。提高认知控制能力可能会让人们在规划时想出更复杂的计划导图和更有深度的目标导图，未来情景思维得到增强。实施这些更复杂的计划会带来时间成本和处理成本，这将迫使我们选择更强大的控制系统来有效地适应它们，从而诱使认知控制得以增强。反过来，更强大的控制系统会制订更复杂的计划，如此反复。这种推拉式的动态过程可能会使认知控制能力和未来情景思维都变得越来越强。

当然，计划和行动之间的本质关系超出了我们的认知，我们还可以通过创造工具来提高计划力和行动力。我们的祖先发明了文字和符号系统，在某种程度上，这提高了他们应对周遭世界所发生之事的计划力和行动力。他们不再需要将所有想法都牢记于心。他们可以把这些想法写下来或用符号进行总结，或写在纸上思考。能力的提高可以促使技术的进步，进而实施新的计划。这一过程仍在继续推进，计算机的发明就是最新的标志。在过去的60年中，计算机推动了新技术的爆炸式增长，其规模堪比上更新世。如果由于某种未来的灾难，所有历史记录都丢失了，我们可以想象，一些后来的考古学家着眼于20世纪晚期时，会好奇人类进化出现了哪些新特征才引起了技术革新的爆炸式增长。但是其实不需要找到这些新特征。我们发明了一种新技术，用它来发明更多新技术，然后带来了技术创新的大爆炸。

我认为，跪在英国博克斯格罗夫遗址中的海德堡人之所以能够改进手斧，很可能是因为其认知控制能力超过了他们的祖先。与早期的其他物种相比，在制作手斧时，海德堡人构建了更深层的目标等级。这些能力的提高还可以使大脑对未来进行更多样化的思考，因此认为将一堆燧石薄片堆到一边再进行分类的做法更好。也许海德堡人的大脑想象出了如何更好地改进手斧，这就是为什么这样一把手斧会率先出现在博克斯格罗夫遗址。他们的这些能力尚未达到现代人类的水平，也未达到可以使上更新世出现技术创新爆炸的程度，但他们确实拥有其他灵长类不具备的能力。

基于上述证据，我们可以推测，认知控制的产生与未来情景思维能力相辅相成。计划要付出成本，这里我们强调了计划所需的时间，从第三章开始，在本书的后续章节中，我们将探讨由灵活组合行动带来的额外成本及相应的权衡措施。这些权衡措施是我们为实现思维灵活性而付出的代价，无疑塑造了我们的控制系统。

认知控制在其发展过程中可以管理并降低这些成本。认知控制系统能够生成更复杂的计划，而这些计划又反过来选择更强大的控制力来执行计划。相应地，我们看到大脑前额叶皮质从更原始的边缘区域不断地发展和完善。大脑前额叶皮质为记忆、情感、运动等区域提供支持，为基本的活动提供支持。前额叶皮质得到完善，以分层的方式将各个局部的神经节连接到一起，为自身控制提供机制。

语言也是该过程的重要组成部分，我们在这里没有过多涉及。语言在发展演变的过程中，做出了必不可少的贡献，使得计划和认知控制更广泛地相互作用。只有通过培养与别人或自己交谈脑海中的计划的能力，未来情景思维能力才可能得到增强。这使得目标、计划和程序实现文化传播成为可能。这些目标、计划和程序事关已做过的事情或作为一个团队才可能完成的事情。但同样，大脑一旦接受某个计划就会形成一个图像，需要控制系统来确保计划有效执行。如第一章所述，接受口头指示并付诸行动并非小事。这需要一个通用的认知控制系统来将指令变成新的行动。

如果这些是认知控制演变的根源，要想了解认知控制，需要认识到制定目标和执行目标之间基本的相互作用。规划未来或建立一个真实世界的生成模型可以让人灵活适应许多场合，但同时也会带来时间成本和潜在的误差。认知控制通过发展到可以将这种假设性思维的成本降至最低，从而带来适应性的优势。因此，认知控制的机制不宜脱离计划、概念、动机和目标系统来考虑。认知控制不仅仅是一个抑制动物性冲动、使人变得更理性或能处理多样任务的系统，因为人类特有的脑组织和行动系统，认知控制可以使大脑中的计划变成实际的行动。

第三章

稳定性与灵活性的两难之境

想象一下，你正开车去朋友家时，手机突然嗡嗡作响，提示你收到了一条短信。对于大多数人来说，手机提示音会触发我们查看手机的冲动。当然，我们都知道开车时这样做可能会让自己身陷险境。据美国联邦通讯委员会（The US Federal Communications Commission）估计，由于开车时使用手机，美国每天约有 1000 多人受伤，9 人因此丧生。一些州已经立法禁止或严格限制开车时使用手机；几乎所有的州都明令禁止开车时发短信。尽管如此，据估计，每天都有超过 50 万的司机在开车时使用手机或其他的电子设备。

在这些无视禁令的人中，有些可能根本不知道分心驾驶的危险；或者更糟糕的是，他们可能认为自己能够兼顾边开车边用手机。但也有可能，许多人已经意识到了该行为的危险性，然而，他们难以抗拒短信提示音带来的诱惑。多年来，他们收到了无数的电话和短信，海量的信息训练了他们的大脑将收到短信提示音、看手机的动作及其触发的社交收益联系在一起。对于一些人来说，甚至无须手机提示音就可以自发地完成这一行为。无论是在开车、吃饭，还是在与他人面对面交谈的过程中，他们形成了定期查看自己各种社交媒体的习惯。社交媒体添加了“点赞”的功能，让社交收益的功能愈发膨胀。现在，和老鼠频繁按下操纵杆吸食可卡因一样，我们沉迷于频繁查看自己发布的度假靓照和逗趣萌宠照。

为了避免在开车时发送短信，我们的认知控制系统必须克服自己查看手机的惯性冲动。在开车时，如果手机发出提示音，我们需要联想到分心驾驶的危险情境来改变自己的惯性行为。我们可能会强行克制自己看手机的冲动，选择集中精力在注意路况上，或是让车内的其他人帮忙查看。我们最基本的认知控制表现方式，是运用情境来选择不太常用或可替换的行动方案。那么，思维和大脑的哪些基本机制能够控制这些惯性行为？

在本章中，我们将找到这个问题的答案。首先，我们将探讨工作记忆在类似开车这样的情境中的中心地位。其次，我们将讨论大脑如何指挥一个运动控制回路来管理工作记忆，并成为认知控制功能的基础回路。

工作记忆与认知控制

乔恩·科恩、凯文·邓巴（Kevin Dunbar）和杰伊·麦克莱兰（Jay McClelland）在 1990 年发表了一篇开创性论文，其中提出了一个简单的神经网络模型，可用来执行斯特鲁普任务。

回想一下，在第一章的斯特鲁普任务中，当一个单词的墨水颜色与该字表述的颜色不一致时，我们便难以判定文字的墨水颜色，需要更久的时间去判定。然而，即使单词的颜色和其词义不一致，识读该字也不会那么困难。之所以出现这种不对称现象，是因为相比说出单词的颜色，我们有更多识读文字的经验，因此更倾向于依据词义脱口而出。因此，我们可以将斯特鲁普任务视为开车过程中做出选择的实验模型。当我们的任务情境是说出单词的颜色时，我们必须像克服查看手机信息的冲动一样，克服自动识字的冲动，以便正确地识别单词的颜色。要做到这一点并非不可能，但需要花费更多的时间。

为了解释这种能力，科恩、邓巴和麦克莱兰提出了如图 3.1 所示的引导性激活模型，以下我们将其称为 CDM 模型（以作者名字首字母命名）。CDM 模型是一种理论工具，也称为“计算模型”（computational model）。形式上，计算模型通常以计算机程序的形式出现，是一种理论的规范数学表达。科学家们利用这些模型让他们的理论假设变得更加明晰，并验证他们提出的理论与他们试图解释的现象之间的匹配度。

CDM 是一种特殊的计算模型，称为“神经网络模型”（neural network model），其算法受真实的神经元之间相互作用的启发。CDM 模型比诸如谷歌人工智能公司提到的卷积神经网络更简单，但其基本原理相似。因此，在我们了解 CDM 模型如何在斯特鲁普任务中实现认知控制之前，我们需要了解一点像 CDM 模型这样的神经网络算法的背景知识。

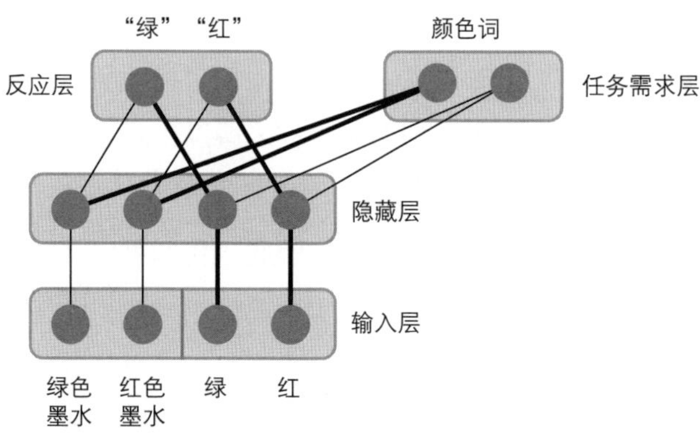

图 3.1 科恩、邓巴和麦克莱兰的引导性激活模型。底部的输入层包含神经元（深灰色圆圈），其左侧代表绿色文字和红色文字，右侧代表文字"绿"和"红"。这些线条表示底部输入层连接到中间隐藏层的神经元。这些神经元连接到顶部两个反应单元，分别代表"绿"和"红"的言语反应。任务需求层或情境层代表识别颜色或识读文字任务。线条的粗细代表神经元之间连接强度的强弱。

一个神经网络由模拟神经元组成，这些模拟神经元从与之连接的其他活跃神经元那里接收信息的输入。神经元接收的输入信息越多，它就会变得越活跃。一个神经元接收的输入信息量的多少与其活跃度之间往往遵循着一个通常呈 S 形的函数关系。这意味着：当输入信息量在小到中等量时，神经元不会非常活跃。但当某一时刻输入的信息量足够大时，神经元将迅速变得活跃，达到最大活跃值。一个神经元越活跃，它传递给与之连接的目标神经元的输入信息量就越大。一旦输入信息量足够大时，该目标神经元就将输入信息传输给下一个与之连接的目标神经元，依此类推。

这些输入信息从一个神经元传递给另一个神经元，就是类似 CDM 模型的计算方法。它允许一种特定的活动模式通过一组神经元稳定、持续地在一组目标神经元上产生活动模式。这种活动模式的传递与我们大脑一直运行的方式类似。这就是从感知系统中的神经活动模式转换成运动系统中的神经活动模式的方式，比如，从“看到甜筒冰淇淋”到“吃掉甜筒冰淇淋”的转换。

重要的是，从一个神经元传递到另一个神经元的输入信息强度不仅取决于活动水平高低，还取决于它们之间的连接强度。这种连接强度有时被称为突触权重（synaptic weight）[①]，指的是大脑中真实的神经元之间相互连接的突触。很显然，突触权重越强，发送神经元就越有可能引起目标神经元的强烈反应。在整个庞大的神经元网络上，突触权重决定了在另一个神经元群体中如何产生与当前神经元群体一致的特定活动模式。换言之，这些突触权重是诸如 CDM 之类的模型储存信息的方式。因此，为了了解 CDM 模型是如何完成斯特鲁普任务的，我们需要研究其各种神经元之间如何连接以及如何确定它们的突触权重。

CDM模型有四个基本的神经元分组，也称为“层”，如图3.1所示。位于最下层的是感知层。这一层是模型的基本感知系统。它由神经元对模型感知到的现实世界的特征做出反应。当然，

① 在神经科学和计算机科学领域，突触权重是指两个节点之间联系的强度或幅度。

CDM 模型的模拟世界很简单，它只包含用红墨水写的“红”字以及用绿墨水写的“绿”字。所以，无须十分复杂的感知系统来涵盖它在现实世界中可能遇到的每一种情形。墨水的红色、绿色以及“红”“绿”这两个字都有各自的神经元。每一个神经元在感应到其特征时，都会被激活。例如，如果模型遇到红色墨水写的“绿”字，那么对应“绿”字和红色的神经元都会被激活。透过感知层的这种活动模式就是模型对用红色墨水书写的“绿”字的呈现。

另一端是反应层。这一层的神经元对应着言语反应（the spoken responses），该反应是模型在看到用彩色写的文字时脱口而出的反应。对这个模型来说，一个人只能做出两种反应，要么说“红色”，要么说“绿色”，当其中的一个神经元被激活时，模型已经给出了相应的言语反应。此外，因为反应单元之间争相做出反应，因此两个反应单元不能同时活跃。确实如此，既然你不能同时说“红色”和“绿色”，我们又有什么理由指望模型这样做呢？

在感知层和反应层之间，还存在一个中间层，有时又被称为隐藏层。中间层接收来自感知层的信息输入并将其输出传递给反应层。因此，你可以把从感知层到中间层再到反应层的活动传递当成是一条连接刺激和反应的神经路径。换句话说，当模型看到“红色”这个词，然后说“红色”，一组特定的神经元先在感知层活跃起来，然后是中间层，最后在反应层活跃起来。这种特定的神经活动对应的是“红”字的反应神经路径，与“绿”字反应神经路径或红颜色反应神经路径不同。从识别刺激特征到做出反应就是一个映射过程，事实上，模型将为每个映射过程形成一个单独的神经路径。隐藏层不可或缺，因为如果没有它，模型将无法识别并形成这些独立的神经路径，如独立的“绿”字神经路径与独立的绿色神经路径，但不是“绿”字和绿色共同的路径。

最后一个关键特征是，这些神经路径由模型自身来习得，而并非由模型构建者进行编程。这就推翻了我们第一章中提到的恼人的“小人”问题[①]。相反，CDM 模型通过看到文字和颜色并做出反应的体验来得知连接强度。

学习是通过“反向传递”（back propagation）来进行的。在每次学习活动中，模型都会显示一个信息输入，比如颜色为红色，并允许其产生一个信息输出。比如，未经过训练的模型猜测道：“绿色”。它所给出的实际反应与本应该给出的反应之间的差异就是错误，该差异可以用一个量来表示，这个量就是期望的活动模式与实际引起的活动模式之间的差额。为了让模型从这个错误中汲取经验或教训，程序员会根据错误的大小和突触强度对出错的影响程度、对相关的突触强度进行调整。这个过程会不断地循环往复，直至错误减少。从逐步调整突触权重到减少错误，模型可以学习如何将每个刺激输入映射到正确的反应上，而不需要程序员的干预。模型知道了每个刺激特

---

① 见第一章的“认知控制问题”小节，即通过假设大脑里的一个“小人”控制过程、计划动作并执行动作，来解释我们如何做事。——译者注

征的反应神经路径，并将其储存在突触权重中。

我们现在有了一个简单的模型，它可以根据文字的颜色或文字所命名的颜色来做出“红色”或“绿色”的反应，但我们还不能完全达到斯特鲁普任务的要求。斯特鲁普任务的一个特点是识读文字比识别颜色更胜一筹。为了在模型中实现这一点，模型获得了关于识读文字的更丰富经验，这和人们的识字方式相似。在训练期间，模型识读一个文字的次数远多于它识别颜色的次数。结果，识读文字神经路径的突触权重比识别颜色神经路径的突触权重更强。这意味着，在同样水平的颜色和文字输入强度下，识读文字神经路径会产生比识别颜色神经路径更强、更快的反应。那么，在其他条件不变的情况下，CDM模型总是会读出这个词而不是识别其颜色。文字所指的颜色和墨水颜色相同（用绿墨水写的“绿”字）还是不同（用红墨水写的“绿”字）并不重要。做出的反应将以文字为准，而且不会受到任何干扰。

如果你想让模型识别墨水颜色，会发生什么呢？就目前而言，只有在没有文字刺激的情况下，模型才能识别颜色。如果有文字存在，模型总是会优先识别文字，因为那些神经路径反应更强烈，优势更显著。所以，为了执行斯特鲁普任务，模型需要进行认知控制，这就是我们还未论及的“第四层所起的作用”。

第四层被称作任务需求层。该层含有任务单元，即与各自任务对应的神经元，对应的任务是识读文字或识别书写该词的颜色。模型执行两个任务中的其中一个任务时，代表该任务的神经元在任务需求层中处于活跃状态。任务需求层将活跃信息输入传输到隐藏层。因此，任务需求层中无论哪个任务需求处于活跃状态，都会直接影响连接刺激和反应的路径。

随着经验的积累，该模型可以得知，从任务需求层的墨水颜色神经元输入，到沿着识别墨水颜色途径的隐藏层神经元，对于成功至关重要。原因在于：在 CDM 模型的任务需求层中激活此任务，可以为识别墨水颜色的神经路径提供所需的补充输入信息，以使其在与更强势的识读文字路径的竞争中获胜。反之则不成立，CDM 模型知道没必要输入识读文字的任务，因为无论识读文字的任务需求单元的状态如何，模型都会成功地完成识读文字的任务。此外，尽管该模型最终会在识别颜色时反应无误，但其仍需时间才能在与识读文字的竞争中占据上风。这意味着，该模型需要花更长的时间对这些颜色与文字干扰试验做出反应。人类在完成斯特鲁普测试时也有着类似的表现，多数人能说出正确的墨水颜色，只是需要更长的时间。

因此，我们现在有了认知控制的基本机制，该机制可以根据任务需求改变其行为，并且与人类执行斯特鲁普任务表现相似。重要的是，这里不需要大脑中的“小人”。CDM 模型不仅知道反应路径，还知道结合任务需求层成功地完成任务。

诸如 CDM 之类的模型有意地简化了大脑中真实发生的情境，比如大脑并不只是依靠代表红色、绿色概念的单个神经元。此外，人类大脑并不是只有用于学习的反向传递算法。但是，模型和大脑之间的这些差异对于此项理论研究的目标而言并不重要。如果你愿意，你可以把那些单个神经元看作代表更复杂系统中的整个单元群。这并不重要，这些模型的优势在于它们提供了我们需要的深入理解最小控制机制类型的关键点。即便在这种简单的模式下，也可以获得几个关键的启示。

第一，不同行动路径之间的权重差异以一种基本方式凸显出了自动行动的连续性。通常，我们将控制行为和自动行为严格地一分为二，好像我们有两个大脑分别做两种不同的事情。一个大脑做事很缓慢，却为目标服务；而另一个大脑做事迅速、不加思索。我们在早上煮咖啡时用一个大脑，而第一次煮越南鸡蛋咖啡时则用另一个大脑。然而，这种一分为二法可能失之偏颇。

真实情况是更具有连续性的，与 CDM 模型中各路径的可变优势非常相似。我们不由自主地做一些动作，几乎是习惯性的，这些动作遵循强势的刺激—反应路径。其他动作则自动程度较低，因此相对较弱势。有些任务需要全新的动作组合，因此非常弱势。当多种路径同时被激发，由于我们不能同时执行而发生冲突时，除非得到控制系统的支持，否则更弱势的路径将消失不见。如果控制系统不介入，文字的识读将始终压制着颜色的识别。如果补充信息有利于更弱势的行动路径，比如强调当前的目标或任务需求，则此信息输入可以提供支持信号，从而增强更弱势的行动路径并使其反败为胜。如此一来，我们就对情境和行为之间的联系进行了情境化，实现了最基本的控制。

第二，刺激—反应路径并不通过任务需求层。相反，任务需求层的作用如同火车司机,发送支持性影响,以选择刺激—反应信息输入所要前行的轨道。这只在出现路径重叠和冲突时才变得重要。如果路径间没有竞争或者合适的路径本身足够强大，模型并不需要这种自上而下的支持。

这种情况类似于在执行障碍症患者身上观察到的完全自动行为，这种行为在第一章中有过描述。显然，躺在勒米特医生家床上的患者没有执行行动问题。患者每天晚上在自己家中上床睡觉，这顺理成章。但是，当这种强势路径与医生卧室的新情境要求下的弱势行为相冲突时，正确的弱势路径就输给了不正确的强势路径。不管是因为无法牢记此情境还是无法将此情境用作控制信号,患者都无法使用该情境来支持竞争中的正确路径。

第三，我们必须在脑部某个区域积极保留任务情境，从而支持弱势路径。在该模型中，需要任务需求层的输入信息支持弱势的识别颜色路径，直到其赢得竞争。即使相关的情境信息在现实世界中不再出现，导致其无法通过感官来获得输入，但仍然需要这种输入信息。如果实验开始时就告诉你要执行识别颜色的任务，则无须再次告诉你将其用作情境信号，这是因为你能记住此任务需求。

因此，持续保留情境信息是认知控制的关键。工作记忆正是我们用来主动保留这种有用信息的认知系统。如第二章所述,工作记忆只能在短时间内保存有限的活跃和可访问的信息。它不像情境记忆这样的长期记忆，可以在静止状态下长期地存储信息。相反，工作记忆存储的信息在大脑中很活跃，但也会迅速消逝。一旦信息在工作记忆中活跃起来，我们就可以控制和操作，甚至可以利用它产生新的理念和思想。

例如，在大脑里将 31 和 24 相加。你有答案了吗？现在，回顾一下你经历的过程。首先，你需要在你的工作记忆中记住数字 31 和 24。接下来，通过更新和替换数字，你在大脑中完成你知道的所有加法步骤。最终，你得出答案。这并不是因为答案印在此页上的随便哪个地方，而是因为工作记忆在内部进行运算，结果才会出现在你的工作记忆里。

工作记忆也为第一章提到的时间抽象问题提供了些许解答。回想一下，当我们根据目标或计划做出反应时，就会出现时间抽象问题。这些目标或计划并没有立即得到环境的提示，或者它们在很长的一段时间内都摇摆不定。工作记忆是弥合时间差距的一种手段。我们可通过感官收集信息，并根据这些信息采取行动，从而产生新的思想、理念和目标，之后在时机成熟时利用这些信息做出反应。因此，CDM 模型将工作记忆置于认知控制功能的前沿和中心位置，因为它是一种积极维持任务需求的手段。

工作记忆是如何在大脑中支持任务需求的？在另一篇极具影响力的论文中，乔恩·科恩和神经科学家厄尔·米勒（Earl Miller）提出，前额叶皮质是唯一适合这种工作记忆功能的地方。众所周知，前额叶皮质受损会导致认知控制方面的问题，因此，他们把研究重点放在大脑前额叶皮质是有意义的。但是，他们的新假设是：这些患者的能力缺失源于他们任务情境工作记忆的丧失。

为了支持他们的假设，米勒和科恩引用了一系列有关前额叶皮质特性与 CDM 模型特性的证据。他们指出，对猕猴进行电生理记录，发现前额叶皮质中的神经元可以选择性地激发刺激和反应进行特异性结合，而不仅仅只是激发刺激或反应。换句话说，前额叶皮质神经元正在回应猕猴此时执行任务的规则。此外，只要这些规则与任务相关，前额叶神经元就会主动保留规则信息，这是工作记忆的关键要求。因此，前额叶神经元对规则进行编码，与 CDM 模型中的任务需求层存在相似之处，这一点值得重视。

前额叶皮质支持工作记忆从而实现认知控制的假说已产生了广泛的影响。自米勒和科恩发表论文以来的几年中，这个假设的基础框架已做了几处改进。例如，我们现在知道前额叶皮质并不是大脑唯一显示工作记忆的区域。事实上，整个大脑皮质，包括传统上与主要感觉和知觉相关的区域，对所有有用信息的短期维护都作用斐然。通过感官引起刺激并随后脱离环境，这些细胞的活动性增强，被激发的可能性更高，如此一来，这些活动可以为这些神经元编码的感官信息提供短暂的记忆残留，其他系统也能利用这些信息来推进处理过程。但是，前额叶皮质的独特之处不在于一般工作记忆，而在于任务情境工作记忆——主动保留规则、目标、任务特性和任何可能影响我们采取何种行动及何时采取行动的其他信息。这些任务需求特性对于认知控制至关重要。

此外，我们现在知道了前额叶皮质不能单独发挥认知控制作用，它是更为广泛的大脑控制“区域网”的一部分。事实上,前额叶皮质不同区域的多个子网络对于认知控制至关重要。尽管如此，功能性核磁共振成像方面的研究已确定了一个功能稳定的大脑区域网。当人们进行认知控制时，该区域网就变得活跃起来。

伊芙琳娜·费多伦科(Evelina Fedorenko)、约翰·邓肯(John Duncan ）和南希 · 坎维舍（ Nancy Kanwisher ）在 2013 年联合发表了一篇论文，在其中的一个实验中，他们对该神经网络进行了阐述，这是其中最清晰的阐述之一。研究中，人们在执行多种小任务时进行了功能性核磁共振成像扫描。这些小任务的具体要求不尽相同，一些涉及记忆词汇，一些涉及记忆空间位置，一些要求解决数学难题，甚至还有一个斯特鲁普任务。但重要的是,每个任务都包含一个简单的条件和一个艰难的条件。“简单”和“艰难”的定义仅仅基于人们的表现：人们在更艰难的条件下会花更长时间，且犯错越多。

尽管人们执行的任务种类繁多，但相对于简单的任务，人们在执行艰难的任务时，大脑网络的涉及面更广、活跃度更高。该网络包含侧额叶皮质大部分区域，但也包括额叶和顶叶的其他区域。不管任务的具体要求如何，由于该网络在执行高要求任务时更加活跃，费多伦科、邓肯和坎维舍将其称为多重需求系统。然而，在本书中，我们将其泛指为额顶叶控制系统。

毫无疑问，一个参与认知控制的神经网络在执行任何艰难任务的情况下都会变得更加活跃。大多数认知控制理论认为，在执行艰难任务时，人们需要将问题分解为可管理的步骤，并对其进行管理，或选择比较熟练的反应路径。从CDM模型来看，人们在执行艰难任务时，在和正确的结果相关的神经路径的反应更弱，因此，这些反应路径需要任务需求层提供更多的情境支持，来确定要做出的反应。

现在，有充分证据证明额顶叶网络与认知控制功能有关。该网络组成部分受损，就会影响到人们执行涉及复杂推理和解决问题之类任务的能力，执行这些任务需要认知控制。即便是保留了语言等其他高级功能，也会出现这种缺陷。当人们必须进行动态调整以适应和遵循新规则时，该网络会更加活跃。而且，整个网络中的区域都保留有关任务规则的信息。

因此，虽然额顶叶系统在很大程度上为认知控制功能提供支持，但这并不意味着它像大脑的CPU一样不可分割。同样，这并不意味着它是为认知控制功能提供支持的唯一大脑区域。我们将在后边的章节中看到，其他涉及前额叶皮质的神经网络对认知控制功能也起着重要作用，功能相关且多样。此外，额顶叶控制系统本身可以分成可分离的多个网络。人脑神经网络分析表明，额顶叶控制系统中至少有一处位于主侧额顶叶网络和睫状体—髂骨网络（cingulo—opercular network）之间。侧额顶叶神经网络本身也带有子网络，当完成任务需要更深层情境信息时，这些子网络会相互作用。我们将在第四章中讨论这些内容。因此，额顶叶控制系统广泛涵盖了认知控制涉及的大脑区域，但是我们仍需理解它与大脑其余部分的认知控制功能的重要区别。

总之，额顶叶控制系统支持的任务情境工作记忆是认知控制的核心。但是，到目前为止，我们对认知控制中的工作记忆的讨论遗漏了一个关键点。如果有关任务信息的工作记忆是制定正确行为反应路径的关键，那么这也意味着将正确的任务信息放入工作记忆至关重要。

在 CDM 模型中，像其他任何信息输入一样，任务需求刚好进入工作记忆。实际上，CDM 模型的工作记忆只有两个单元，分别与两项任务相对应。每次试验开始时，对应该模型中需要执行任务的单元就会处于活跃状态。CDM 模型很好用，因为该模型仅涉及识读文字和识别颜色这两项任务，无须将其他内容放入工作记忆中，也无须决定何时放入其中。

但是，我们的大脑有一个更难解决的问题。回顾第一章中的拓展问题。我们生活在一个复杂、多维的世界中，有许多潜在的任务和情境。并非我们看到或听到的所有事情都与要记住的任务需求相关；同样，并非我们记住的每个任务需求对我们每一刻所做的事情都有影响。更糟的是，我们的工作记忆能力非常有限。目前估计，我们工作记忆中每次只有 3 ～ 4 个记忆系统处于活跃状态。超出范围后，我们便开始遗忘或混淆脑海中的内容。因此，如果我们想使用豌豆大小的工作记忆来控制我们的行为，就必须明智地选择放入记忆的内容以及何时让它影响我们的行为。换句话说，我们需要了解工作记忆本身是如何被控制的。

控制工作记忆的大脑机制是控制系统执行我们自己制定的各种目标、计划和规则的操作员。该机制是思想与行动之间的关键桥梁。鉴于其在认知控制中的重要性，在本章的剩余部分，我们将更全面地考虑这些控制记忆的机制以及如何在大脑中实现这些机制。

稳定性与灵活性

就像大多数科学家、学者一样，我大部分时间都在书桌前的电脑上伏案写作。也许我正在写论文或是补助金申请书，或者在和出版商签订的截止日期前努力赶稿。我使用的是一台苹果电脑，因此也将苹果邮箱作为我的电子邮件客户端，苹果邮箱的图标就位于屏幕底部的停靠栏中。我工作时，苹果邮箱图标上的红色小标记上的数字将会不停增加，越积越多，告诉我有多少封未读邮件等待处理。红色标记是干扰源，我不堪其扰，它不断地吸引我的注意，直到我按捺不住地停下手头的工作。但是，如果我想按时完成工作，就必须抵制它，继续在当下集中精力。

在分心的情况下，就难以一贯地完成任务，这倒也情有可原，心无旁骛地完成任务需要认知控制。确实，在可能的情况下，我们试图营造环境以减少分心。例如，人们关掉手机或者屏蔽网络来减少分心。我们可以在苹果电脑上将工具栏隐藏起来,甚至使用市场上推出的软件来强制性地限制电脑的使用,仅允许其打开一个应用程序,或者在预设的时间段内将电子邮件锁定。因此,任务稳定性不是预先设置的,而是需要采取措施,通过认知控制营造内外部环境来实现。

当然,我也不想过于稳定。再想象一下,我正在写作,这时一名研究生十万火急地冲进我的办公室。也许我们的服务器刚好着火了,此时,我不能为了保持“稳定”而继续埋头苦干,从而让我们的整个数据库毁于一旦。我要停下手头的工作,转而执行一项优先级别更高的新任务。根据情况需要,灵活地转换去执行新任务也需要认知控制,当我们当前的任务让我们不忍释手或者转而要执行的任务让我们提不起劲时,尤其需要认知控制。问问任何一位想让刚学会走路的孩子不要继续玩了、去吃饭或洗澡的父母,你就知道了。你将深刻地领悟到:一个3 岁孩子完成任务的稳定性不亚于任何其他人。

因此,在稳定性和灵活性之间,存在着一种基本的权衡利弊关系,而且我们的认知控制系统面临左右为难的情境,既要决定何时保持稳定性,也要决定何时保持灵活性。确实,这是超越任何一种做法的基本计算权衡。不管是思维、电脑还是社会,使该系统更稳定的机制必然也使其灵活性降低,反之亦然。

在控制我们正在做的事情时,大脑如何面对这种两难之境呢?如果大脑要保持稳定状态,例如在工作记忆中保持诸如识别颜色这样的任务需求，这样做的机制要保持平衡，会抵制灵活更新那些工作记忆状态的需求。记忆中过高的稳定性意味着我们可能会错过更新记忆的相关需求，而过时的需求会在记忆中逗留太久、占用空间。例如，喝光咖啡很久之后，我还在想着早晨煮咖啡的事。相反，工作记忆高度灵活，会不断用输入信号改写记忆中的内容。鉴于所处的世界日新月异，我们很难在一定时间内保持对任何事情的关注。所以，我们会用一时的偶发事件迅速填满自己容量小得可怜的工作记忆。

大脑解决工作记忆中的稳定性—灵活性两难问题的方案是：在稳定维护信息的机制和控制访问信息的机制之间进行分工。这些控制工作记忆的机制被称为“工作记忆门控”（working memory gates）。

门控是一个有用的比喻，有助于理解大脑神经网络中的运算。门控存在两种状态，即“开”和“关”。当门控关闭时，它们会阻止信息从一条神经路径传输到另一条神经路径。但在特定条件下，门控被打开，信息传输继续进行。

为了弄清楚大脑如何管理稳定性和灵活性，我们可将开关的比喻延伸到工作记忆的控制上。首先，大脑需要门控来控制哪些外界信息被允许进入支持工作记忆的网络。当门控打开时，新信息从知觉系统进入大脑前额叶皮质，并被储存在工作记忆中，我们的大脑具有灵活性。当门控关闭时，无关信息就被挡在前额叶回路之外，前额叶回路里的信息得到保护，我们的大脑具有稳定性。这种类型的门控被称为“输入门控”（input gate），因为它控制哪些信息进入记忆、哪些信息被拦截在外。

我们的世界纷繁复杂，让输入门控明显具有适应性。海量的信息输入冲击着我们的感官，其中，许多信息输入可能发出信号，提示令人分心的任务。因此，为避免邮件图标上的小红标记让人分心，让输入门控保持在关闭的状态，将分心的信息拒之门外，新任务无法进入工作记忆。反之，当新的重要任务信息出现时（如学生向我求助时），也可以打开输入门控更新工作记忆。

有时，人们记住情境信息以备近期使用，而不急于立马采取行动。例如，假设你正在和一位朋友激烈地辩论政治话题，他们一度提到了你驳斥的事情。就在那时，你有想打断他们谈话的冲动，这种冲动可能很强烈，但是打断对方显然十分无礼，还可能对你们的讨论产生适得其反的效果。因此，上上之策是将自己的看法保留在工作记忆中，等待在恰当的时候将其引入。

这个例子说明了，使用门控的优势不仅体现在决定哪种信息进入工作记忆上，而且体现在决定何时让保存在工作记忆中的信息对行为施加影响上。我们将第二种门控称为“输出门控”（output gate），因为它控制着工作记忆的“输出”。当输出门控关闭时，工作记忆中的信息得到维持和保护，但它并不会影响到行为。输出门控打开时，记忆中的选定信息将为我们的行动路径提供情境支持。从本质上来说，是我们在 CDM 模型中的任务需求层和隐藏层之间装了一扇门控。当门控打开时，任务需求层中的神经元可以将输入信息传递到反应层，从而对 CDM 模型的运行起到影响的作用。

将什么信息输入或输出以及何时将这些信息输入或输出，实施正确的输入和输出门控可能是高效执行任务的关键。世界是动态的,我们周边的信息随着时间和空间的变化而不断变化。从简单的动作到成熟的排序和任务，我们都储存有大量的、有详有略的自动行动路径。因此，恰当的门控策略能有效地明确输入和预编译输出间的信息流，这与计算机程序中的控制流程别无二致。恰当的门控策略能使恰当的任务需求在恰当的时候发挥作用，错误的门控策略会让我们大意犯错、丢失情境信息、办事效率低下或做出不恰当的行为。

确定恰当的门控策略，能使认知与行为间原本难以捉摸的衔接变得更加具体。想想看，哪怕是执行一项简单任务，通常在大脑中执行该任务所需的细节也会存在遗漏。“欢迎来到马德里机场，指示牌将指引您前往转机航班。”这是一个有用的指示，但要真正按照指示登上转机航班，需要设置一个复杂的工作记忆门控策略。你必须决定什么时候去查看指示牌、在哪里找到指示牌以及在指示牌上查找什么信息。你必须保留指示牌提供的信息来指引自己前往转机航班，直到获取新信息，同时避免不相关信息，等等。准确来说，出于这一原因，旅行对我们的认知控制系统要求特别高。当我们置身于新环境时，适应过程中要为一般规则提供新的门控策略。

即使一个将刺激和反应连接起来的简单规则，比如“看到 1 时请按 A”，也必须转化为一个可执行的门控策略。你的大脑必须明白，当在某处看到 A 时，输入门控应该打开，并将 A 作为情境保留在工作记忆里。待需要做出反应时，必须打开输出门控，让 A 影响看到“1”后该做出的反应。这些输入及输出步骤都未在我们所知的规则中表达出来。在无法确知“A”怎么出现以及怎么按下 1 的情况下，正确做出行动是很有挑战性的。这就是为什么即使是最简单的任务，也要经过几次尝试才能达到最有效和最稳定的表现水平的部分原因。

作为一名对以上问题感兴趣的科学家，我很难在马德里机场或类似的实际场景中测试人们的工作记忆门控。但在实验室里，我可以用简化的实验来测试基本的工作记忆门控。我和认知神经科学家克里斯托弗·查塔姆（Christopher Chatham）合作开发了一款被我们命名为“情境最前 / 情境最后任务”的程序。

在此实验中，将一个数字、一个字母和一个符号通过电脑屏幕一次性地呈现给志愿者，如图 3.2 所示。志愿者得知，每个数字、字母及符号的组合系列展示给他们之后，会立即测试他们的识记情况。通过数字提示志愿者记住字母或符号，或是字母和符号的组合。比如数字 1 表示记住字母，数字 2 表示记住符号，数字 3 表示同时记住字母和符号。如果看到顺序“1…★…A”，那么 A 就是要记住的记忆测试对象。

前面的例子中，数字 1 提供了一个简单情境，人们可以用它来指导工作记忆门控。当志愿者第一次看到 1 时，他们就知道必须要记住将要出现的字母。他们可以将其转换为一个门控策略。在这个过程中，出现符号时输入门控关闭，出现如 A 之类的字母时输入门控打开。这样，测试前只有 A 保留在记忆中。

然而，在其他实验中，克里斯托弗在最后给出数字情境，如“★…A…1”。在这种情况下，志愿者不知道是要记住“★”还是“A”，所以，他们必须在工作记忆中同时保留字母和符号。然后，当 1 最后出现时，他们能从工作记忆中选出“A”来指引自己做出反应。在记忆中选出目标要使用输出门控，选出记忆中的“A”而不是“★”。

人们在实验室执行这项任务时发现，相比于把数字情境放在最后，数字情境放在最前的组合系列更容易被记住，因为人们可以利用输入门控限制工作记忆，只保存相关的事项。我们将这种完成任务的方式称为“输入门控策略”。当志愿者使用输入门控策略时，他们会屏蔽符号然后记住字母，因此工作记忆只需负担一项内容。他们不会把记忆容量浪费在不相关的其他事项上。相反，当把情境放在最后时，他们必须同时记住字母和数字，直到情境出现为止。结果证明，人们在使用输入门控策略时表现更好。

然而，重要的是，当情境放在最前时，不必使用此输入门控策略。反正有人可能只是把他们看到的所有事项都保存在工作记忆中。然后等待测试的进行，从记忆中选出相关内容并做出反应。实际上，他们使用了输出门控策略（output gating policy）。鉴于记忆的负荷更大，此输出门控策略会花更长的时间，测试的准确度也会受到相应的影响，所以它的效率颇低。但这种方式可行，且仍可按照基本规则完成任务。

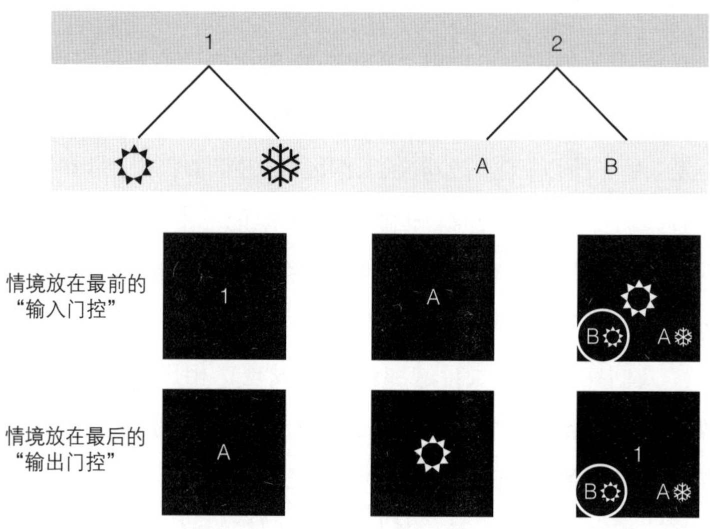

图 3.2　查塔姆、迈克尔和巴德的任务示意图。顶部是规则描述。他们使用高阶情境（数字）来决定在最终比赛中将使用哪种低阶情境（字母或符号）（白色圆圈表示正确反应）。数字出现的先后顺序决定了门控需求。数字放在最前时，可往往相关事项如字母或符号，忽略无关事项。数字放在最后时，字母和符号都必须存储到记忆中，然后进行选择，对其中一项做出反应。改编自图 3，见戴维·巴德和尼（Nee）D.E.（2018）的论文《额叶皮质和行为的层级控制》（*Frontal cortex and the hierarchical control of behavior*），发表在《认知科学趋势》（*Trends in Cognitive Science*）22（2）,170—188。

因此，在这个简化的实验室示例中，我们发现了解规则与实施规则间的基本区别。无论我们的志愿者选择何种门控策略，他们对规则本身——在看到数字和字母时应该如何反应——的认识保持不变。但是，当数字情境放在最前时，他们可以使用至少两种门控策略来执行同一规则。

这是个有意而为之的简单实验，它向我们展示了如何使用不同的门控策略来执行同一任务。复杂现实世界中的门控策略要复杂得多，令我们更难以甄别，但其要点相同。我们必须将自己的规则和目标——从煮咖啡到驾驶飞机——转化为门控策略，而我们选择的门控策略又将极大地影响到我们执行任务的效率。也就是说，在克里斯托弗的实验中，大多数人确实会自动使用更高效的输入门控策略。即使没有人要求他们这么做，他们也会尽力匹配上最佳的门控策略来解决问题。而且，因为人类拥有高效的认知控制系统，所以通常会制定优化的策略。但是，他们也不一定如此行事。在恰当的条件下，他们会采用效率较低的策略，至少在开始阶段是这样。

这一点在阿普尔瓦·班达里（Apoorva Bhandari）所做的实验中得到了证明。阿普尔瓦·班达里是另一位与我合作的科学家。与把情境放在最前的条件不同，当把情境放在最后时，人们必须使用输出门控策略。由于他们不知道符号或字母是否相关，因此必须同时记住符号和字母，最后在情境出现时从记忆中选择一个。阿普尔瓦提出如下问题：如果人们只体验过情境放在最后的组合系列，然后给他们一个情境放在第一的组合系列，会发生怎样的事情呢？他们会立即转而使用输入门控策略吗？还是他们会坚持使用自己在执行此任务过程中学会的输出门控策略？

为了回答这些问题，阿普尔瓦在实验中使用了与克里斯托弗相同的规则和任务，但有一个关键区别。当志愿者第一次执行任务时，他们仅获得情境放在最后的组合系列，因此仅使用输出门控策略。然后，在他们多次练习该组合系列后，阿普尔瓦转而给他们一组情境放在最前的组合系列。这是受试者第一次遇到这种组合系列，而且，正如预期的那样，组合系列更改后，他们需要更多的时间来选择正确目标，甚至慢于初次按照此组合系列执行任务的人。

这一点不容忽视，我将对这最后一个观察结果的意义做进一步的解读。人们在首次执行任务时总是比较迟缓，这至少部分反映了他们在确定正确门控策略上要花费时间。在本任务中也不例外。与获得一些经验时相比，相较于无任何先验经验的初试者，他们在首次尝试情境放在第一的组合系列时反应会更慢。然而，令人吃惊的是，阿普尔瓦的志愿者确实有完成该任务的经验，但是仅在情境放在最后需要使用输出门控策略的情况下完成该任务。因此，当处于应该使用输入门控策略的情况下，他们的反应甚至比那些第一次参与实验的人还要慢。阿普尔瓦随后的控制实验表明，速度变慢是因为他们使用的是输出门控策略而不是输入门控策略。他们可以完成这项任务，但效率不高，因为他们选择了错误的门控策略；他们没有很好地将规则与行动关联起来。

本实验佐证了门控策略的负迁移作用。回想一下，迁移是将一个问题中的解决方案带到另一个类似的问题中。负迁移会使人在处理新问题时的整体表现更差。人们对正在讨论任务的经验促使他们采取输出门控策略，该策略在情境放在最后时有效，而在情境最先出现时效率不高。

如果我们记住的并不只是字母或让人眼花缭乱的字符，这在现实世界中意味着什么？我觉得，其意义是深远的。当我们在新环境中实施一个计划时，需要找到正确的工作记忆门控策略。当我们积累了一点经验后，通常就会想出优化的门控策略，而且很快付诸行动。来自之前类似经历的迁移是这个过程的重要组成部分，而且我们使用的门控策略会决定我们完成新任务的效率。换句话说，我们把这种门控策略信息构建到如何执行任务的概念中，当我们再次执行任务时，就可以随时调用它。这是我们描述该任务如何构成的一部分，因此我们可以采用与某任务相关的门控策略，并将它们作为新任务的情境需求。

由此推断，我们必须根据目标确定并执行正确的工作记忆门控策略。如果选择了一个好的策略，你就能出色地完成任务；如果选择了一个糟糕的策略，那你完成任务时可能会效率低下、错误频发或者彻底失败。这些策略可能很复杂，但本质上，它们只不过是在明确什么信息输入工作记忆、从记忆中输出什么信息并用作情境控制信号。如此一来，我们的问题不再是大脑如何实现认知控制的问题，而是大脑如何学习和执行工作记忆门控策略的问题。事实证明，大脑实施工作记忆门控所使用的系统对工作记忆而言并不是特有的系统。相反，工作记忆门控可能由一个更基本、更古老的控制简单动作的回路演变而来。

运动门控回路

当你随意活动时，无论舒展的是手臂、腿，还是手指，指挥肌肉做出这些动作的指令都是你的初级运动皮质发出的（见第一章图 1.1）。初级运动皮质中的神经元沿着被叫作皮质脊髓束的主要轴突传导路径投射到脊髓。在脊髓中，运动皮质神经元通过中间神经元直接或间接连接到支配骨骼肌的脊髓运动神经元。通过这种方式，特定的肌肉或肌肉群由运动皮质区域的初级运动皮质神经元控制。

初级运动皮质的前面部分是一组新皮质区，称为前运动皮质区和辅助运动区。这两个区域是初级运动皮质的主要输入源。初级运动皮质指挥即时、自动的动作，而辅助运动区和前运动皮质在动作规划中起着重要的作用。前运动皮质的神经元与初级运动皮质的神经元非常相似，也会因特定的动作而活跃起来，但不同的是，当一个人只在考虑要执行一个动作而不是正在执行这个动作时，也会使前运动皮质的神经元活跃起来。

而且，感知输入和特定反应之间的映射会让前运动皮质的细胞活跃起来。例如，在实验室里，出现了一张特别的图像，比如一张气球的图片时，猴子可能懂得这时自己应该向左移动操纵杆，从而获得奖励——喷出的果汁。这个规则是刺激与反应之间的任意映射，因为在此实验之外的情境下，气球与向左移动操纵杆、喷出果汁没有任何特别的关联。尽管规则是任意的，但是动物可以学习规则，在气球出现时向左移动操纵杆。

值得注意的是，在那些实验中，动物一旦掌握了规则，当它们打算向左运动时，前运动皮质内的特定细胞会被激活，以便在气球出现时做出反应。事实上，像前额叶皮质细胞一样，前运动皮质细胞也会因为规则本身而活跃起来——在这个例子中，规则就是气球的图像和移动操纵杆的动作——而不仅仅只是两者不相关的刺激或反应。这些简单的刺激—反应规则有时被称为首级策略（first-order policies），因为他们基于刺激（本例中的气球图像）直接对行动发出指令。

前运动皮质呈现出的这种将刺激与动作关联起来的简单规则的能力，体现了其与初级运动皮质的不同之处，这可能是前运动皮质接收到信息所带来的结果。运动皮质的很多信息输入来自前运动皮质，与之不同的是，前运动皮质的信息输入来自大脑皮质的其他区域，如顶叶皮质和枕叶皮质，它们将从感官得到的信息处理成对物体、图像、位置等的感知。因此，前运动皮质能够很好地接收到关于世界的基本信息，并根据这些输入的信息制订可能的动作计划，并与其基本的规则保持一致。然后，那些规则可以影响运动皮质，在运动皮质中引发指定的动作。

然而重要的是，前运动皮质中神经元之间的活动通常不足以激发运动皮质实际的动作。获取运动皮质激发实际动作的动力需要与一种称为丘脑的结构相互作用，还需要另一组叫作基底神经节的结构的参与。

众所周知，基底神经节（Basol ganglia，又称基底核）的名称和相互关系是出了名的错综复杂和神秘，在最可怕的大学神经科学试题中，登顶当之无愧。也正是在这些棘手的关系中，大脑门控应运而生。接下来我们要讲的是更棘手一点的神经科学，但是大自然已经为动作门控给出了一个简洁的解决方案。让我们偷偷看一看大脑内部的这个门控如何起作用。

前运动神经元和初级运动神经元与丘脑相互连接，如图3.3所示。丘脑和大脑皮质之间神经活动的节律性变化提供了产生特定动作所需的驱动力。然而，在大多数情况下，丘脑驱动是缺席的，因为丘脑不断受到基底神经节的一个称为苍白球内侧的抑制。打个比方，这就像把门关上以阻止丘脑提供运动所需的驱动力。因此，正在被前运动皮质考虑是否要执行的动作，被执行的概率更小，就需要抑制苍白球内侧，从而消除它对丘脑的抑制作用。阻止苍白球内侧对丘脑的抑制，会产生兴奋，就像“负负得正”一样。科学家们称之为神经双重抑制，即去抑制。

纹状体中的两组神经元群向苍白球输入信息，从而对门控进行控制。根据其功能，这两组神经元群有时被称为“行动”细胞和“不行动”细胞。

我们先从“行动”细胞谈起。当“行动”细胞被激活时，会抑制苍白球，苍白球受抑制后，失去对丘脑的抑制作用，由此产生的丘脑皮质驱动力的增加引发了前运动皮质和运动皮质所考虑要执行的全部动作。因此，“行动”细胞激活时，打开了关闭的门控，动作继续进行。

激发“行动”细胞使一个动作得以执行，而激发“不行动”细胞则会产生相反的效果。“不行动”细胞投射到苍白球的另一个区域，称作苍白球外侧。这次，苍白球外侧还对苍白球内侧施加了另一种抑制作用。“不行动”细胞对苍白球外侧产生抑制作用，不再抑制苍白球内侧，苍白球内侧从而对丘脑驱动施加了更大的抑制作用。换而言之，“不行动”细胞将门控关得更紧，使得动作更不可能发生。

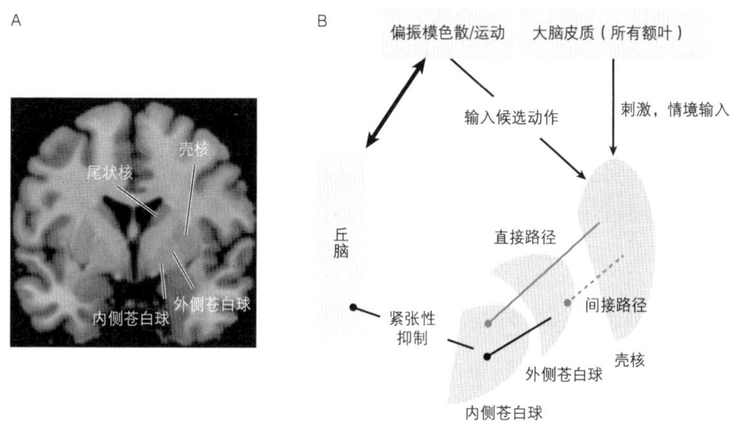

图 3.3　皮质—纹状体回路
（A）额叶核磁共振成像的冠状切片显示基底神经节的内部结构。标记区域为尾状核（CN）、壳核、内侧苍白球（GPi）和外侧苍白球（GPe）。
（B）此示意图显示了骨骼运动回路的功能解剖。抑制性输入有完整路径。壳核中的“行动”细胞用灰色实线表示，而“不行动”细胞用灰色虚线表示。

如果没有纸笔，可能很难跟踪所有这些抑制，但主要要记住的是，当“不行动”路径介入时，前运动皮质正在考虑要执行的动作发生的可能性更小，而当“行动”路径介入时，动作发生的可能性会更大。因此，“行动”路径和“不行动”路径争相打开或关闭，分别控制动作的门控。

那么，是什么对“行动”细胞和“不行动”细胞施加了影响呢？首先，纹状体拥有来自整个新皮质的广泛信息输入，包括处理来自感官的知觉信息的大脑区域。因此，纹状体很像前运动皮质，可以获取提供行动情境的景象和声音。如果前运动皮质看到任何预示着果汁要喷出的气球，那么纹状体也会看到。

其次，纹状体正是从它所控制的前运动皮质和运动皮质区域直接接收映射，所以也能得知前运动皮质目前正考虑要执行的行动。这种安排在皮质和纹状体之间形成了一个反馈控制回路。本质上，“行动”细胞和“不行动”细胞根据目前所有的输入信息决定是否执行前运动皮质考虑要执行的动作。“行动”细胞考虑的是在前运动皮质输入信息中支持采取行动的依据，“不行动”细胞考虑的是反对采取行动的依据。因此，决定是激活“行动”细胞还是激活“不行动”细胞，就像对前运动皮质考虑要执行的动作投赞成票还是反对票。当“行动”细胞赢得支持票时，门控被打开，动作得以执行。“不行动”细胞投反对票执行该动作，就会增加“行动”细胞要求开门控的投票量。这样，大脑具有生物伺服机制（biological servomechanism），以控制在什么时候以及在什么条件下执行动作。

关于这一点，你可能会疑惑“行动”细胞和“不行动”细胞所在的皮质—质纹状体路径如何知道哪些动作是要执行的理想动作,哪些动作是不要执行的不理想动作？这一点很重要，因为如果没给出任何解释，我们实际上就假定了另一种“小人”的存在，并将其命名为纹状体。“学习”再次回答了小人问题，这次取代我们大脑中的“小人”的不是反向传递，而是基于奖励的强化学习。对此，我们将在第七章中进行更详细的讨论。含有多巴胺的系统也是纹状体的主要信息输入源，多巴胺是一种受奖励经验调节的神经递质。简单而言，当我们执行导致积极或消极结果的行动时,多巴胺水平会相应地向上或向下调节。其他影响中，多巴胺水平的变化会影响纹状体中突触的强度，从而让“行动”细胞或“不行动”细胞变得更强。这样，随着时间的推移，纹状体可以了解到在什么情境下结合什么动作可能在将来产生奖励结果，哪些不能产生奖励结果。因此，“行动”和“不行动”路径基于受奖励的经验，对前运动皮质考虑要执行的动作分别做出正反馈回路行动和负反馈回路行动。

这种基底神经节运动门控带来的一个重要结果是，大脑可以考虑行动而不执行这些行动。这的确是一种适应性能力。想想看，如果你只执行想到的所有动作，那生存会变得多么艰难。我们短暂而混乱的人生将是连续的一连串事件，如饮料洒了、脚趾被扎伤以及很多尴尬的时刻。门控使得我们可以详细地计划一个动作，然后等待时机变得越来越成熟，直至伺机采取行动。通过这种方式，我们可以安排执行动作的时间，在最有利的条件和情况下、在最有可能获得好的结果时执行动作。

事实上，大脑的运动门控是一项古老且高度保守的生物创新，具有很强的适应性。基底神经节的主要结构及对来自运动系统的输出信息进行门控的功能，就在我们与七鳃鳗共有的祖先身上出现过。七鳃鳗是一种类似于鳗鱼的生物，其血统在大约 4000 万年前就从其他脊椎动物的血统中分裂了出来！当大自然找到一个好的解决方法时，就会坚持下去。这种方法不仅适用于所有灵长类动物和其他哺乳动物，也适用于所有脊椎动物。

然而，随着哺乳类动物进化出大脑新皮质，灵长类动物进化出扩张的额叶和前额叶皮质，皮质和基底神经节之间形成了多个回路。有了这些进化，基底神经节系统进化出一个新功能：控制工作记忆门控。

从动作到记忆

计算认知神经科学家迈克尔·弗兰克（Michael Frank）和兰迪·奥莱利（Randy O’Reilly）提出了这样的假设，即控制动作的相同皮质基底神经节回路也可用于门控工作记忆。迈克尔·弗兰克现在是一位顶尖的计算神经科学家，也是我在布朗大学的同事。然而，这个想法最初萌发于弗兰克同奥莱利一起上课时参与的一项期末项目，那时弗兰克还是科罗拉多大学的一位研究生。

弗兰克一直试图找出如何将工作记忆门控纳入科恩的CDM模型中。他所尝试的大部分技巧都涉及我们可能称之为全局门控信号（global gating signals）的东西，比如多巴胺向前额叶皮质大量分泌将促使工作记忆更新。然而，问题在于，这些全局门控信号要么更新工作记忆中的所有内容，要么什么都不更新。这是一种颇为笨拙的处事方法。如果有一项任务需要在更新其他信息的同时保留记忆中的某些信息，那么就不可能使用这种全局机制。同样，用分开的门控同时控制工作记忆中的输入信息和输出信息，也是不可能的。

弗兰克和奥莱利的解决方案是将皮质—纹状体回路运动门控应用到前额叶皮质的工作记忆中，这种方法较为简单。首先,它将更新工作记忆和维护工作记忆的行为分为不同的结构，以此解决稳定性和灵活性不可兼得的问题。随着时间的推移，如果前额叶皮质为了维持规则和任务情境而支持稳定性，那么基底神经节可以通过控制输入门控和输出门控来支持灵活性。

其次，因为皮质和纹状体之间的回路像地质组织系统，所以皮质—纹状体门控解决了全局门控问题。这意味着，皮质中的特定细胞群输入纹状体中的特定细胞群，最终又回过来影响皮质内特定细胞的丘脑驱动力。正如这些地质组织回路可以强化特定的动作一样，它们也可以从工作记忆中选择特定的事项来进行更新或输出。因此，皮质—纹状体机制使得选择性而不是全局性的工作记忆门控成为可能。

最后，考虑到纹状体和多巴胺的联系，皮质—纹状体回路为学习和实施工作记忆门控政策提供了一种非常自然的方式，而无须求助于大脑中的那个“小人”。如上节所述，纹状体中多巴胺的影响作用可以训练其中的“行动”细胞和“不行动”细胞，在给定任务情境的条件下，这些细胞决定哪些任务需求信息有价值，要更新到工作记忆中或从工作记忆中传输出去。

为了解门控记忆在这个系统中如何运作，让我们逐步了解其基本过程。想象一个由前额叶皮质维护的情境，比如斯特鲁普任务的识别颜色任务需求。对识别颜色任务进行编码的神经元向纹状体的“行动”细胞和“不行动”细胞发送投射。这两组细胞群结合更广泛情境提供的其他信息，对这一输入信息进行权衡，并投票支持或反对对其采取行动。如果“行动”细胞赢得选票，那么丘脑就会解除抑制，这种情境信息就会传输到皮质的输出层。在输出层，输出信息可以加强其与识读文字竞争中的识别颜色反应。这与动作通过皮质—基底神经节回路输出的方式非常相似。然而，这里的规则、计划、目标或情境都选自工作记忆，以提供一个自上而下的影响。换句话说，我们有一个输出门控的生物机制，该机制也可以控制输入门控。

当输入信息从感知、记忆或计划系统进入前额叶皮质时，输入信息通过“行动”细胞和“不行动”细胞的投票来评估其价值。换句话说，鉴于目前的任务或情境，输入信息是否值得保存在工作记忆中？如果输入信息值得保存，那么“行动”细胞的活动和由此产生的丘脑去抑制性会激发必要的动力，以维持该信息在工作记忆中的活跃性。我们有了一个输入门控。

因此，与其假设我们产生了一个进行工作记忆门控的全新系统，不如说大脑扩张了它从古老的运动回路中已获取的解决方案。这与我们从额叶比较解剖学所知道的非常吻合，正如第二章所讨论的，灵长类谱系的额叶皮质，尤其是前额叶皮质的前部逐渐扩张。这些阐述再现了存在于老运动区的皮质—纹状体—丘脑回路，但是现在将同样的门控应用于更抽象的信息中，这些信息是由前额叶细胞编码的关于任务、目标和规则的信息。因此，这种以更精细的方式实施记忆门控的能力增强了灵长类动物的控制力，并最终加强了人类工作记忆的控制力。这种更精细的方式为深化联系规则、目标、计划与行动的能力提供了支持。人类实现了认知控制。

从这个角度来看，在进化的过程中，不仅仅是工作记忆能力不断得到深化，在智人时期达到顶峰；更确切地说，这是一种渐进能力，使人类可以采用更复杂的门控策略。确实，如我们将在第四章阐述，多个工作记忆门控回路允许系统想出更深层次的规划和任务控制层次结构。这种工作记忆的深层门控能力与未来情景思维的高级能力相结合，可能构成了达到人类一般智力水平所需的组合结构。

总之，额叶皮质、基底神经节和丘脑之间的去抑制动力为工作记忆门控提供了一种看似可靠的机制。需要指出的是，该工作记忆门控模式尚未经过科学的查证。其他看似可靠的生物门控实施方式不需要皮质和纹状体相互作用。尽管如此，基本纹状体门控假说已获得初步的实证支持。神经影像学实验表明：从输入门控到工作记忆的过程中，前额叶皮质和纹状体处于活跃状态。前额叶皮质受损的患者与纹状体受损的患者分别在维护工作记忆中的事项与输入门控上出现了问题。服用增减纹状体多巴胺的药物会相应地影响输入门控。即使没有计划或执行任何行动，输出门控也会促进人脑纹状体和前额叶皮质间的互动。这些观察结果都与下面的假说相一致，该假说认为记忆门控取决于前额叶皮质和纹状体间的相互作用。此外，皮质纹状体门控假说不仅解释了工作记忆门控问题，还轻松囊括了学习问题。因此，这就是我们在本书剩余章节中所依据的模型。

现在，带着本章已经讨论的一些基本理论观点，我们回到开车接收短信的问题上。为避免看手机短信而选择不同的行动方式，重要的是工作记忆中保留驾驶情境，即“行动”细胞的行动需要输入门控的参与，所以很可能我们一上车，这个驾驶情境就会保存在工作记忆中。此外，这种情境需在合适的时机从工作记忆的输出门控中输出，以此来决定我们把注意力集中在路况上还是电话中。

在上述描绘中，很容易发现多个地方可能会出岔子。例如，我们没有在工作记忆中更新驾驶情境，或者可能会在工作记忆中丢失该情境，我们未能从记忆中通过输出门控输出驾驶情境，或在错误的时刻输出该情境。此外，在这种情境中，我们还未涉及的其他控制需求肯定也很重要。我们可能需要一些抑制机制来迅速阻止任何想查看手机的冲动。“不行动”细胞可能在一定程度上抑制该冲动，让查看手机这一行动变得更加困难。但是，正如我们将会了解到的，这并非抑制机制的全部，这个问题还有动机方面的原因，这也可以解释为什么人们在这种情况下不能很好地控制自己。换而言之，或许是看手机与专心开车相比，人们更乐意查看手机。

在接下来的几章中，我们将在工作记忆门控的框架内着重讨论认知控制。我们将从这一角度讨论控制行为的多个方面，并在这一过程中为该系统添加新的内容，包括更加复杂的层次控制、抑制、动机和记忆控制等。然而，在核心问题上，我们的主要观点是认知控制需要将情境和预测从我们的内部世界模型转换成一套工作记忆门控策略。

第四章

大脑的层次结构

像许多学者一样，我时常旅行。因此，我敏锐地察觉到，为了在陌生的环境下把事情做好，认知控制系统其实是不堪其（旅行）扰的。例如，每次旅行时，我必须面对的一个问题是：早起在酒店做的第一件事，是不必费心就能找到一杯正宗的咖啡。你要知道，对于咖啡嗜好者来说，咖啡本身就得花点心思，所以这真是一个两难的选择。许多酒店提供的那些干燥保存的干瘪咖啡包绝对不是优选。

寻找咖啡通常意味着要走出房间，我可能在酒店大厅里就能找到纯正的咖啡，或者可能穿过两个街区，才能找到正宗的咖啡。但是，如果我要走出房间，需要先换好衣服。那么我该好好洗个澡，盛装出行吗？还是在睡衣外套条牛仔裤，披件外套，戴上放在床头的帽子，不与任何人说话悄悄地就溜出去？我的一位朋友戴维斯来自加利福尼亚大学，是个有事业心的认知神经科学家。他养成了自己烘焙和研磨咖啡豆的习惯，然后将其包装在过滤袋中，可以在酒店提供的咖啡机上使用。实际上，针对“咖啡佳品”难觅这一问题，绝妙的方式不断涌现。

在解决咖啡问题或任何此类规划问题时，我们因行动的抽象性和层次性而受益。我们在第一章已经介绍过行动的抽象性和层次性。住在酒店的第一天早上，我通常完全不知道该如何找到咖啡。确切地说，我只是有喝咖啡的抽象目标，直到我来到大厅后，才能知道是否有咖啡厅或者免费的饮料服务，还是空空如也等具体情况。通过这种形式，我的目标将可以喝到咖啡的所有方式抽象化了，但即使以这种抽象的形式，我喝咖啡的目标也对认知控制起着作用。我可以围绕此目标计划其他活动，例如是否要先洗澡，而且我可以在不知道如何具体找到咖啡的情况下做到这一切。

当然，要真正找到咖啡，我最终必须执行一系列匆忙中想出的更具体的子目标。例如，如果我进入大厅看到咖啡厅，那么我将需要启动排队、点单、付款、等待、拿咖啡和迅速回到房间等一系列行动，并确保没人看到我衣冠不整。那一刻，我想出了这些子目标并按特定的顺序执行这些目标，只有一些可以不按顺序执行。在付款前或付款后感谢咖啡师不一定会带来什么不同，但是我很肯定，如果在点咖啡前就付款，事情就会变得一团糟。因此，买咖啡的细节不仅包括子任务，而且包括执行子任务时在时间上做好的安排。

动作的层次性让我能够将子目标细分为越来越精细的子—子目标和子—子—子目标，直到最终完成涉及手、手指、手臂、脚、腿、脖子、嘴、舌头、眼睛等身体部位的一系列特定动作，在特定场合获得一杯特定的咖啡。在每一个更精细的描述中，目标都将更具体、更明确，而且通常在更短的时间内得以实现。而且，随着目标越来越具体，我设定的子目标往往会受到环境特征更多的限制。例如，拿咖啡时我要去的位置既取决于我大脑里的子目标，也取决于咖啡师、收银员、奶油和糖所在的位置。

任何行为控制都必须以某种方式应对动作的层次属性。人类控制系统不仅擅长即时组织行动，而且擅长随着时间的推移在多个抽象层级上组织行动。人类控制系统可以实现抽象的目标，例如寻找咖啡，同时也能解决更紧迫的问题，如在收银台上找到正确的付款方式。在本章中，我们将更直接地讨论大脑如何做到这些并控制复杂、有序的层次行为。我们尤其会弄清楚，在第三章中介绍的基本工作记忆门控系统是如何周密地解决此问题的。

但是，需要注意的是，尽管可以按照目标和子目标对任务进行分层描述，但这并不单独要求执行任务的系统本身就分层或分层运行。换句话说，大脑无须分层呈现动作，也无须运行直接应对层次结构的控制系统。尽管很容易对织网过程进行分层描述，但是第二章中提到的蜘蛛并没有保留其织网计划中的多个抽象目标。因此，仅仅因为可以在多个抽象层次上描述一个动作，并不意味大脑中保留着所有目标和子目标。确实，早期心理学理论假设系统不分层，帮助理解了连续行为。那么，考虑这些理论的演变以及人们对这些演变的各种反应，了解动作层次与认知控制在哪儿吻合以及我们的大脑如何应对动作层次，是很有帮助的。

层次结构与行为

爱德华·铁钦纳（Edward Titchener）是19世纪末构造主义心理学学派的创始人之一。构造主义者试图研究基本心理元素，尤其是心理意象之间的相互关系，以及基于心理经验所产生的心理体验。他们采用的主要方法被称为“内省法”（introspection）。结构主义者力图用“心灵之眼”作为科学观察的工具，记录自己内在思想的进程。

铁钦纳认为：连续的思想、行为和意义是通过一系列连续图像的联系链彼此相连而形成的。当脑海中出现一个图像时，如将糖放入咖啡中，那么下一个图像——放奶油的图像——将会变得活跃，因为它与第一个图像有关联。将这些关联的图像依次连接起来就可以产生思想流，再适时地呈现出来。按照这些图像的指示人们做出了连续行为。

铁钦纳以演讲为例对此进行了说明。在他看来，演说家讲话时脑海中会浮现出一系列听觉图像。每个听觉图像通过关联触发下一个图像，这一系列听觉图像引导说话者继续进行演讲。铁钦纳能“听到自己的声音在自己面前讲出来”，这对他接下来要说的内容起到了指引的作用。

因此，构造主义者在联想图像链时，不需要进行计划，也不需要按层次表达出思想或行动。只要将记忆里连续步骤的每个步骤与下一个步骤关联起来就足以指导你完成一次演讲、一项任务，或者可能指导你度过一整天。当图像链通过一条穿越心灵的通道在你面前呈现时，每个即将发生的动作就接续发生。

随之而来的 20 世纪初行为主义心理学派认为，构造主义心理学及其内省法是无稽之谈。但是，在涉及连续行为时，他们并没有否认动作连锁反应，他们只是将关联的图像链替换为他们所强调的外部动作链。

科学家玛格丽特·弗洛伊·沃什伯恩（Margaret Floy Washburn）对连续动作行为主义理论的贡献可能是最大的。沃什伯恩最初是康奈尔大学铁钦纳门下的学生。1894 年，她成为第一位被授予心理学博士学位的女性。在 30 多年的职业生涯中，她从构造主义心理学转向行为主义心理学，为心理学领域做出了许多重要贡献。沃什伯恩各种荣誉加身：当选为美国心理学协会主席；于 1931 年作为第二位女性院士当选为美国国家科学院院士。

沃什伯恩力图从铁钦纳提出的图像关联链转到一个不依赖于有意识体验的理论框架。在她看来，有意识地体验是连续行为的一个无关紧要的副产品，而不是形成连续行为的原因。她用外部触发链替代图像联想，这些外部触发链将连续动作解释为一系列的反射触发，执行的每个动作由先于动作的人体动觉触发。因此，与研磨咖啡豆的动作相关的动作引起的感觉，会触发相关的填满咖啡过滤器的动作。填满咖啡过滤器的感觉随之又触发了向滴滤咖啡机加水的动作，依此类推。约翰·华生（John B. Watson）等行为主义心理学家将这种外部连锁反应的概念扩展到了言语层面，然后是思想本身，将其定义为次级言语连锁。

不管是依靠心理图像还是依靠外部动觉，连锁反应理论（chain reaction theory）解释了连续行为，不依靠任何层次目标系统或超级目标系统,更不用依靠影响行动过程的控制系统。但是，如我们所见，这些想法仍难以解释人们实际上是如何做出连续行为的。

1948 年，在加州理工学院举行的西克森研讨会被证明是心智与大脑科学的里程碑。研讨会汇聚了一批杰出的心理学家、神经科学家和数学家，他们从多个角度讨论了行为神经机制。会上提出的开创性跨学科方法可能预示了认知科学研究领域的发展方向，而认知科学将在几年后彻底地改变心理学。

在与会者中，哈佛大学心理学家和神经科学家卡尔·拉什利（Karl Lashley）做了一场开创性的讲座，其重点是具体讲授我们如何计划、安排和执行一系列的活动。在讲座中，拉什利明显突破了传统的连锁反应理论，主张建立一个中央的、分层的控制系统，这可以说为 20 世纪下半世纪心理学领域的研究奠定了基础。

拉什利明确批评了连锁反应理论，因为它没有核心指导目标、缺乏对整个动作顺序的了解。对于铁钦纳主张的关联听觉图像内省法，拉什利调侃道：“对懒人而言，这真是解决演讲问题的极好方案！他不需要思考，只需倾听自己内心的声音，听关联的听觉图像链。”行为主义者的外围理论，即语言连锁反应理论，却在阐释演讲问题上做得更好。拉什利开玩笑地讽刺说：“一位行为主义学派的同事已经到了可以在听众面前站起来，张开嘴巴入睡的境界。”“这清楚地表明行为主义心理学比内省心理学更有优势，行为主义者甚至不必听从自己内心的声音。”在拉什利看来，连续连锁反应理论的症结在于其不能解释以下简单的事实：即使人们在子目标上失败，他们也会完成顺序。你是否有过在淋浴时偶然洗了两次头发，或者出门时忘记拿钱包这样的经历？你在犯这些错误时，在那一刻停止淋浴了吗？或者停下离开家门的脚步，不能继续前行了？极可能不会。相反，你可能偶尔会有与此相反的经历——稍后，甚至在完成任务很长时间后，才意识到自己的错误。

在执行任何任务的过程中，人们有时会遗漏步骤、重复执行一个步骤、将一个步骤与另一个步骤次序颠倒、在一连串步骤中的一个错误节点执行步骤，甚至执行其他任务中的步骤。当然，我在写这本书时会出现打字错误，如将 put 误打成 pwn，I 误打成 i，made 误打成 makde，number 误打成 nybmer，typo 误打成 typpos。正如在更复杂的连续动作如淋浴或煮咖啡中会犯的错误一样，打字这种连续动作也会出现同样的错误，如顺序颠倒、遗漏、重复等。但是，当我们在打字中出现错误时，通常不会在犯错后立马停下输入该词的动作。相反，我们通常会在输完该单词后，再返回来进行更正。其他时候，我们完全没有意识到自己打错字了，而是继续打完句子、段落或整篇文章。直到很久以后，一位眼尖的读者发现了这个错误，我们才意识到自己犯了错误。

在执行更复杂的动作时，也会发生这种对错误视而不见的失误，这在记录错误的日记研究中有所例证。参加研究的志愿者同意在日志中记录自己所犯的各种日常蠢事，以供科学家们分析，这些记述包含很多惊人的、并未被别人立马发现的失误实例。例如，在吃早餐时，一位志愿者并未意识到他们将橙汁倒入了咖啡杯中。他们继续喝掉整杯饮料，在此期间毫无察觉，直到喝完饮料后他们才发现在马克杯底留有一圈明显的果汁痕迹。

早期连锁反应模型无法预测是否能完成这些顺序。相反，由于每一个步骤都取决于正确执行其前一个步骤，因此顺序中的任何步骤失误都会严重破坏掉执行连续动作的顺序。如果我遗漏了向滴滤咖啡机中倒水的步骤，就不会产生与倒水有关的外部感觉，因此不会触发顺序中的下一个关联，也就阻断了通往下一个动作的桥梁。连接链断裂，任务将自行终止。由于我不清楚该顺序的总目标或总体计划，我将不可避免地陷入困境，无法继续行事，也无法重新回到正确的轨道上。

为了替换掉连锁反应链，拉什利提出，我们必须记住总体任务目标，将总目标从单个子目标步骤中抽离出来，这样“煮咖啡”的目标就比“倒水”或“添加咖啡粉”等子目标更抽象。拉什利提出，不管每个分开的子目标步骤的地位如何，任务的核心抽象表征都会保持不变。对任务进行抽象呈现可以确定顺序中的下一个子目标。如果子目标丢失、顺序颠倒或重复，这不会影响到整体的顺序，因为抽象任务目标足以检索顺序中的下一个子目标。因此，拉什利指出，我们必须具有某种将动作层次结构呈现出来的形式，将抽象目标与较具体的目标分开。

拉什利的想法还明确将控制引入了执行连续行为的问题中。他指出，人脑不是一个静止的系统，缓慢地从一个子目标状态进入下一个子目标状态中，并不清楚自己将去何处或去过何处。相反，由于大脑及其所处的世界环境是动态的，因此一项任务取得的任何进展都会通过多种不断变化的大脑状态构成一条路线。因此，完成顺序的问题涉及系统如何调节环境和进展带来的微小变化，但同时不改变其运行路线。

每天早晨煮咖啡时，我必须调节不计其数的微小差异。有时，厨房里的物品挪动了位置，有时，一个孩子打断了我；我可能犯困、生病、高兴或沮丧。每次完成该任务的实际情况不可能一模一样，因此我所经历的大脑状态也大有不同。连接这些形形色色体验的是抽象描述，即煮咖啡这一目的。真实体验每个子目标时的经历略有不同，但大脑坚持执行该任务，甚至不犯任何错误，这是执行连续动作的标准。

拉什利的见解是，我们必须有一种方法将执行的子任务连接到总体任务的抽象表征上，尽管存在这些具体差异，但该表征仍会适时地继续运行下去。对于拉什利而言，这需要将任务的核心表征——例如以截然不同的神经表征——与子目标动作的表征分开运行。然而，事实证明，拉什利在这一点上可能只是部分的正确。他正确的地方在于：主张应该有一种方法可以保留某种抽象任务的表征，但是这种抽象任务表征不一定总是与单个子目标的步骤分开。

拉什利的推理未能区分连续动作的“控制”（control of sequential action）和自动行为的“执行”（execution of an automated behavior）之间的差别。正如我们已经指出，只要有足够的经验，复杂的顺序行动是可以自动执行的，而对一项任务的经验也会导致一个人连续地犯错。例如，在家里煮咖啡时，我先将玻璃壶装满水，然后将水倒入滴滤咖啡机中。每天早晨重复将玻璃壶注满水来煮咖啡时，我强化了这种反应路径，将煮咖啡的动作自动化了。因此，我在将玻璃壶注满水的子任务与煮咖啡所需的其他子目标之间建立了联系。如果有一天我想用玻璃壶烧水泡茶，可以将玻璃壶注满水的子路径迁移到泡茶的新任务上来。动作的组合性特征允许这么做。但是，由于我已在玻璃壶注满水和煮咖啡之间建立了联系，可能会发现自己试图将咖啡机装满磨碎的咖啡豆，然后漫不经心地煮咖啡而不是烧水泡茶。这种动作失误被称为“捕获错误”，因为这好像泡茶的动作过程被煮咖啡的任务“捕获”了。

乍一看，捕获错误听起来像是回到了连锁反应模型。尽管我的总目标是泡茶，但在玻璃壶里注满水与之后注满滴漏咖啡机子任务之间的连锁关联也许可以解释为什么我会执行这个错误的动作。在同样的系统中，我甚至在未将水倒入滴漏咖啡机后仍能完成煮咖啡的任务。这怎么可能发生？

在拉什利提出此问题 50 年之后，计算机认知神经科学家马特·博特维尼克（Matt Botvinick）和大卫·普劳特（David Plaut）提出了这样的问题：关联表征如何导致连续错误，包括捕获错误，而又不需要单独的任务表征？两个人建立了一个学习如何煮咖啡和泡茶的神经网络模型。在此模型中，如图 4.1 所示，煮咖啡和泡茶仅指模型中模拟的动作神经元的活动顺序，动作神经元对应顺序中的正确子任务。表 4.1 显示了泡茶的任务顺序示例。

该模型学习依次执行煮咖啡或泡茶两个总任务的每个子任务。在模型学会之后，博特维尼克和普劳特让几组神经元随机激活，给模型增加了一些“干扰”。这种干扰使模型容易犯包括遗漏、顺序颠倒或捕获错误之类的错误。尽管如此，与人类的连续行为相似的是，模型中的这些动作差错并没有导致顺序终止。相反，即使有差错，模型仍会努力地完成任务。

当模型无法访问分开的任务目标抽象表征时，应该如何按顺序完成这些任务呢？为了回答这个问题，博特维尼克和普劳特分析了用于执行每个子任务的神经活动模式。他们发现了这些神经模式的两个重要特征，帮助我们理解模型所犯的错误以及模型在出现这些错误的情况下执行任务的能力。

首先，同一个总任务的子任务具有类似的神经活动模式，这种相似性有时被称为家族相似性。同一家族的亲属看起来相似，尽管他们也有作为个体鲜明的特点。相应地，来自一个特定任务的子任务尽管彼此不同，然而基于家族相似性在其神经活动模式中被掩盖了。此外，由于来自总任务的子任务具有家族相似性，因此总任务聚合了子任务的活动模式。该模型不仅表达子任务“倒水”，它还具有“在煮咖啡时倒水”的独特模式。如此一来，即使某些子目标丢失或降级，该模型使总任务记忆保持在活跃状态。与早期的连锁反应模型不同，该模型可以跟踪整个任务，但是不需要单独表达如何执行该任务。

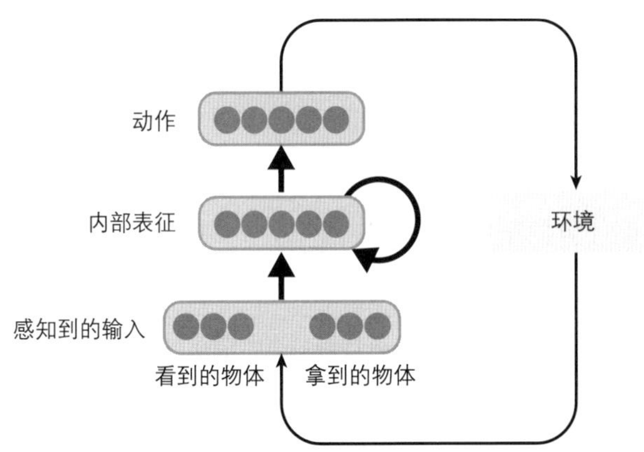

图 4.1　博特维尼克和普劳特的常规顺序行为模型。模型结构包括三层神经元，它们相互之间完全连接。环境通过所看到的（固定的）和所拿到的物体提供输入。根据此输入，循环内部表征与可能影响环境的动作关联。改编自图 3，见博特维尼克和普劳特（2004）。

其次，一些既用来煮咖啡又用来煮茶的小目标也彼此具有家族相似性。具体来说，“倒水煮咖啡”与“倒水泡茶”有家族相似性。结果，该模型自然会产生捕获错误，其原因与丢失子目标步骤时仍然可以持续该任务的原因相同。倒水泡茶与倒水煮咖啡的子任务模式的相似性会导致模型将任务从泡茶切换为煮咖啡，这就是模型的捕获错误。

这可能会造成混淆，因此让我们考虑另一个示例。假设你正开车去朋友家。但是，你到朋友家的路线与通常你去办公室的路线相似。在这条相似路线上行驶，汽车转弯顺序含有重叠部分。在路途中的某个关键路口，你通常会向左转前往办公室，但是今天你需要右转。该路口是完成两个不同任务的关键点。如果你在这个交叉路口转弯正确，在剩余路程中，就不会有犯捕获错误的风险，因为该段路程与前往办公室附近的路程不再重叠。如果转错弯，你可能直到将车开进办公室的停车场才意识到自己犯错了。转错弯后，子目标步骤本身只会强化对执行错误任务的坚持。

表格 4.1　基于图 4.1 模型的泡茶任务顺序示例

泡茶任务：两个版本之一			
步骤	看到的物体	拿到的物体	动作
1	杯子，透明液体	无	看到茶包
2	茶包	无	拿起茶包
3	茶包	茶包	看到杯子
4	杯子，透明液体	茶包	浸茶包
5	杯子，褐色液体	茶包	看到糖
6	小包装，白纸，未撕开的	茶包	放下茶包
7	小包装，白纸，未撕开的	无	拿起糖

续表

泡茶任务：两个版本之一			
步骤	看到的物体	拿到的物体	动作
8	小包装，白纸，未撕开的	小包装，白纸，未撕开的	撕开小包装
9	小包装，白纸，撕开的	小包装，白纸，撕开的	看到杯子
10	杯子，褐色液体	小包装，白纸，撕开的	倒糖
11	杯子，褐色液体	小包装，白纸，撕开的	看到勺子
12	勺子	小包装，白纸，撕开的	放下撕开的小包装
13	勺子	无	拿起勺子
14	勺	勺	看到杯子
15	杯子，褐色液体	勺	用勺子搅拌
16	杯子，褐色液体	勺	放下勺子
17	杯子，褐色液体	无	拿起杯子
18	杯子，褐色液体	杯子，褐色液体	小口喝茶
19	杯子，褐色液体	杯子，褐色液体	小口喝茶
20	杯子，空的	杯子，空的	说“茶喝完了”

资料来源：改自表格3，见马特·博特维尼克和大卫·普劳特（2004）的论文《没有图式层次的行动：正常和受损常规顺序动作的循环联结主义方法》（*Doing without schema hierarchies: A recurrent connectionist approach to normal and impaired routine sequential action*），发表在《心理学评论》（*Psychological Review*）111（2），395–429。

该例子的一个重要方面：你前往办公室的这一任务是自动完成的，你每天都沿着同样的路线去上班。换句话说，因为完成错误任务是无意识的，所以具有竞争中的优势，可能会在关键的重叠点捕获你常做的动作。如果你一生中只做过一次蛋奶酥，就不会担心当你敲开鸡蛋时，突然发现自己在做蛋奶酥。

博特维尼克和普劳特的模型表明，拉什利所关注的连续错误可能由与之关联的动作造成，而没有独立的高级表征。但是，对早期连锁反应模型进行的一处关键修订如下：子目标本身的神经元表征中还包含了总任务的抽象信息。因此，执行任务的各个部分支持人们对正在进行的任务的整体记忆。在这种情况下，无须整体任务目标的独立表征来解释人们如何执行熟练的顺序。

然而，这并不意味我们永远不会为自己正执行的任务制定出抽象的目标，这个抽象目标来自任务子目标，独立保留在我们的脑海中。正如开头示例所述，在执行煮咖啡的特定子目标之前很久，我可以拥有获取咖啡的特定目标；事实上，甚至在知道那些获取咖啡的步骤之前我就能拥有总目标。当我们使用这些抽象表征时，连续动作控制可能就是其中的特殊情景。

当前神经科学证据表明，当我们控制自己在连续任务上的表现时，确实依赖于独特的抽象表征，正如拉什利所假设的那样。这些抽象表征可帮助我们从预先编译好的自动程序中快速组合好任务的新顺序，监控我们执行任务的状况以避免捕获错误及其他失误，并在出错时让我们回归正轨。

我在布朗大学神经科学系的同事特蕾莎·德罗彻（Theresa Desrochers）是连续行为方面的神经科学专家。特蕾莎在我的实验室从事博士后科研工作时，我们就在合作研究支持连续认知控制的神经系统。

我们要求志愿者对电脑屏幕上呈现的刺激物的颜色或形状进行分类。刺激物并没有什么信息告诉他们该执行什么任务。准确地说，是我们指导他们按照特定的顺序对每件出现的物品进行分类。例如，我们可能告诉他们，对自己看到的第一件物品根据其颜色进行分类，然后对下一件物品按照形状来进行分类，接着又是按照形状来进行分类，最后按照颜色进行分类。当物品继续出现时，他们会重复这四个任务顺序——颜色、形状、形状、颜色，直到物品不再出现。这是实验室版本的顺序，此处的子目标是对物品的颜色或形状进行分类，而不是“倒水”或“磨豆”之类的子目标。由于没有线索告诉志愿者要执行哪个任务，他们不得不根据记住的任务顺序来执行该任务。

我应该指出，这种情况在现实生活中很常见。因为环境通常不会给我们提供线索，告诉我们接下来要按顺序执行什么任务。例如，大多数人洗澡时采取自上而下的方法，先洗头发，然后是脸，再是身体，如此反复。然而，如果他们暂时走神，分心想着别的事情，而忘记了自己做过的事情，那么就很难判断自己是否已洗过头发或脸。然而，人们能够追踪并确实追踪了他们在这些情景中做的事情，并例行公事地按固定顺序完成任务。当然，我们的实验也不例外。人们能够在脑海中追踪要完成的任务，并不断重复四项任务的正确顺序。

特蕾莎用功能性核磁共振成像技术扫描了执行这项顺序的志愿者，她发现：前额叶皮质最前面的一个区域，即头外侧前额叶皮质（rostrolateral prefrontal cortex），随着四个步骤的每一步推进，其活动逐渐增强，在顺序开始时达到最小，在结束时达到最大。换句话说，头外侧前额叶皮质的活动追踪了顺序的位置。但是，它的活动并不取决于那个位置上正执行的具体任务类型，或这个人正做出的身体反应。前额叶皮质活动追踪的是任务的抽象属性，即顺序位置，它与正在执行的子目标是分开的。

而且，这种在头外侧前额叶皮质的活动是任务执行所需要的。特蕾莎在第二组实验中发现，当她用一种称为“经颅磁刺激”的安全脑刺激技术刺激参与者的头外侧前额叶皮质时，她可以干扰志愿者的行为，诱导其出错，并且随着顺序往前推进，这种错误的发生率也随之升高。而刺激大脑其他部分却没有这种效果。换言之，随着任务顺序的推进，无论执行哪一个特定子目标，头外侧前额叶皮质将会变得愈发重要。

我们将在本章后面进一步讨论头外侧前额叶皮质。特蕾莎的实验表明，人类通过追踪系列任务（如顺序位置）的抽象属性，并利用这些属性来帮助自己更好地执行任务。其他的最新研究已经使用了复杂的神经解码方法，来展示大脑如何追踪顺序位置，顺序位置是由执行子任务的具体细则提炼获得的。

来自大脑的证据表明，人类可以保留任务独立、抽象的情境信息，正如拉什利预测的那样。当我们将任务自动化时，可能会形成关联链，就像在博特维尼克和普劳特的模型中一样。无须来自认知控制系统的大量信息，这些链条允许稳定行为的产生。事实上，对于高度自动化的任务，我们经常依赖这种链接属性。例如，如果我们在背诵字母表的时候被别人打断，重新开始背诵往往比从被打断的地方继续更容易。

然而重要的是，由于这些链条具有关联性，也会出现捕获错误和其他动作失误。我们可以通过认知控制来减少这些错误，认知控制依赖于工作记忆中保留的独立任务——情境表征。然而，由于连续动作是层次结构，所以这种监控也应该发生在多个抽象层次上。我应该能够在子目标（如倒水）或更高阶目标（如煮咖啡）的层面上，对我的煮咖啡任务进行监控，这取决于任务发生冲突的重叠处出现在哪儿，以及哪儿需要支持。

这种在多个抽象层次上施加控制的能力，从层次认知控制方面来说是一个难题。大脑是如何解决这个难题来控制复杂行为的？在本章余下的内容中，我们将更深入地探讨如何将层次任务结构化以及这样做的优缺点。然后，我们将思考在第三章中介绍的皮质基底神经节门控机制是如何很好地管理这类层次结构的。

任务和规则树

顺序行为过程中的层次认知控制原则也适用于以下规则，这些规则将环境与我们的行为联系起来。正如我们在第三章中所看到的，执行斯特鲁普任务期间出现干扰是由于在反应层的两条路径之间产生了重叠。在 CDM 模型中，从感知层到隐藏层再到反应层，神经依次活跃起来，这个过程就像煮咖啡时由多个子目标构成的顺序路径（sequential pathway）或开车去朋友家时一道道转弯构成的顺序路径。就像顺序有重叠一样，当人们要识别颜色时，反应路径之间发生重叠导致竞争和被强势的识读文字路径“捕获”的风险。为化解这种竞争，任务需求抽象表征向有利于执行适当任务的路径倾斜。我们将感知到的刺激映射到我们做出的反应，因此，遵循这条规则与顺序有很多共同之处。

如同顺序一样，规则本身也能在多个层级上表达。例如，我的两个儿子在小的时候很难适应“室内声音”规则。你可能很熟悉，我们在室内说话时通常都要轻声细语，而在户外，无论是说话还是做事，我们都不必轻声细语、蹑手蹑脚。多年来，我们家一直提醒孩子们遵守“室内声音”的规则，在家里要克制自身言行。毫无疑问，在某种程度上是因为这种控制对孩子来说是一个挑战。孩子必须把正在室内的情境保存在工作记忆中，然后用其来影响自己说话的方式，这可能有悖于他们朝兄弟姐妹大喊大叫或兴奋尖叫的强烈冲动。

然而，随着年龄增长，我儿子逐渐将规则发展成更复杂、层次更深的版本，如图 4.2A 所示。他们得出结论，室内声音规则是一类规则中的一项，而这项规则仅适用于我和我妻子在场的时候。在这条新规则中，我是“情境”，但是一个高级、抽象的“情境”。我在场时并不会直接影响到孩子们说话的方式，然而我的存在告诉他们如何将自己所处情境的其他方面（比如，他们是置身于室内还是在户外）与自己的行为联系起来。因此，为了解决如何用情境的其他方面来控制行为的问题，通常有必要监控高级情境。

人们可以在实验室中建立一个类似于“室内声音”的层次规则结构，但其中的情境和行为更为简单。想象一下，你来到我的实验室，我把你安置在电脑屏幕前，并让你双手各握着一个按钮。然后，我告诉你，每当你在屏幕上看到一个蓝色物体时，按下左手的按钮。当你看到红色形状时，按下右手的按钮。这些简单的规则在图 4.2B 中被描述为规则树。树上有一个单独的分支点，具体告诉你如何根据颜色选择反应。

你很快就掌握了执行这项简单任务的窍门。然后，我再告知你一些规则。当物体是正方形时，用左手按按钮；如果物体是三角形，用右手按按钮。现在你会遇到一个问题。如果你看到一个蓝色三角形或一个红色正方形，那么你应该怎么办？颜色规则告诉你用一种方式按下按钮，而形状规则告诉你用另一种方式按下按钮。现在，这些把刺激映射到反应的简单规则出现了重叠，两种路径之间存在着竞争。

你需要添加一些额外的信息来区分何时应该使用颜色规则，而何时又应该使用形状规则。例如，我可能会指示你，在物体较小时执行颜色任务，但在物体较大时执行形状任务。这种新的规则结构如图 4.2C 中的规则树所示，我给你的任务结构添加了一个层次级别，让规则树变得更“枝繁叶茂”。室内情境或户外情境会对孩子决定是否大喊大叫产生影响，与此类似，本例中的“物体大小”是一个抽象的情境特征，它没有提供一个如何直接反应的情境，相反，它指导你如何将环境的其他特征，如颜色或形状，与你的反应相关联。

随着这项任务变得越来越复杂，我可以继续在我的规则树上添加更多的情境和更多的分支点。假设你第二天回到我的实验室，我告诉你，你应该根据物体在屏幕上的位置而不是物体的大小来决定是执行颜色任务还是形状任务。当物体出现在顶部时，执行形状任务；当它出现在底部时，执行颜色任务。如图 4.2D 所示，通过又增加一个步骤，规则树的枝干变得更加复杂。你现在有两棵二阶规则树：一棵用大小来确定规则集，另一棵用位置来确定规则集。为了区分这些规则集，你需要一个新的高级情境，该情境可以区分当前与哪个从属情境——大小或位置——相关。在本例中，高级情境实际上是你执行任务的日期或情景。在此情景中，你是用“位置”来选择你的任务，如果我在之后改回将“大小”作为从属情境，你将需要再次追踪情景中的变化。

我们从几个简单的刺激—反应规则开始，这些规则又称为一阶策略，因为它们表述了刺激特征（如红色）和行动（如按下右按钮）之间的直接关系。但是，随着我们不断地学会新规则，策略中的重叠和竞争也在加剧。为减少这种重叠，基于新的情境因素有必要构建越来越高阶的策略。每当我们添加一个情境，规则树就会随着一个新分支点的加入而变得更加复杂。

在一系列步骤中，三阶策略表述你的任务，在该策略中，情景决定大小或位置，大小或位置决定颜色或形状，颜色或形状再决定要按的按钮！

如图 4.2D 所示，规则树是一种分析难题的有效方式。世界的状态影响到我们在其中的适应行为。当我们给规则树增加层级时，世界状态与我们行为之间的关系数量呈指数级增长。如果我们只将情景、大小、位置、形状、颜色与反应一一结合，列成表格，与之相比，这种关系描述方式更为紧凑、高效。作为一棵“规则树”，表格是一棵非常庞大、呈平面状的“树”，其分支数等于我们获取的特征与反应相结合的总数。有很多选项可供选择，且必须自行学会其中的每个分支。相反，如果我们能够按照图 4.2D 所示的规则行事，我们只需要使用几个决策点就可以有效地解决这个难题。运用层次结构构建行为的方式有很大好处。

鉴于“规则树”的多个优势，人类能够按照图 4.2D 中的那些规则行事，甚至可以按照更深层级的规则行事，但也需要付出成本。随着这些“树”变得越来越深入，人们必须把握更多情境特征，并按层次将它们相互关联起来。随着规则树更加深入，人们的反应变慢并开始犯错。尽管在反应时间和正确率上会付出代价，但有大量证据表明人类可以利用任务层次结构来控制其行为。事实上，在输入一个新任务时，他们会尝试找出这些树形层次规则。

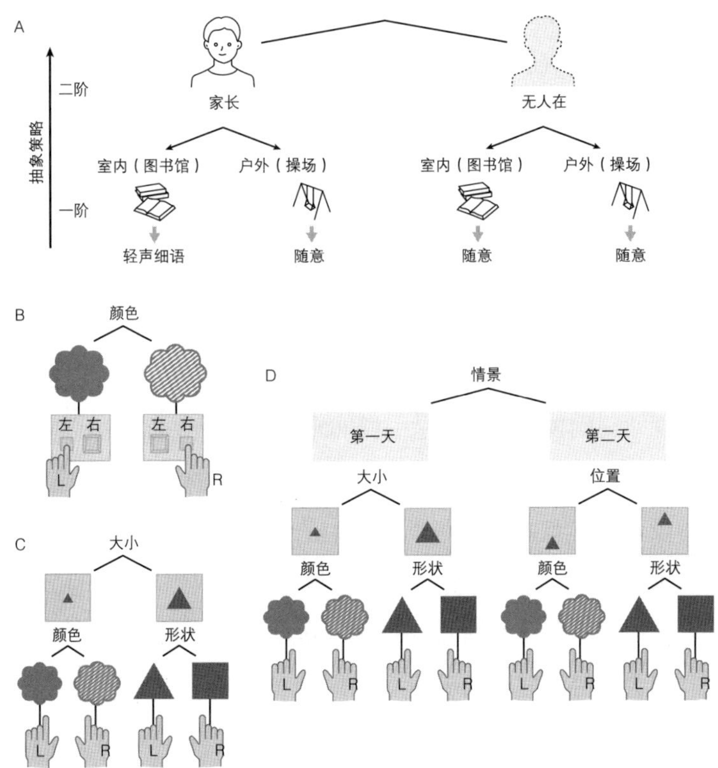

图 4.2　层次规则树和抽象策略。（A）“室内声音”规则，一项二阶策略，父母是否在场决定了是否应该将室内 / 户外情境与说话方式联系起来。改编巴德和尼（2018）的图 IA。在实验室中，规则可以通过在决策树上的（B）一阶、（C）二阶和（D）三阶策略上添加意外层级来提高策略抽象性。

几年前，我与神经学家、认知神经学家安迪·凯瑟（Andy Kayser）和马克·德斯波西托（Mark D’Esposito）合作做了一项实验，测试人们在新环境中发现和运用层次结构的能力。除了没有告诉受试者规则之外，该实验与我之前描述的假设版本类似。受试者只能根据他们收到的反馈——他们做出的反应正确与否——来理解规则。

在这个实验中，我们向受试者展示了一系列的刺激物，每个刺激物包括一个从特定方向出现的形状（上、下或对角线），且每个刺激物周围都有一个彩色的框。受试者被告知，根据具体的刺激物，在键盘上按下三个按钮中的其中一个就能小赚一笔。但是，要由受试者自己去弄明白在特定的刺激物出现时要按的正确按钮。做出每个反应后，他们会被告知是否已经赚到了钱。基于该反馈，他们会了解到颜色、形状和方向的每个组合与正确反应之间的映射关系。在所有的刺激物中，有三种形状、三个方向和两种颜色。因此，总体来说，这三种特征映射到三种可能产生的反应，共有 18 种独特的组合方式。

仅基于反馈来掌握 18 种刺激示范对应的反应分别是哪个，是一个具有挑战性的学习问题。然而，我们在多种映射之间建立了一个高阶层次结构，显示的颜色为红色时，根据物体的形状做出反应，而显示的颜色为蓝色时，根据物体的方向做出反应。因此，如果受试者可以弄清楚这种层次结构，学习问题就变得容易多了。他们只需学习一条把颜色映射到形状或方向的高阶规则，而不需要学习 18 条规则。然后，他们只需弄清用于所有规则的三条更高阶规则就可以了，这 18 条规则将变得结构紧凑、层次分明。

重要的是，我们没有告诉受试者任何规则。其实，我们甚至提供了该实验的对照版本，其中的实验不存在这种层次结构。在这种情况下，物体形状、颜色和方向的每一种结合都单独映射到其中的一个反应上，因此受试者需要分别学习 18 种不同的映射。我们将其称之为“平面”规则，因为它没有层次结构。

学习期间的指令、设置、外观和感受在平面条件和层次条件下完全相同。唯一的区别是，在其中一种条件中隐藏了层次规则结构。尽管设计了这些控制措施，人们还是能够在层次规则存在的时候发现它，并利用它大大提高了他们在层次条件下相对于平面条件的表现。不仅如此，受试者在学习中很快地就发现了这种层次结构，而在平面条件下，他们学得很慢，并且不能弄清所有的 18 条规则。

在与迈克尔·弗兰克（Michael Frank）合作的后续研究中，我们使用数学建模发现受试者能够迅速发现这一层次结构，因为他们从实验一开始就在积极寻找这种结构。反之，他们只有在寻找层次结构不断失败后，才尝试自行学习每个关联规则。的确，在迈克尔·弗兰克和安妮·柯林斯（Anne Collins）的后续研究中，人们会学习一种层次结构，即便这种层次结构与平面结构相比没有任何优势。因此，面对不熟悉的问题，如果其中存在可以学会的层次规则结构，人们能快速发现并运用这种结构。

即便这样做没有特别的好处，为什么人们还要寻找层次结构？答案是，其中隐含着人们对未来的投资。层次结构含有抽象概念，可以更轻松地将其推广到新任务中。如果颜色在一种设定中可用作高阶情境，则很容易将其转移到新的设定中，在其中可确定位置和大小是否相关,而非形状和方向是否相关。层次结构也具有组合性，因为每棵规则树的每个分支都包含一棵子规则树，我们可以从整棵规则树中移除一棵子规则树，再将其粘贴到带有新任务的规则树结构上。因此，即使层次规则在现在不是特别有用,但它在将来可能会比平面规则更有用处。事实上，在安妮和迈克尔的实验中，使用层次结构的受试者能够轻易将此规则迁移到一个新任务中。他们的预测终究还是成功了。

总之，我们自发地创建层次规则来构造我们在复杂环境中的行为控制。这些规则树很管用，因为其允许我们把原本可能相互竞争的情景、规则和任务分开，还让我们高效地储存解决难题的规则。通过向规则结构添加更高阶、更抽象的情境，我们能够在重组、交换和删除较低阶结构分支的同时，不改变任务的整体结构。换句话说，这些任务在本质上具有组合性。因此，对于如何在新的复杂环境中随时采取行动以实现我们的目标，层次表征可能是解决问题的关键。正如我们将在下一节中看到的，工作记忆门控机制是利用这些层次结构的核心。

层次控制机制

我们再回到第三章介绍的工作记忆门控的基本框架，但是现在使用的例子是层次的“室内声音”规则。对于我的两个儿子来说，要执行“室内声音”规则，他们需要在适当的时间将“室内”这个情境输入工作记忆之中。然后，其中一个孩子迫切地想告诉他的兄弟一些令人非常激动的事情时，他需要输出那个语境来克服大喊大叫的冲动，根据自己所处的情境来使自己平静下来。通过皮质、基底神经节和丘脑之间的去抑制回路操作这些门控，回路会适时放大工作记忆中该有的情境。

对这个基本框架进行一些阐述也可以解释这个规则更复杂的高级版本。其中，“父母”这个情境需要影响“室内”情境的使用，而不是直接影响其说话。然而事实证明，有多种阐述基本控制系统是用什么方法解决类似问题的，而且每种方法都有其各自的优缺点。

例如，一种方法是将所有情境都集中到工作记忆中，并利用它们之间的联系进行反应。换句话说，他们会基于父母在不在场、在室内还是室外的每种组合创造出新的情境。所以，当你将工作记忆中的“父母”和“室内”联系在一起时，你会用柔和的声音说话；如果将“父母”和“户外”相联系，你能大声说话，等等。

图 4.3A 显示了采用这种方法的 CDM 模型可能的样子。这个版本有一个更大的情境层，包括所有可能的情境，并且每个不同情境的结合都有其特定的反应路径。如果情境结合正确，这个模型将遵循更复杂的规则，但它也有一些严重的不足。从图 4.3A 中可以看出，我们必须扩大原始模型中任务需求层和

隐藏层的规模，以适应这些新的路径。所有这些新增的结合将使整个结构更加难以学会，因为每个单独的路径都需要正确地结合，所以模型需要对每个连接有更多的经验，将所有这些新情境与正确的行为联系起来。

一旦超时，模型就会被限制在我们已学会的路径中。例如，如果我们添加了一个新的室内规则，比如在室内应该慢行而不是奔跑，这个模型就无法从先前的知识中获益。为了添加这点新规则，我们需要将父母与室内、室外的所有不同结合投射到新的规则中。

这种方法很麻烦，如果大脑以这种方式工作，我们的一生将会忙于学习每一个情境的结合以及它们所产生的行为。我们几乎没有能力去归纳或迁移不在我们已学会范围之内的结合。这种解决方法显然与我们在第一章中讨论的拓展问题相悖。

这种解决方法能够实施层次控制，但部分问题在于它牺牲了原始规则中固有的层次结构。依靠情境结合，我们有效地阐述了整个规则结构，因此没有更高阶或更低阶顺序的情境或结构组成成分。为了利用这种结构，我们需要一种方法来完善我们的模型，以便在规则中保留层次结构。

图 4.3B 展示了这种方案的示例。最初的 CDM 模型有一个情境为选择反应的感觉—运动路径提供信息输入。因此，保持“室内规则”的情境会影响刺激和反应之间的映射，从而倾向于使用柔和的声音。我们完善后的模型为“父母”的存在增加了一个新的情境层，对在房间内是否会映射到“室内规则”

情境产生了影响。换句话说，我们使用了和原始 CDM 模型相同的结构，但是现在我们也有了可以选择另一个情境的情境，而不是使用情境来选择反应路径。我们只是在第一个 CDM 模型的基础上嵌套了第二个 CDM 模型。

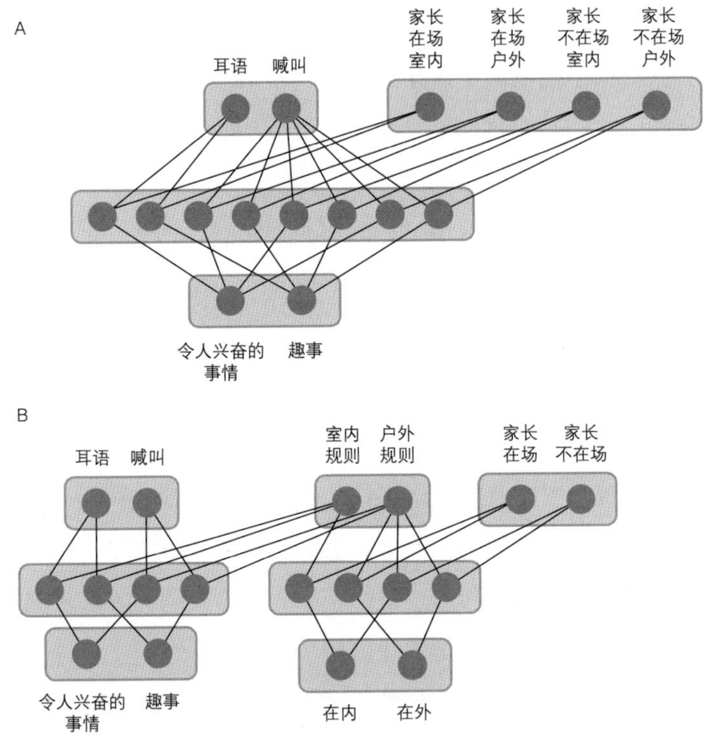

图 4.3 基于 CDM 模型的两种假设修改示意图，用于层次控制。当父母在场或不在场时，为了解决在室内或室外说话声音规则的层次任务，可以（A）将情境的结合投射到各种动作当中。（B）或者，可以将两个 CDM 控制器嵌套在层次控制结构中。改编自图 I 中的方框 1，见巴德和尼（2018）。

以这种方式分离情境控制，就保留了图 4.3B 方案中任务的层次结构。因此，可以实现图 4.3A 中无法实现的任务切换和任务泛化。例如，图 4.3B 方案中我们可以在“室内规则”类别中添加新的规则，如跑步与走路，而无须重新研究家长在场的相关性。所有隶属于室内规则的情境都继承此关系。

尽管此方案有许多优点，但是这种结构明显对我们的工作记忆门控机制提出了严格的要求。我们现在有两个情境层，因此如果想分别对这些情境实施控制，我们将需要更多与之关联的门控。这些门控相互之间需要进行协调，以便在正确的时间产生正确的反应。因此，实施层次规则对工作记忆门控提出了相对应的高要求。

这些不同层次的门控在大脑中是如何获得支持的？在先前描述的层次学习任务调查中，迈克尔·弗兰克和我用神经网络模型回答了该问题。正如我们在第三章中讨论的那些简单例子一样，皮质—基底神经节回路可支持层次门控。我们已经看到皮质—纹状体—丘脑回路是如何打开输出门控，输出保留在工作记忆中的情境的。在激活皮质中，一个有用情境的神经活动会导致纹状体中的“行动”神经元通过丘脑苍白球解除抑制，从而放大这种神经活动。如此一来，在特定时刻就可以控制“室内”之类的情境，并选择“轻声说话”的反应策略。

为添加更高阶情境，我们增加了一个单独的回路对“家长”情境实施输出门控。这种嵌套循环结构如图 4.4 所示。因此，前额叶皮质将室内情境和家长情境分开独立保存，相应的独立皮质—纹状体回路独自学会何时通过门控输出这些情境。

重要的是，这些独立的回路彼此嵌套并分层交互。具体来说，上级回路的皮质输出投射到下级回路的纹状体门控。在图 4.4 中，该输入被标记为“对角线连接”。当上级情境“家长”通过其纹状体门控进行输出控制时，它通过连接“行动”细胞和“不行动”细胞的对角线提供情境输入，考虑是否输出下级情境“室内”。当接收到输入信息时，它们更倾向于选择通过门控输出“室内”情境。由此一来，层次规则通过相互独立的嵌套皮质—纹状体回路门控来实现。

越来越多的证据表明，这种假设的嵌套循环结构在大脑如何实现分级规则方面可能接近事实真相。在第二章中，我们了解到人类与其他灵长类动物，甚至像黑猩猩这样的类人猿的区别在于：人类的前额叶皮质大大扩展。这些扩展大致遵循着从后向前的顺序。解剖学家将靠前的大脑结构称为“rostral”，源自拉丁语单词“rostrum”，意思是“头部”，而靠近尾部的结构称为“caudal”，源自拉丁语单词“cauda”，意思是“尾巴”。因此，从额叶头部到尾部的这些差异之处，常被称为额叶皮质的头尾组织。

许多发展走向都与这个头尾组织有关。越靠近大脑前部，大脑神经元的密度就越大，神经元自身之间的连接度也越高，这可能反映了神经表征变得更综合、更抽象。此外，如第二章所述，连接模式从远程连接转向额叶内的局部连接。因此，整个组织与层次结构类似，额叶区域具有更综合的皮质表征，主要影响其他尾部额叶区域，而不是直接影响后部皮质网络。

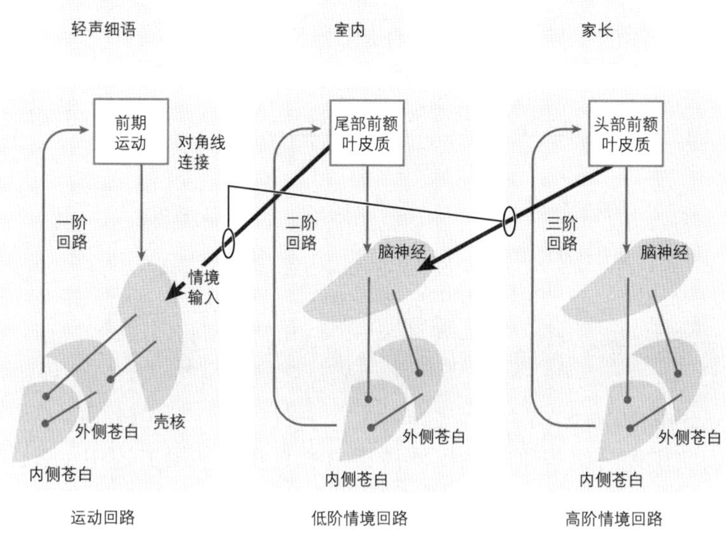

图 4.4　经皮质—纹状体回路进行层次门控。显示了前额叶皮质和纹状体间的独立回路。每个回路具有去抑制正反馈作用，可对部分皮质进行门控。回路为非对称性嵌套，因此从高阶回路输出的情境信息会影响低阶回路的纹状体“行动”路径和“不行动”路径。标注说明了这些回路如何处理室内 / 室外的音量规则。

此外，在过去的 10 年中，更多的直接证据表明，当人们进行层次控制时，这种头尾组织很重要。我们实验室做的人类神经成像研究及其他研究提供了一致的证据，表明当人们通过更深层次的规则树执行更高阶的规则时，使用外侧前额叶皮质更靠前的区域，如图 4.5 所示。额叶更靠前的区域受损的患者，在浅层规则树上的表现比在深层规则树上的表现更差。而额叶皮质偏尾部受损的患者在浅层和深层规则树上均表现得不尽如人意。在最近对健康志愿者进行的研究中，德里克·尼（Derek Nee）和马克·德斯波西托表示，使用经颅磁刺激技术刺激前额叶皮质的不同区域，也会在层次模式上产生缺陷。

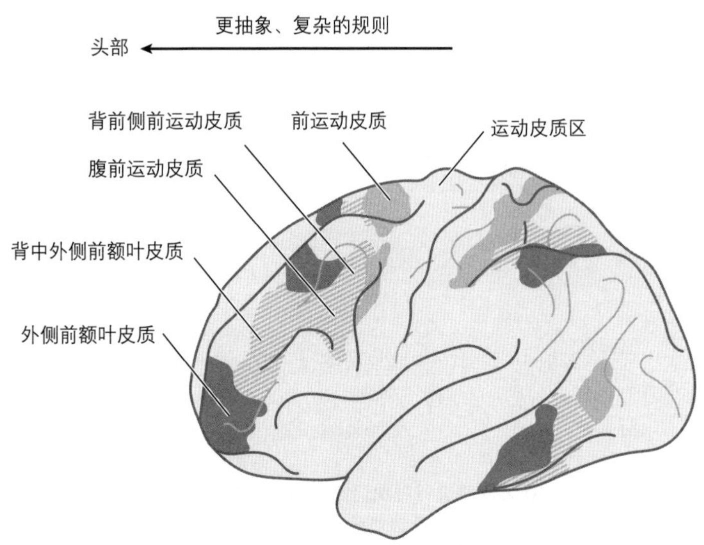

图 4.5 额叶侧视图显示了控制子神经网络的层次结构。显示了外侧前额叶皮质（RLPFC）、背中外侧前额叶皮质（mid—DLPFC）、背前运动前皮质（prePMd）和腹前运动前皮质（prePMv）以及前运动皮质和运动皮质区的大致位置。从前运动尾部到背中外侧前额叶皮质，头端区域大多与更抽象、更复杂的层次规则有关。然而，这些区域是大脑各叶中分布范围更广的子网络成员。这些使用纹理阴影显示。改编自图 2C，见巴德和尼（2018）。

在进行初步观察之后的 15 年里，大量研究工作加深了我们对前额叶皮质如何组织起来以支撑层次认知控制的理解，因此，对“越靠近前额叶皮质的前部，控制的层次更深”的想法做了几处重要的改进。

第一，虽然定性头尾组织对执行层次任务至关重要，但没有单一的抽象功能梯度可用来笼括整个额叶的功能。“功能梯度”表示用一个抽象的轴线通过阶梯式递增来定义额叶组织。但事实并非如此：我们可以从运动皮质开始，控制最简单的具体动作，然后以神经元逐级排列的方式，逐步得到抽象的动作，并在神经元中表现为额叶的头极。

相反，在功能性核磁共振成像研究中，发现了不同区域实际上是前额叶和顶额叶皮质关联区域之间分布范围更广的神经网络成员，这些区域随着层级的增加而变得活跃。事实上，这些是在第三章中讨论过的更大额顶叶控制系统的子网络。因此，尽管前额叶皮质中的这些网络大部分是按照从尾部向头部的顺序延展的，但这种模式也有例外。所以，人们可以根据它们的网络关系，而不是根据它们从头到尾的位置，更好地预测区域将如何参与层次控制。

第二，层次的顶端实际上并不包含额极或前额叶区域的神经网络。前额叶最前部区域，也就是最初被视为额叶顶端的头外侧前额叶皮质。人们假设：最抽象的情境在顶端被保留的时间最长，这种猜想被证明只是部分正确的。

在额叶层次结构中，某一特定大脑区域与其他区域存在非对称连接模式，这是我们了解该特定区域层次排序的线索。想想世界上其他地方存在的层次结构，例如，在一个企业中，CEO 的决策不约而同地影响着所有的员工，但收发室员工的决定对 CEO 的影响甚微。上级区域，即那些更高层次区域，应该影响其下面的下级区域，但反之则影响很大。如果用连接强度表示大脑受影响的程度，这就预示着来自大脑更高层次区域的更大的输出不对称性，而不是输入不对称性。

在猴脑中进行的解剖学研究和在人脑中进行的功能连接研究都使用了这一定义对额叶层次结构中的区域进行了层次排序，不同物种的研究结果具有高度一致性。从尾部额叶皮质移到头部额叶皮质的过程中，输出与输入之间的比率不断增大，与越来越高的层级排序相一致。但这种模式未在头外侧前额叶皮质达到峰值，而在位于其后面的背中外侧前额叶皮质达到峰值。这大致与我们先前提到的扩张区域一致，该区域是人类相对于其他物种而言扩张了的区域，也是在发展中成熟最晚的区域。

如果头外侧前额叶皮质不是顶部层次，那么其与相关的神经网络又在层次认知控制中扮演什么角色呢？与背前外侧前额叶皮质不同,头外侧前额叶皮质是前额叶皮质的主要输入区。事实上，前面引用的研究发现，头外侧前额叶皮质中输出与输入的比率变化是相反的，甚至到了输入高于输出的程度。信息主要是向额叶尤其是背中外侧前额叶皮质输出。然而，输入明显来自包括海马体和腹内侧前额叶皮质在内的网络区域。我们在第二章中将这些区域与我们对世界的长期认识和未来情景思维联系在一起。此外，正如我们之前在特雷莎·德罗彻的顺序控制研究中所见，头外侧前额叶皮质在执行任务的过程中变得活跃，不仅是基于我们当前的情况，而且是基于过去发生的事情和未来可能发生的事情，需要对该任务进行控制。这些都是该区域发挥重要作用的原因所在。

我和德里克·尼回顾与头外侧前额叶皮质有关的文献时，假设头外侧前额叶皮质可能是我们未来情景思维和认知控制系统的一个关键接口。为我们牢记清晰的世界内部模型、假设中的未来以及要采取的路径等信息提供一种方式。因此，头外侧前额叶皮质对我们将关于过去、现在和未来的认识应用到控制系统至关重要。

总之，如图 4.3B 所示，层次控制结构的第一个要求在大脑中显而易见。存在有支持不同层次控制的可分离神经子网络，它们被组织起来，最简单的规则得到包括像前运动皮质等区域的神经网络的支持，这些区域位于额叶尾部，靠近运动皮质。包括背中外侧前额叶皮质在内的更多头部神经网络，对更抽象、更高阶策略的控制而言可能很重要。因此，这些独立的网络可通过不同的纹状体回路处理各种不同情境，如“父母”或“室内”，从而进行门控。

然而，重要的是，这只是我们假设的一部分。该模型还预测：应该由独立的、嵌套式的纹状体门控来协调这些不同的皮质网络，这种组织方式也有证据支撑。在非人类灵长类动物的解剖学研究中，早已确立了皮质—纹状体—丘脑回路的头尾组织结构。此外，即使在从背侧前额叶皮质到纹状体的所有连接中，也存在一个有序、详尽的头尾组织连接。这些有序输入是前额叶皮质中各区域受自己独立的皮质—纹状体—丘脑反馈回路调节的基础。这种说法得到了背外侧前额叶研究的进一步证实，研究观察到纹状体的特定部分与前额叶皮质之间的交流更加频繁，这取决于层次控制过程中所使用的规则树深度。

在对白质束的研究中还发现，并非所有终点都遵循一般的头尾连接模式。这些连接呈发散状，不像大多数连接那样遵循从尾部到头部的系统性梯度。有趣的是，发散连接模式存在着不对称性。来自头部额叶区域的输入投射回尾部纹状体区域，更有可能呈发散状，尾部不能向头部投射。这就意味着：头部前额叶皮质中的神经元将会向尾部纹状体传递情境信号，而反之则不能传递信号。

这可能是大脑层次门控机制的一个重要的解剖学特征。回想一下，头部前额叶皮质也保留着更抽象的情境信息和目标。因此，保留在头部前额叶皮质中的情境会影响尾部皮质—纹状体回路，反之则不然。当头部回路通过门控输出一个抽象的情境（比如“父亲”）时，便为尾部回路提供了一个强有力的输入，尾部回路因此可以通过门控输出一个更低阶的情境（比如“室内”），如图 4.4 中的对角线连接。

总之，当我们需要实现一个涉及多个情境相互影响的层次规则时，可以通过协调工作记忆中多个输入门控和输出门控来达成目标。每个门控都会根据规则树的特定等级来管理任务情境工作记忆。当更高级别的情境输出时，会通过更低级别的门控影响门控操作，依此类推。在大脑中，这些门控操作由一系列套嵌的皮质—纹状体—丘脑回路完成，这些环路协调了不同脑神经网络之间的影响，因此，更多的头部网络往往会影响尾部网络的门控操作。这些交互式的门控动态机制使得神经网络能够根据解决层次难题的深层规则树来进行控制。

大多数任务和目标都很复杂。比如在酒店找咖啡，这个目标包括许多在不同的时间范围内或者在多层情境因素下运行的子目标，这些多层情境因素以复杂的方式相互制约，动作的组成部分彼此重叠、相互干扰，需要情境的支持才能顺利完成。拥有分层表述问题的能力可以有效解决此问题。然而，实现这些层次规则是一个挑战。

为了应对这个挑战，大脑可以利用第三章讨论的工作记忆门控系统。大脑通过在额叶内嵌套多个从后向前排列的皮质—纹状体门控回路，可以解决更深层规则树的门控问题。我们可以通过分别学习每个门控策略来学会和延伸门控策略，以适应新的情况。我可以改变在咖啡店排队等候的想法，这与我想喝一杯咖啡的整体目标是分开的。如果它们影响了我的行为，那么我就可以通过额叶皮质和纹状体之间的单独门控回路来处理每个不同等级的抽象情境。

因此，在人类的进化过程中，额叶演变发展的主要结果可能是这种高阶门控能力的提高。随着我们对门控系统的深入阐述，不难看出人类能管理具有更深层次规则树。如前所述，我们管理规则树能力的小幅提升对于解决各种行为问题大有裨益。所以，大脑控制工作记忆能力的微小变化，将会对我们完成任务的能力产生重大的影响。

第五章

多任务的处理之道

尤金·奥尼尔（Eugene O'Neill）可以称为美国最知名的剧作家了。他因《送冰人来了》（*The Iceman Cometh*）和《长夜漫漫路迢迢》（*A Long Day's Journey into Night*）等作品对美国经典文学的贡献而广为人知。他的戏剧刻画了早期工业社会中的黑暗和悲观，并为其赢得了四项普利策奖。直至今日，他依然是唯一一位获得诺贝尔文学奖的美国剧作家。

奥尼尔还是一位一流的多任务的处理者。在整个职业生涯中，他以一次同时创作两部戏剧而闻名。任何创作过艺术佳作的人都知道，这是多么令人叹为观止的事情。我写了很多书，但我无法想象同时去创作两部作品。为达到艺术的最高境界，艺术家需要集中自己的精力并沉浸于艺术主题中。他们通常花费数月乃至数年的时间来准备一个项目，因此，奥尼尔可以一次创作出两部重要作品，其中的人物、情节、主题和背景都各不相同，而且保持着一贯的高水准，这真是了不起的成就！

正如本章将探讨的，多任务处理通常是一件坏事，会使我们的办事效率低下、成效也不尽如人意。那么，奥尼尔是如何做到这一点的呢？他是一位有非凡才能的天才吗？或许，如果他一次专注于创作一部戏剧，他就会写出更多经典的剧本，并可能荣获两次诺贝尔文学奖！这两种解释都看似合理,然而，另一种可能的解释，可能隐藏在他不同寻常的工作方式中。

在北加利福尼亚丹维尔镇附近，奥尼尔用诺贝尔奖金为自己和第三任妻子卡洛塔盖了一座房子。这对夫妇对该房子的设计进行了严密的指导。奥尼尔痴迷于东方哲学，并将其中的许多概念纳入房子的设计中。例如，房内的有些通道和走廊不会通向任何地方，房屋内部的大部分都被黑色笼罩，彩色玻璃镜用于扩大空间而非采光。由于其独具匠心的设计，当地人将他们的房子称为“道宅”。

我住在北加利福尼亚时，有幸亲自参观了道宅。这栋房子确实神奇而独特，但是于我而言，房内最与众不同的部分当属奥尼尔的办公室。房屋的其他地方都带有西班牙或亚洲建筑的特征，但办公室自成一体。其设计类似于船的船舱，反映出青年时期奥尼尔在商船上的一段过往。小房间两面相对的墙上靠有两张书桌。桌子遥遥相对，每张桌子上都摆放有照片、小饰品和其他的小玩意儿，这些东西只有坐在那里才能切身地看到。当坐在一张桌子前时，一个人会全然沉浸在一个妙不可言的感官环境中。奥尼尔通常在其中一张桌子上创作某个剧本，在另一张桌子上创作另一个剧本，通过更换桌子交替创作两个剧本，并且专心于此。

作为研究认知控制的科学家，我被这个工作间的设计吸引住了。不管是偶然所致还是有意为之，奥尼尔采用了一种让环境支持其认知控制系统的策略。正如我们将在本章中看到的那样,多任务处理的许多问题源于在同一环境中执行许多任务。这种重叠的结果是，除了要执行的任务，我们还被许多其他任务的线索所包围。因此，要兼顾稳定性和灵活性，就需要我们的内部控制系统将这些任务分开。为了有效行事，我们必须以某种方式在脑海中建立一个道宅，并用我们的内部系统将任务放在大脑中不同的书桌上。奥尼尔处理多项任务的策略是将这个问题交由外界来划分处理，他为不同的任务创建了单独的环境，这样做可能帮助他的控制系统完成了不止一件事情。

奥尼尔的办公室与我们所处的世界形成了鲜明对比。这并不是说多任务处理本身是新鲜事物，恰恰相反，多任务处理长期以来一直是现代工业生活的支柱。办公室是我们完成多个不同任务的地方，但其环境一直都是单一的。例如，在办公室里我可能随时在做研究、写作、教学、与学生会面或做行政管理等不同的工作。许多这样的任务都是在我们的办公室完成的，当我们在众多角色中做转换时，没有随时改变办公场景。

因此多任务处理肯定不是新事物，甚至可以说，与历史上任何时候相比，它在当下更是无处不在。在数字时代，任务的关联性和可执行性不断增强，必然会涉及多项任务的处理。在发达国家，计算机几乎随处可见。美国皮尤研究中心开展的一项研究估计，超过 3/4 的美国人拥有一本笔记本电脑或一台个人电脑，大约 90% 的 50 岁以下的美国成年人拥有智能手机。

如果仅考虑 30 岁以下的人群，这一比例将上升至 96%。虽然个人电脑的普及程度仍主要由家庭收入等因素决定，但智能手机的使用却具有可比性，在所有家庭中的普及度都很高。至少在美国，数字化设备几乎渗透到了我们生活的方方面面。

目前设计的所有电脑和智能手机都提供可处理多项任务的环境。我们可以使用同一设备进行视频和音频会议、发送电子邮件和短信、浏览网页等，我们还可以将其用作社交媒体、手电筒等。可以说，比起霍格沃茨魔法王国里的巫师，他们用魔杖能完成的任务，我们用智能手机也一样能办到，甚至有过之而无不及，而且我们完成得更加容易。我们经常切换设备上运行的任务，而且，不管正在做什么事情，推送通知、标记和信息提示框的出现，使得其他任务打断了我们正在做的事情，并试图吸引走我们的注意力！

这些干扰充其量只能让我们分心，在最坏的情况下，它们会诱使我们一心多用。2012 年开展了一项研究，从全球 3600 多位安卓手机用户那里收集了使用数据，发现用户花在手机干扰方面的时间大约占总使用时间的 10%。这包括外部干扰源，如短信、推送通知，或用户自愿中断的任务，例如，暂停查阅电子邮件以查看社交媒体。自 2012 年以来，这些干扰源在不断地增加，该研究可能低估了用户现在花在干扰上的时间。

而且，办公室可以提供多任务处理的环境，但我们不能随身携带它；而智能手机不同，它可以放在我们的口袋里，因此提供多任务处理的环境。事实上，哈里斯互动公司 2013 年的一项研究发现，72% 的美国成年人大部分时间都将移动设备放在距离自己 1.5 米以内的地方。所以，我们随身携带着手机，与之相伴的，是其毫无保留地提供其他任务，以此来引诱、干扰我们，分散我们的注意力，使我们无法专注于当下正在做的其他任何事情。

由此可见，在任何情况下，智能移动设备几乎都在源源不断地给我们提供着多线任务。我们已讨论过开车发短信这一普遍而又危险的习惯，但是，人类活动的所有其他领域几乎都存在类似的例子。2013 年，哈里斯互动公司的研究发现，55%的受访者说他们在开车时使用智能手机，35%的受访者在晚餐约会时使用智能手机，32%的受访者在参加孩子的学校活动时使用智能手机，20%的受访者在教堂里使用智能手机，还有 12%的受访者竟然在淋浴时使用智能手机。人们还经常同时使用多种形式的媒体来执行多项任务，我们将其称为媒体多任务处理。2016 年，尼尔森公司的一项调查表明，近 50%的受访者每天使用智能手机的同时，每天至少看一次电视。

这种现象在教学场地也好不到哪儿去。当我在布朗大学讲课时，映入眼帘的，是一片打开的笔记本电脑海洋，而学生坐在电脑后面，双眼紧盯屏幕。有大量证据表明，相比于手写笔记，学生们在笔记本电脑上做电子笔记时的学习和记忆效果更糟，这还是在其他媒体没有分散他们注意力的情况下。尽管如此，学生依然选择用笔记本电脑记笔记。更糟的是，他们常常会因手机上的其他应用而分心，所以，在笔记本电脑上做笔记的效率越发低下。

因此，不仅是年轻一代，普罗大众都不可避免地与多项任务打交道。在我看来，所谓的千禧一代和“Z 世代”，他们都承受了很多不应有的压力。但是这些年轻一代拥有一项可能的技能——进行多任务处理，这对他们来说肯定是幸事。有些人会说，这些年轻一辈是伴随着笔记本电脑和智能手机长大的“数字原住民”，因此，在我们快节奏的数字世界里，更能胜任多项任务的处理工作，但这些基于直觉的说法并没有得到数据的证实。年轻一代在执行多项任务方面和其他人一样，表现得不尽如人意,尽管他们很多时候都利用媒体来执行多项任务，但他们并不是表现最佳的一代，相反，赢得这一殊荣的是我自己这一代——“X 世代”。

2016 年，尼尔森公司的一项研究发现，与其他年龄段的人相比，“X 世代”在大众媒体，特别是社交媒体上花的时间更多，每周总计接近 7 小时左右。从长远来算，这相当于我们每年醒着的时间中有 3 周多的时间花在社交媒体上。如果考虑到我这一代人所处的特定人生阶段，这可能比较合理。我们这些人处在 30 岁至 44 岁之间，在职业生涯中相对年轻一代来说，我们走得更远，因此我们往往承担着更广泛的职业责任。在个人生活中，据统计显示，我们更有可能建立起长期又忠诚的关系，而且，我们往往需要赡养年迈的父母和照顾幼儿。因此，“X 世代”往往承担着更多来自工作和家庭方面的社会责任。

工作、家庭等方面的联系牵动着我们的外部行为和内心情感，因此我们更可能时时查看手机。因此，无论出于何种原因，多任务处理都不是年轻人的专长。而且，从进化的角度看，我们都是数字移民，处理着主动弹出的任务，这些任务可操作性很强，是我们的祖先闻所未闻的。

多任务处理的神话

也许看着我画的普适性计算图，你暗自思忖："现在我们可以随时随地地工作，并且工作的效率更高，那么问题出在哪里？"我赞成，我们应该警惕冲着新技术或社会潮流大喊"滚开！"的冲动。因为，不可否认的是，现代数字世界对我们大有裨益。无论身在何处，我们都有能力快速找到大多数问题的相关信息，我们不受时空的限制，彼此可以保持联系，这对协作工作、商务和娱乐有着数不胜数的好处。

因此，从生产率甚至是从认知控制的角度来讲，这里讨论的并不是说数字时代不好，事实绝非如此，任务的可执行性或社会联系本身都不是负面的。相反，多任务处理是如此普遍，且往往不请自来，这恰恰是其会带来的问题。原因可想而知：我们不擅长多任务处理，而且表现得不是一般的糟糕，自认为擅长多任务处理的人在同时处理多项任务时表现得往往不尽如人意。

我们经常以为多任务处理的效率更高，因为我们可以同时着手做两件事。毕竟，如果两个不同的人同时同步地执行两个任务，那么他们将会完成两倍的工作量。因此，一个处理多项任务的人理应也能获得类似的好处，对吗？答案令人意外：错！

请试试下面的测试：大声地念出 26 个字母，速度越快越好，记下时间。然后，大声数到 26，速度同样越快越好，记下时间。将两次时间加在一起，这纯粹是你完成两项任务的时间。现在，交替念 26 个字母和数到 26，按“A—1—B—2—C—3”顺序进行，依此类推并计时。这是你同时执行多项任务花费的时间。

结果之差令人吃惊，如果尝试过交替地执行任务，你甚至不需计时就能预知结果。和执行一项单纯的任务相比，你需要花费更多更多的时间来完成交替，交替完成两项任务需要消耗更多的脑力，这是在你完成任务的情况下（据统计，好几个受试者在演示时被一条短信打断了）。

这种形式的实验很容易证伪多任务处理效率高的假说。任选两项任务来做实验。如果多任务处理有优势，则一个人同时完成两项任务所需的时间比轮流完成两项任务的时间要少。然而，此类实验得出了一致的结论，即多任务处理不仅没有优势，而且人们在同时执行两项或以上任务时花费的时间更长，犯错更多。

多任务处理的代价显而易见，几乎每一领域内的测试都是如此。无论是上课还是完成课业，大学生学习时间延长和平均绩点（GPA）更低往往都与多任务处理相关。对工作场所生产效率的研究表明，多任务处理增加了工作时间，降低了工作效率。针对安卓用户的研究发现，任务中断增加了时间成本，用户重返最初任务所用时长超过了应用程序平均运行时间。这些数据揭示的真相令人深思。如果将所有这些时间成本加在一起，我们很可能每周要在多任务处理上浪费数小时，而不是朝着目标取得进步。

当然，观察这些实际生活中的例子存在着局限性，我们并不知道发生这些情况的原因和结果。例如，学生真的因为多任务处理而拉低了平均绩点吗？还是更倾向于进行多任务处理的学生更容易分心，因此课业成绩往往也不尽如人意？可能两者兼而有之。但是，在多项任务与单项任务条件下，随机分配人员去执行任务，这种设计得当的实验研究证实了人们在处理多任务时表现得更差。

例如，犹他大学的心理学家杰森·沃森（Jason Watson）和戴维·斯特雷尔（David Strayer）测试了 200 名大学本科生在操作驾驶模拟器中的多任务处理能力。在本研究中，他们使用了与培训警察相同的真实汽车模拟器，以求达到身临其境的沉浸式体验。参与者的任务是在高速公路上跟踪一辆会间歇性刹车的引导车，类似于交通拥堵时的走走停停。

第二项任务在手机上完成。该任务改编于操作广度任务的标准化测试。操作广度任务测量了工作记忆能力，是认知控制功能和流体智力的强预测因子。在此测试版本中，参与者被要求听记多个由 2 ~ 5 个单词组成的单词串，如“铃铛”“狗”“别针”。这些单词中穿插着参与者必须验证的算术语句。例如，他们可能会听到要回答“否”的“2 × 2+1=4？”语句，最后，他们按照单词出现的顺序回忆听到的单词（铃铛、狗、别针）。根据参与者记住的单词数对他们进行打分。

参与者单独或同时执行驾驶和手机上的任务。此外，这项研究使用免提耳机完成手机任务，因此多任务处理中出现的任何问题都不能归咎于驾驶时手持电话。

在多任务处理条件下，驾驶任务和操作广度任务的表现都更糟糕。在多任务处理的过程中，当引导车停下来时，参与者的刹车速度变慢，因此保持了更长的跟车距离。你有没有想过，为什么在行驶过程中在你前面的那个人以每小时 10 英里时速行驶却要保持 17 辆车的跟车距离？他们可能在使用手机。即使要求参与者优先考虑驾驶任务，驾驶时因执行手机任务所造成的影响还是显而易见的。

这项研究的另一个显著特点是多任务处理成本的一致性。平均数并不能有效说明对一个群体的影响具有普遍性，但是在这项研究中，97.5% 的参与者在多任务处理时表现更糟糕。多任务处理付出的成本不仅在平均水平上显而易见，而且普遍存在于每个人的身上。

另外 2.5% 的人在多任务处理条件下的表现没有受到影响，这是发生了什么情况？沃森和斯特雷将该群体称为“超级工作者”。在采取的所有措施中，这些个体的多任务处理表现没受到任何影响。而且，在单独完成任务时，这些超级工作者的表现优于组里其他人。通过模拟，沃森和斯特雷估计，在所有任务和措施中，这种完美的分时作业和出色表现随机发生的概率只有0.16%，也就是说，如果这种情况仅仅是随机误差，有2.5%的概率高于我们预期的百分比。

对超级工作者的观察很有趣。可以想象，有些人比我们中的大多数人更擅长一般性的多任务处理。但是，要想从这项研究中得出强有力的结论，还应该持有审慎的态度，需要更多的工作来确认超级工作者执行任务的真实性。例如，人们还想看看超级工作者在开车和手机聊天之外的其他多任务处理环境中是如何表现的。此外，后续研究尚未找到类似的证据。即使在我们当中真的存在超级工作者，他们也是极其罕见的个体。你我不太可能是其中一员。相反，我们可以大胆推断，多任务处理在任何时候都会付出代价。

尽管我们都要付出代价，但每个人的损失不尽相同，不同个体在损失程度上存在有稳定的差异。一项大型多地点研究测试了500多名成年人在多任务处理能力上的个体差异。通过三个复杂任务，来评估每位参与者的多任务处理能力，这三个任务都经过了精心设计，用于测试人们在执行多任务处理时的表现，其中每个任务都需要在不同情况或情境下进行多任务处理，并且每个任务的具体情况都大不相同。

尽管存有这些差异，个别志愿者的表现在多任务测试中往往趋于一致。换句话说，如果一个人在一项任务上的表现优于平均水平，那么在另两项任务上也往往优于平均水平。因此，基于这些结果，有些多任务处理能力可能在千差万别的多任务处理情景中是相同的。但重要的是，本研究中没有发现超级工作者。每个人都或多或少地受到多任务处理的负面影响，只不过有些人受到的影响比其他人要小。并且，这些多任务测试之间的关联性并不强。换句话说，这些千差万别的多任务处理背景也挖掘出不同于一般的多任务处理能力的个体能力。

也许并不奇怪，这项研究表明一般多任务处理能力与个人的认知控制能力有关。然而，似乎没有任何特定的控制面与这种能力有独特的联系。多任务处理的个体差异，既具有普遍性，也具有特殊性。有些人在多任务处理时的表现会比其他人在整体上更好，但在其他情况下，个体可能表现不一。例如，某个人可能擅长在做饭时同时处理多项任务，但在其他情况下则不然。所以，在不同的多任务背景下，很难预测一个人的表现是否会受到影响，以及受到何种影响。

因此，比起在简历的技能栏里写上“擅长多任务处理”，更确切的说法是“在同时处理多项任务方面，我不像其他人那么糟糕。尽管在某些特定情况下，很难说表现是更好或更糟”。原文并未夸大其词，但改后的表述更加精确。不过，最好还是把“擅长多项任务处理”这种想法完全抛诸脑后，你真的没有处理多项任务的禀赋，因为没有人真正地具备这种能力。

我希望，你现在已经确信了自己不擅长同时处理多项任务，确信自己不该进行多任务处理，确信自己不管如何都会和其他人所有人在处理多项任务时表现差不多。那么，为什么我们如此不擅长同时处理多项任务呢？原因是，执行多项任务时，我们处于认知障碍和脑力困顿中。首先，我们的大脑同时执行两项任务的能力有限。其次，当我们同时执行两项或两项以上任务时，我们大都是被迫地连续工作，在不同任务之间来回切换，但是当我们以这种方式交替工作时，我们还需要适应从一项任务切换到另一项任务的不快，因此频繁地切换任务让我们的表现每况愈下。为了更透彻地了解到造成糟糕表现的原因，让我们更深入地研究一下执行双重任务和进行任务切换的镜像问题。

大脑中的瓶颈

荷兰心理学家和计算机科学家尼尔斯·塔根（Niels Taatgen）是世界上研究多任务处理的杰出专家之一。他指出，在有些情况下，我们确实可以有效地同时执行多项任务。众所周知，我们可以边走路边嚼口香糖。但是，正如我们已经讨论的，在另外一些情况下我们无法这样做。为了解释这种差异，他将大脑执行多项任务的问题比作厨师在厨房工作。在厨房里，有些任务可以同时完成，比如，你可以在预热烤箱时切胡萝卜。然而，并非诸事皆顺，大脑的能力有上限，因为它们一次只能同时执行几项任务。例如，烤箱只能在有限的空间内加热特定温度下的食物。厨师本人也是如此。厨师可以切胡萝卜或炒洋葱，但不能同时做这两件事。一旦达到能力的上限，其他的任务就无法正常推进，直到当前任务完成。

认知科学和神经科学的悠久历史表明，当我们试图同时执行两项任务时，大脑会面临类似的问题。而且，当我们试图完成一项任务时，我们的大脑系统中很可能会出现不止一个瓶颈。例如，身体某一部位，如手、嘴或脚，不能同时执行多项任务。你可以试试，我们无法同时说“走路”和“泡泡糖”这两个词并对其加以理解。

我们的输入系统功能同样有限。在任何时候，我们的眼睛只能盯住一个地方。我们可以快速转动眼睛，巡视多个地方以获取输入信息，然后我们的大脑把这些信息整合在一起。结果，我们对周围的世界有一个单一、不全面的印象，但这种连续性是一种错觉。中央凹是视网膜中视觉最敏锐的一小块区域。我们需要不断地转动眼睛来移动中央凹，以接收来自周围世界的信息。与此同时，大脑将这些输入信息整合在一起，对其余的部分做出合理的猜测。

然而，我们双手和眼睛存在的身体瓶颈并不是我们能力有限的唯一原因。我们的大脑在加工信息过程中也会遇到瓶颈，这些中央处理系统中存在的瓶颈更难确定，而且似乎在不同情况下更不稳定。

早期关于瓶颈的理念源于人们对注意力的兴趣，以及我们如何从感知系统接收的大量输入信息中选择一小部分进行加工。著名的英国心理学家唐纳德·布罗德本特（DonaldBroadbent）

从他在第二次世界大战期间与英国空中交通管制员打交道的经历中对注意力产生了兴趣。这些雷达操作员会同时跟踪多名飞行员并与之通信，但他们只能通过一个扬声器来完成任务。

布罗德本特想知道这些操作员如何遴选并回应来自特定飞行员的信息流，与此同时，忽略平行、不相关和干扰的信息流。为了更好地弄懂这个问题，布罗德本特进行了实验，要求人们把注意力放在一个信息输入流而忽略另一个信息输入流。例如,他们可能会被要求大致听懂一只耳朵播放的语音信息流，而忽略另一只耳朵播放的另一个语音信息流。

此类实验带来了两个重要的启示。第一，人们只需要通过最小的感知差异，比如声音的音调、音量或出声位差异，就能将所需的信息流与无关的信息流区分开来。第二，人们很少记住那些不相关的信息流。他们也许能说出那些不相关言语的基本感知特征，比如其音量，但并没有记住具体的内容。

对于布罗德本特来说，这表明我们并行处理输入信息的能力是有限的。换句话说，瓶颈在知觉处理中很早就出现了。他提出，人们可以对那些简单、具体的特征——如感知输入的音调和强度——毫无阻碍地并行处理。但是，人们对任何更深层次的感知或认知处理（例如对文字及其意义的加工）的能力有限，必须以串行的方式处理。早期瓶颈定义了这一类所谓的早期选择理论。

随后的研究，如心理学家安妮·特瑞斯曼（Anne Treisman）等人的研究，对早期严厉的瓶颈理论提出了挑战，她们证明了一些信息事实上确实可以进入更高级别的加工过程。例如，人们可以注意到在一个被忽略的语音流中出现了自己的名字。仅仅接收声音是不可能识别出名字的，除非以某种方式处理通过其他信息流传过来的词。这些观察结果在各方面催生了新的观点，这些新观点包括可调节系统中并行与串行加工数量的适应性早期瓶颈，进行大规模平行加工、到达反应选择点并将瓶颈置于该点的晚期选择模型等概念。

研究注意力的神经科学为这一议题开辟了一条康庄大道。当人们关注某一特定的信息流时，神经元活动会被改变，从而使激活相关信息的神经元以多种方式得到增强，而对于分散注意力的信息进行编码的神经元，则受到抑制。为了测试注意力在信息加工过程中的哪个地方产生影响，在人或动物注意某些信息流而忽略其他信息流的过程中，神经科学家们对神经活动中的这些变化何时发生进行了测量。

很明显，采取这种方法的话，神经元活动可以在沿着输入流的多个点上受到注意力的调控，这种调控在信息处理的早期（至少是在感觉输入首次到达新皮质的早期）和晚期（当知觉被转化为反应并发出运动指令时）都会发生。这种调控在哪个或哪些点上发生，取决于和当前任务及目标相关的多种因素与输入信息本身的结合。因此，沿着输入流平行加工受到瓶颈限制的点不单只有一个，瓶颈可能出现在多个地方。

那么，是什么限制了瓶颈出现的位置呢？注意力研究领域的科学家鲍勃·德西莫内（Bob Desimone）和约翰·邓肯仔细回顾了这些神经科学的数据，为这个问题提供了答案。他们解释了注意力和瓶颈如何在大脑中影响“偏向竞争”的过程。德西莫内和邓肯认为，大脑能够同时处理大量的信息。例如，在大部分情况下，枕叶和颞叶皮质不同区域的神经元会同时处理关于如形状、颜色、运动等感知特征的信息。同样，关于物体形状和形态的信息，大脑可以沿着从枕叶到腹侧颞叶皮质的方向进行处理，而关于如何对空间物体采取行动的信息，大脑可以在枕叶和顶叶皮质的背侧同时进行加工。

然而，在所有分布式信息的加工中，也会有加工流程重叠点，要求相同的神经元处理两个不同的输入流。可以把这个过程想象成一个庞大的、无序的道路系统，道路系统越庞大，就有更多的机会使汽车并行处理自己的行程而彼此不会相撞。然而，也存在许多十字路口，汽车可能会在此相遇。在这些交叉点上就出现了竞争，需要红绿灯或导引标志来进行控制。

在大脑中，这些交叉点的竞争问题可以通过设定“自上而下”的目标来解决，例如你的目标是要处理手机开免提时听到的信息，而不是看到的前方路况信息。或者可以通过“自下而上”的方式来解决这些问题，比如通过已掌握的输入流本身的运行趋势，如同听到自己的名字一样，因此，这些信号会导致输入信息之间的竞争产生偏向，从而使一组击败另一组。获胜组可以影响进一步的信息加工，失败组则会受到抑制。

这种偏向竞争机制本质上与第三章介绍的 CDM 模型原理相同。在那种情况下，反应阶段的重叠导致了竞争，这种竞争问题可以通过自下而上（基于已学会的识读文字倾向）或者自上而下（基于工作记忆中保存的任务情境）的方式来解决。偏向竞争模型进一步证实，随着信息在大脑中传播，会产生多个潜在的瓶颈或冲突点。

这种方案对多任务处理的启示是显而易见的。如果两个任务需要同时处理不止一个输入流，我们被迫将注意力从一个信息流转移到另一个信息流，以解决任何交叉点出现的冲突。如此一来，我们的大脑可能无法注意到周围世界发生的重大变化，比如我们前面的那辆车什么时候停下来了，或者一位行人什么时候走到了车的前面。因此，对于这种动态的多任务处理而言，我们处理多种竞争性输入的能力从根本上受到了限制，表现自然不会令人满意。

更重要的是，冲突问题不仅仅涉及在不同的感知输入流之间进行选择。在执行多项任务背景中，相关联的规则、组合和反应也相互竞争。为了证明这种中枢处理瓶颈，人们对一种被称为“心理不应期”（psychological refractory period，PRP）的效应，展开了另一系列的重要研究。

在基本的 PRP 过程中，人们同时完成两项简单的任务，比如将光线分为强光或弱光，或将音调分为高音或低音。人们对一项任务进行分类键入，对另一项任务则用声音分类。这样，人们用来完成任务的输入或输出身体器官就不会重叠，任何瓶颈都是由输入和输出器官之间出现的处理问题造成的。

音调可以出现在灯光之前，两者之间的时间间隔很短，称为“刺激呈现的不同时性”（stimulus-onset asynchrony，SOA）。SOA越长，在给灯光分类之前，有更多的时间留给音调分类。在此过程中，对瓶颈的关键性测试来自SOA对完成第二项任务（中对灯光进行分类）的影响。

从这类实验的结果中不难发现，当SOA较短时，完成第二项任务的时间比单独执行或SOA较长时更长。这种延长的回应时间就是“心理不应期”效应，证实了同时处理两个任务会遇到瓶颈。

要理解此结论的逻辑，可以将这两项任务想象为两列火车，它们从不同起点——代表刺激即光线和声音——出发，开向不同的目的地——代表反应即手和嘴巴。如果这两列火车行驶的路线长度相等且完全平行，并且火车始终以相同的速度行驶，那么它们到站的时间差将与其发车的时间差一致。换句话说，如果第二列火车的发车时间相对于第一列火车延迟30秒，它也将于第一列火车到站30秒后到达。

现在考虑两列火车在某些点共用轨道的情况。因为一次只能通过一列火车，所以这些交叉路口会存在瓶颈。如果两列火车同时到达交叉路口，一列火车通过时，另一列必须在旁边的轨道上等待。

例如，假设第一列火车非常长，需要40秒才能通过交叉路口。如果我们将第二列火车的发车时间延迟30秒，那么当它到达交叉路口时，第一列火车还在交叉路口。因此，如果第一列火车要完全通过交叉路口，第二列火车必须在旁边的轨道上等待 10 秒钟。结果，即使第二列火车比第一列火车晚发车 30 秒，也会因为瓶颈问题而比第一列火车晚到 40 秒。相比之下，如果我们将第二列火车的出发时间推迟 45 秒、1 分钟或任何多于 40 秒的时间，那么在第二列火车到达时，第一列火车已经顺利地通过了交叉路口。在这种情况下，第二列火车的到站时间不会有任何额外的延迟。

按照这种逻辑，我们可以通过测量 SOA 对完成第二项任务时间的影响来衡量瓶颈的作用。如果同时处理两项任务，那么在 SOA 中完成两项任务的时间将相同。但如果存在瓶颈，过早启动第二项任务就会产生成本，例如在火车示例中延长了了 10 秒。该成本在 SOA 最短时达到最高，在 SOA 比瓶颈处理时间长时会小到忽略不计。

在使用此逻辑的双任务实验中，始终可以发现在短 SOA 上完成第二项任务需要成本。在 SOA 范围内，这种 PRP 效应会随着 SOA 的变长而变小。因此，PRP 程序有力地证明了：从刺激输入到反应输出的路径中，某处存在着瓶颈，妨碍了我们同时执行两项任务的能力。

许多使用 PRP 程序的实验都试图找出该瓶颈存在于处理路径的具体位置。有证据表明，从感知到运动、再到刺激与反应的映射等多个处理阶段中都存在着瓶颈，这或许是关于晚期选择与早期选择争论的真实写照。更复杂的是，有证据表明第二项任务也会影响第一项任务的反应时间。

对这些数据最直观的解释是，有许多潜在的瓶颈，皆取决于你试图分担的任务。想找到出现瓶颈的唯一时间段可能会起误导作用。结合对偏向竞争模型的深入理解，使用共享神经表征时，大脑内有许多潜在的重叠点，在恰当的条件下，其中任何一个重叠点都可能产生瓶颈。

虽然在处理过程中会出现多个重叠点，但也有一种情况：某些种类的神经表征可能比其他的更容易成为重叠源。控制系统所使用的任务需求表征似乎就是许多任务之间发生重叠的常见来源之一。这不无道理，正如我们在第二章中讨论的那样，控制系统具有通用性,可在多种情况下运行并迅速处理新任务。为适应多种情况，我们的控制系统使用的高级情境、规则和组合行动策略是抽象的。然而，这种通用性还意味着多个任务可能需要使用相同的抽象表征，这就会产生控制表征的重叠，并在一个人同时执行多项任务时，就会成为瓶颈。因此，虽然额顶叶控制系统并非瓶颈的唯一来源，但也十分常见。

认知神经科学研究证据表明，当同时执行两项任务时，额叶皮质可能是引发冲突的主要区域。范德堡大学的勒内·马洛伊斯（Rene Marois）和他的同事进行了一系列严谨的研究，他们发现额叶认知控制网络是大脑的一个瓶颈。在多项实验中，他们对处于执行多种双重任务过程中的志愿者进行了功能性核磁共振成像扫描。

马洛伊斯和他的同事推断，如果大脑的某个部分是瓶颈之所在，那么在执行双重任务时，它应满足三个标准。第一，该部分在执行所有任务时都很活跃，尽管在表面上有所差异，例如，嘴巴与手的反应差异、视觉或听觉的刺激差异等。第二，在双重任务条件下，其活动将比单项任务的条件下持续更长的时间，即同时执行两项任务占用的时间更长。第三，无论是否存在双重任务，其活动的开始时间相同（无论是否有第二列火车出现，第一列火车都会在同一时间到达轨道的瓶颈处）。

在不同的实验中，马洛伊斯及其同事发现额顶叶网络始终满足他们对瓶颈设定的三个标准。此外，当马洛伊斯和同事操控跨任务控制需求的难度时，他们不仅观察到了更大的双重任务成本，而且还观察到了额顶叶网络中激活持续时间的相应变化。这直接表明了额顶叶网络是控制该双重任务的瓶颈。

然而，重要的是，我们大脑的瓶颈并非一成不变的。起初，人们认为控制瓶颈是不可避免的，且一成不变。但现在有足够的证据表明，通过训练可以降低特定双重任务情境下的成本。

需要澄清的是，没有证据表明这种训练能培养通用的多任务处理能力（通用能力会迁移到所有的多重任务情境中，而不管具体任务是什么）。正如我们将在第九章讨论的，鲜有证据表明可以提高通用的多任务处理能力。训练可以降低特别具体的双重任务情境下的多任务处理成本。换句话说，如果我们充分练习两项特定任务，然后在十分相似的条件下执行这两项特定任务，有证据表明那些特定任务的成本在减少。

昆士兰大学的凯利·加纳（Kelly Garner）和保罗·杜克斯（Paul Dux）研究了一些案例中大脑的变化。他们训练一组志愿者去完成两项简单的单项任务和一项两者结合的双重任务。为了达到训练目的，人们独自或是结伴执行任务，如此循环往复。在进行的三项任务中，他们对这些任务都进行了1000多次的训练试验。而对照组则对三项任务进行了几千次的训练试验，这三项任务均与双重任务无关。然后，两组参与者在执行单项任务和双重任务时，均接受了功能性核磁共振成像扫描。扫描在训练前和训练后分别进行一次。

重复先前的工作及训练对执行双重任务的参与者是有效的。尽管训练中仍可见双重任务的成本，但与对照组相比，成本有所降低。训练组的整个额顶叶网络活动减少。换句话说，双重任务成本减少的同时，早前确定的与瓶颈有关的同一网络区域的活动也减少了。

接下来，加纳和杜克斯分析了志愿者在训练前后执行单项任务和双重任务时额叶皮质的特定活动模式。值得注意的是，研究人员发现，在训练后，与两项任务相关的额叶活动模式之间的区别明显更大，重叠减少。加纳和杜克斯认为，双重任务训练使得执行每一项任务的额叶神经表征变得更加明显。在训练后，控制系统不再需要依赖共同的、抽象的情境表征来执行这两项任务，相反，依赖于那些特定任务的独特表征。因此，控制系统对任务本身的参与并未变少，而是变得不太容易受干扰，因为其涉及的神经路径之间的重叠减少。

抽象表征是生成、组合认知控制系统的基础和支持。通过快速组合组合性表征，我们能解决新的问题，并实现我们预设的目标，但是这些抽象表征并非一成不变的。由于它们是多项任务的组成部分，因此当我们同时执行多项任务时，这些抽象表征也成了主要的干扰源。当我们反复地执行该任务并使之自发进行时，可以通过皮质可塑性机制用更具体的神经元群体来表述该任务。从相争、扰乱和抽象、可概括的神经表征，转向更具体的任务表征,这可能暗示了向自动化转变的变化类型。在同时训练这些任务时，这些任务可能也较少地受到双重任务的负面影响。

当然，在大多数的多项任务中，原来的抽象情境表征被保留在工作记忆中，而我们缺乏机会来对特定的多项任务情景进行足够的训练，以使我们摆脱瓶颈，当然我们也不可能对全新的任务组合进行即时的训练。为了避免干扰，我们必须进行连续的练习，使用门控系统选择特定表征，而其他表征仍将按照第三章和第四章论及的方式待命。问题在于，任务交替也会影响任务的执行，给执行连续任务带来的这种负担被称为“任务切换成本”。

心理定势与切换

亚瑟·杰西尔德（Arthur T. Jersild）于 1927 年在哥伦比亚大学获得了心理学的博士学位。后来，他成了一名颇具影响力的儿童心理学家，并撰写了一本重要的教科书，并对 3000 名儿童进行了研究，在该研究领域里，留下了浓墨重彩的一笔。他证实了孩子在很小的时候就具有自我意识。在 1952 年，这个发现显然震惊了所有人。然而，他的一篇名为《心理定势和切换》的研究涉及了在多任务的背景下，从一个任务切换到另一个任务所产生的成本。

杰西尔德解决这个问题的方法很直接。他给研究对象一些两位数的列表，研究对象对列表执行简单的操作，例如尽快给列表上的每个数字都加上 6。在另一张列表上，他们会给所有数字都减去 3。第三组列表需要交替执行前面两个操作，一个数字加 6，下个数字减 3，下下个数字再加 6，依此类推。他测量了研究对象完成每个列表所花费的时间，并对其所犯的错误实施了一些惩罚，同时比较了单一操作列表和交替操作列表的完成时间。

该实验的结果具有很强的说服力，交替执行任务列表的完成时间比单一执行任务列表的完成时间要长得多。当你交替说出字母表并数到 26 时，就经历了这种交替所带来的成本。同样，在杰西尔德的实验中，任务之间的交替也使得完成任务所需的时间增加。

杰西尔德对此结果并没有感到特别惊讶。实际上，杰西尔德并不是首位证实了任务切换成本存在的学者。当时心理学家之间的共识是，任务切换会不可避免地影响到任务的执行。而杰西尔德开创的先例是，就自己所处时代的行业发展趋势提出了在应用心理学中的这种效应，最好的例子或许是福特汽车公司的大型装配线。

福特放弃了“由一名工程师独立承担制造一辆汽车的全

部任务”的理念，雇佣了一群专业的生产线工人，每位工人各司其职，在流水线上重复地执行一项任务，从而提高了效率。心理学家想了解个中缘由。例如，福特为制造 T 型汽车规定了 84 个步骤。对于每一位生产线上的工人，培训只涉及其中的一个步骤，直到该步骤成为惯性动作。移动传送带将完成该步骤的速度定到最大值，因而工人将尽快地完成这项任务。结果，生产线上的每位工人都将以最快的速度完成各自的任务，而不是由一人依次完成所有的任务，这样就大大提高了汽车制造的效率。

考虑到效率问题，心理学家认为任务切换成本具有强制性，解决任务切换成本问题的唯一方法，就是不切换任务。杰西尔德充分预料到一个人在反复切换任务时会产生交替成本，他提出的新理论是找到降低或消除这种交替成本的条件，在这一点上，他远远领先于他的时代，颇具远见卓识。

杰西尔德提出，任务切换成本与切换本身的要求关系不大；相反，切换成本源于“心理定势”。他的前提是，每个任务都涉及从输入条件到反应的各种映射，正如我们对刺激或反应路径所做的类比一样，杰西尔德将其比作一个配电盘，每个人之间的联系都被正确地设置在配电盘上。心理定势包括对给定任务所需的这些联系进行综合的考虑。杰西尔德解释说，要切换任务，就需要在配电盘上重构这些联系。所以，在一定程度上，这些心理定势发生重叠或受到干扰，更多的联系将需要被重置，因此产生了切换成本。相反，如果与两项任务相关联的心理定势完全独立且截然不同，那么在这两项任务之间的切换成本就会降低。

为了验证他的假设，杰西尔德像以前一样使用了类似的“完成列表”程序，但这次，他将这两项任务区分开来。例如，他发给受试者任务清单，受试者必须在3项任务之间进行切换：从一个数字中减去3，说出墨水色块的颜色，以及说出一个单词的反义词。与第一个实验不同，这些任务彼此之间差异很大，因为你不能从一个色块中减去3，你也找不到数字42的反义词。因此，这些任务在输入和输出之间的映射完全不同，所以减少了瓶颈的出现。

杰西尔德发现使用这些新的任务清单消除了切换成本。早在复杂的心理测量方法和大脑计算模型出现之前，杰西尔德就证明了切换成本并不具有强制性，在某种程度上。它们与所涉及的任务集的重叠有关。

在随后的几年里，通过使用更现代化的方法和更精良的设计，杰西尔德的基础实验被重复、改进和扩展。在杰西尔德之后的一系列研究中，催生了一个影响深远的观点，即切换成本反映了系统内部将一个心理任务集重新设置到另一个心理任务集所需的时间。

重要的是，重置过程还必须假定存在一个要重置的“任务状态”。换言之，这种观点要求我们的大脑成为一个有限状态机，也就是说，成为一个系统。该系统将停留在一种状态，并一直保持在这种状态中，直到某种情况出现将其推向另一种状态。电灯开关就是一个简单的有限状态机的典型例子，电灯一直开着，直到有人把它关掉。因此，在这个框架中，大脑保持在设置的一项任务状态，直到输入过程或控制过程出现，重置大脑去执行另一项任务。

关于有限状态框架，其中最有力的一种说法是，认知控制过程将系统从一个任务状态切换到另一个任务状态所需的时间与切换成本直接相关。在给定前一个任务状态的情况下，重新设置过程大概会重新映射输入和输出之间的连接以适应新任务。这种内部任务集重新设置过程的耗时机制是对任务切换成本的一种解释。

罗伯特·罗杰斯（Robert Rogers）和斯蒂芬·蒙塞尔（Stephen Monsell）开展了一系列开创性实验，强有力地支持了这一观点。在实验中，他们向受试者展示了简单的字母—数字的配对，比如“a3”，这些字母与数字的配对，以一种可预测的模式出现在计算机屏幕上的网格周围。在一个字母与数字的配对出现在网格顶部的方格中时，人们要对其执行一项简单的任务，将字母归类为元音或辅音。当这一配对出现在底部时，他们则执行另一项任务，将数字归类为奇数或偶数。因此，当字母—数字的配对出现在网格周边的最后一个位置时，人们的下意识反应要么是重复分类任务，要么是切换分类任务。此外，由于动作可预测，所以切换任务和重复任务也变得可预测。

罗杰斯和蒙塞尔推断，如果存在一个活跃的内部切换过程，它就可以利用下一配对出现之前的时间，提前重置任务集。

有数据证实了这一预测，如果人们知道自己有时间为即将到来的任务切换做准备（并且他们抓住了机会），尽管总会产生一点剩余成本，那么他们的切换成本就会与他们的准备时间成比例地减少。然而，成本的削减似乎总与自愿的、耗时的重置过程相一致，该过程增加了切换成本，但可以通过准备工作来减少成本。

然而，与此同时，艾伦·奥尔波特（Alan Allport）的一项研究表明，切换成本受重置过程以外的因素影响，即任务本身之间的干扰。奥尔波特和他的合作伙伴证明了，正在执行的任务和最近执行的竞争任务之间的任何环境重叠都会产生切换成本。仅仅从之前的任务中重新引入一个要素，例如视觉特征或视觉刺激，就足以产生执行任务成本。即使自上次执行竞争任务以来已经过去了很长时间，也会发生这种情况。可推测，到那时，经过很长的时间，任何任务集的重置过程早就完成了对大脑状态的重构。如此一来，成本的唯一解释是，从前的一项任务会干扰到当前的任务。

奥尔波特的实验意义深远。在执行任何一项任务时，我们都会将这项任务与其周围的事物（无论是身边之事、正在思考之事，还是正在做的事）建立联系。煮咖啡时，我会把执行任务中的所见所闻与煮咖啡的任务联系起来。如果我再次碰到其中的任何一件事物，那么我很有可能在记忆中检索出煮咖啡的任务，至少在一定程度上是这样。如果被检索到的任务把重叠部分分享给当前要执行的任务，这种对其他任务的效仿就会造成干扰。那么，切换成本不仅是因为重置系统需要时间，还归因为受到了另一项任务的干扰。认知控制可以解决这种干扰。

前额叶皮质及其相关的认知控制网络是重置任务集的后备军，在首次重置任务集的过程中，的确有证据表明额叶控制系统牵涉到任务切换过程。在对任务切换的功能性核磁共振成像研究中，当人们将切换任务的时刻与重复任务的时刻进行比较时，观察出一致的结果，即额顶叶控制网络的活动有所增加。当任务切换发生在两个任务集的重叠之处，且正确执行任务的线索不明确时，侧向前额叶皮质受损的患者往往比对照组的受试者付出更多的切换成本。同理，众所周知，帕金森病患者行动不便，且难以切换以适应新任务。帕金森病会影响到额叶皮质和纹状体功能。然而，进一步研究表明，前额叶皮质不仅在切换任务上发挥有重要的作用，在减少任务集的干扰方面可能也非常关键。

有证据表明，近期执行过的任务可通过触发神经表征相互竞争来干扰当前的任务。当一组受试者在两种简单任务之间进行切换时，尼克·杨（Nick Yeung）和乔恩·科恩用功能性核磁共振成像对他们进行扫描。两项任务中，一项为“人脸”识别任务，受试者要判断出这张脸是属于男性的还是女性的，另一项任务为“文字”识别任务，他们要判断某个单词是否有两个音节。在整个实验过程中，人们总是看到一个单词叠加在一张人脸上，因此刺激本身并没有告诉受试者该执行哪项任务。相反，一个彩色框会周期性地出现，直到下一个彩色框出现前，它会提示受试者在接下来的一轮中需要执行哪项任务。因此，在每一个彩色框的提示出现之后，任务就会转换，人们就会相应地付出转换成本。

在本实验中，杨和科恩选择人脸和词语作为刺激物有一定的原因。众所周知，当人们看到人脸时，后侧新大脑皮质的特定区域梭状回会被激活。更进一步地说，大脑对面部信息的处理、关注或思考越多，这个区域就越活跃，因此在该区域的活动就成了"思考人脸信息"的代表。在实验中，每次试验都有一张人脸出现。然而，在人们进行性别分类时，梭形区域的反应更加活跃，因为他们执行该任务时更加关注人脸。重要的是，当任务从人脸识别切换到单词分类时，梭形人脸识别区域在任务切换后更加活跃。在执行单词分类任务时，受试者没有理由把注意力放在人脸上；如果是与识别人脸无关的事情，就应当尽量忽略它的存在。然而，近期才执行的人脸识别任务却会导致单词分类任务的延迟。而且切换任务后，人脸识别区域越活跃，执行任务过程中的切换成本就越大。因此，系统中不相关且竞争性的任务处于活跃状态会带来切换成本。

任务切换过程中产生的干扰也可能让我们在工作记忆中保存相关任务情境的能力变弱。认知神经科学家托拜厄斯·埃格纳（Tobias Egner）和他在杜克大学的同事发现，切换任务后，因为受到前一个任务表征的"噪音"影响，所以当前任务的神经活动模式有所削弱。因此，尽管总体上在额顶叶控制区活动较多，但与相关任务本身对应的活动模式带来的特异性干扰更大。这样一来，当前任务情境的工作记忆受到削弱，就不能为切换后的任务提供同样多的支持，让系统更容易受到干扰。

综上所述，在切换任务时，我们执行新任务的能力可能会因为先前执行任务的干扰而受损。其实，仅仅是将先前任务与我们环境中的事物联系起来,就会使先前任务浮现在脑海中，并带来负面的影响。当我们反复切换任务时，我们通常不会随着任务变化而改变所处环境，因此，我们把周围环境中的事物与不止一个任务建立联系。每项事物都充当一条线索，以提示我们大脑中运行的多项任务，并在此背景下产生“噪音”，干扰我们正在做的任何事情。

想想我们在办公室内完成了多少任务，我们周围所有事物充斥着除了当前任务之外的多项任务的线索，也许这就是为什么我们在离开办公室后做某些事情会更加轻松的部分原因。场景的改变可能比我们想象得更加有用。

正如第四章所述，我们的大脑是一个动态的系统。当执行任务时，大脑很少处于完全相同的状态。尽管有这些动态变化，认知控制系统始终关注着如何支持任务目标。当我们切换任务时，来自当下正在做的事情或之前已经做过事情的效仿干扰使控制问题变得更难。我们不擅长多任务的处理，但了解认知控制让我们对这一简单准则的成因和局限性有了更加深刻的认识。从本质上来讲，双重任务成本和任务切换成本同源：多项不同任务在有些地方共用着同一反应路径，反应路径重叠点会产生竞争并干扰任务的执行。执行双重任务时，必须待一项任务完成后，才能继续执行另一项任务。然而，任务交替并不能完全地帮助到我们，因为最近执行的任务很可能会被重新激活，极有可能干扰到我们想要完成的任务。工作记忆为当前任务提供了支持，存储在工作记忆中的任务表征抑制了其他任务带来的效仿干扰，但工作记忆中的任务表征也会有竞争，给支持正确任务表征的输出门控机制带来压力。

为何我们的系统如此笨拙又极易受到干扰？是不是应该进化出大量的多核 CPU，让我们能够在做火腿三明治的同时，还能处理猫咪的图片？事实并非如此，原因之一可能是，进化压力对在我们祖先身上进化成功的通用性有利。当获得提示时，我们完成事情的普遍能力来自一个系统，该系统能够从一个抽象的的组合表征库中飞快地建立我们能够想到的任何任务。然而，就是这些表征的通用性使得任何两项复杂任务都可能或多或少地依赖一些重叠表征，它们会相互干扰，因此需要控制系统来解决这种干扰。回到我们之前类比的道路系统，从任意两个起点到任意两个目的地的路线都有可能在某一点交汇，尤其是在枢纽的位置。不管我们是同时执行两项任务，比如开车时致电，还是切换任务，这种重叠都会成为干扰源，因为我们系统中存在前一项任务的效仿干扰。

更糟的是，我们要执行的任务往往任意地堆砌在一起。这使得多任务处理有别于第四章讨论过的层次控制。在层次控制中，通过在任务表征中建立上一级情境表征，以此来避免任务组分的重叠。多任务处理也不同于多任务训练，在训练中，我们会针对某个动作进行成百上千次的练习，直至获得针对性表征，并且可以在自己的轨道上快速而独立地运行。相反，现代世界中执行多项任务时大多是以随机的方式强加在我们身上。我们并未预设过在做晚饭时会收到手机上的推送通知，也不打算在书桌上做些小变动，从写报告转向回复电子邮件。然而它们就在那里，潜藏着众多不相干任务的提示的世界在不断地向我们招手。因此，面对所有这些背景干扰，控制系统要做出调整，以便执行我们想要执行的任务，在不被干扰的条件下有效地展开行动。

没有任何特定的控制过程直接负责多任务处理，这让我们对"多任务处理能力"的探讨有了更深入的认识。任何人都不太可能训练出通用的多任务处理能力，因为压根就没什么可练。但是，由于认知控制在多项任务中能起到抗干扰的作用，因此，一般来说，认知控制能力越强，多任务处理能力就越强。这并不是因为你快速重设了任务，也不是因为你克服了难以逾越的瓶颈，而是因为你抵御了多任务处理背景中不可避免的干扰。

最后，我们回到杰西尔德早在 1927 年就纠正了的观点。通过减少重叠来降低其他任务干扰，是降低多任务处理成本的最佳方法，这也正是尤金・奥尼尔的多任务处理方法的独到之处。确实，他在两部艺术佳作的创作之间切换自如，但他尽可能地让这两项任务的情境保持独立。每张桌子上特有的小图画和小饰品可能有助于他去处理多项任务，而非阻碍。每件物品都会是一个提示，但只是其中一个剧本或是任务的特别暗示。当他坐在其中一张书桌前，周围的一切把他的思绪拉回正轨，并帮助他保持在当下的状态。这真是令人羡慕的理想状态！要是我们只有两项任务，并有足够的办公桌来单独执行每一项任务，那该多好！

第六章

任务终止

1982 年，美国全国大学体育协会（NCAA）篮球锦标赛还剩几秒结束时，乔治敦大学队落后 1 分，正巧队员弗雷德·布朗（Fred Brown）接到了球，这是一次千载难逢的扭转战局的机会。但是，他却把球直接传给了北卡罗莱纳大学柏油脚跟队的詹姆斯·沃西（James Worthy），这是大学篮球史上让人印象最为深刻的失误之一。布朗在输球后这样说道："这只是一瞬间，但是就在这一瞬间，比赛输掉了。在球投出的瞬间我就知道结果不妙，我想伸手把球抓回来。如果有一根橡皮带，我就会用力把球拽回来。"

人类做出行为的地方，就会产生人为失误。因此人类作为行为的有机体，为了生存下去，就有必要阻止自己犯错，事实上，不作为往往正是特定情况下需要采取的行动。上述提到的全国锦标赛并不总是如此惊险，但我们确实有过这样的时候，像弗雷德·布朗一样，希望有一根力挽狂澜的橡皮带。比如，当我们正步入人行道时，一辆卡车可能从拐角处隆隆作响地行驶过来；我们可能控制自己不让眼泪留下来，或者忍住不打饱嗝；我们可能尽量让自己不去想和朋友发生的争吵，不去想萦绕在我们脑海中的记忆；我们可能需要等一会儿再说话，需要控制住自己的脾气，或者避免盯着某人脸上的痣。

“抑制”（inhibition）通常被认为是终止以上各种行为或思想的控制过程。无论从外表行为还是内心思想上，抑制都被定义为一种压制力或是约束力，阻止另一种推力（如运动反应、冲动、想法、情绪）的发生。如果抑制被移除，曾经被抑制的思想和行动就会不受约束地重现。

在这种常见的概念中，甚至在人们想出“认知控制”这样的术语之前，抑制就与自我控制、节制和秩序密切相关。柏拉图将人的境况定义为两匹巨大的骏马之间的冲突，一边代表理性，另一边代表欲望，而抑制欲望对于神智健全的灵魂来说非常重要。基督教传统的灵魂与肉体二元论与此相似。佛教把欲望看作痛苦，把从欲望中解脱出来视作通往开悟的康庄大道。事实上，在许多信仰体系中，禁欲传统将抑制基本欲望和需求视为精神获得圆满的途径。在赎罪日、四旬斋、斋月节期间发誓保持沉默、体验禁欲生活、禁食或禁饮，这些都是出于精神健康，而非世俗目的所进行的抑制仪式。在许多人类文化和信仰体系中，自我抑制表现为控制自己动物本性的能力，是人类通往更高阶生存状态的必经之路。

即使是在宗教背景之外，人类社会也通常会尊崇那些有自我抑制能力的人，在许多领域自我抑制被视为成功必不可少的先决条件。《商业内幕》（*Business Insider*）曾列出“世界上最成功 CEO（首席执行官）的 6 个日常习惯”：

> 早起，几乎是所有成功 CEO 的一个普遍特征。新泽西网队 CEO 布雷特·约马克（Brett Yormark）在凌晨 3：30 起床。维珍美国航空公司 CEO 大卫·库什（David Cush）在凌晨 4：15 开始新的一天。迪士尼 CEO 罗伯特·艾格（Robert Iger）说他每天早上 4：30 起床。通用汽车公司前 CEO 丹·艾克森（Dan Akerso）说他很少在早上 4：30 或 5：00 之后才起床。……如果你想要跻身成功人士的行列，成为其中一名商界大亨，你就不能赖床贪睡。

《商业内幕》认为，CEO 之所以功成身就，不只是因为这些 CEO 生来就天赋过人、富有创新精神、时运相助或家财万贯，还因为他们以异常有效的方式来控制住自己的冲动。当然，打两份工以维持生计的人也会早起，其中一份工作在大卫·库什快要醒来时可能已经开始，但这并不是重点。无论从个人还是社会的角度，人们通常认为艰苦朴素是一种高尚、有益、健康的美德，同时也对不劳而获大加批判。

所以，抑制俗称为认知控制的核心，能够防止冲动倾向或犯蠢，会拒绝吃第二份甜点。然而，虽然我们都承认，可以自发地停止自己的行为或思想，但这并不总是实际抑制过程导致的结果。我们将看到，并非每一种自我克制的实例都归因于抑制。然而，越来越多的证据表明大脑确实有抑制功能，而这些抑制功能是认知控制的关键组成部分。本章中，我们将更详细地探讨抑制。我们将考虑如何使用抑制来控制行为和思想，以及它在大脑中是如何获取支持的。

什么是抑制性控制？

鉴于抑制对人类文化的重要性，其概念在心理学和神经科学中极具影响力，这一点不足为奇。抑制，是现代科学心理学的奠基作之一，如威廉·詹姆斯（William James）的著作，提出后几乎立即成为心理学理论的核心。

詹姆斯认为抑制与大脑思维过程紧密相关，因此在其《心理学原理》（*Principles of Psychology*）一书中，该术语作为一种生理过程多次出现。然而，在其对本能描述的章节中，有关抑制的这个心理学概念开始发挥出它的核心作用。詹姆斯提出，后天养成的习惯会抑制我们的本能倾向。在他看来，根源性本能（如饥饿感）会驱使我们去采取某些行动，但是这样做会形成一种习惯，而一旦习惯养成，它就会取代本能，从而抑制本能。詹姆斯认为，从那时起。我们不再寻找被取代的新习惯。

例如，由于饥饿，婴儿会本能地吃父母给的食物。然而，当大一点的孩子养成吃鸡块的习惯后，他们便不再对陌生食物产生饱餐一顿的冲动。一盘热气腾腾的黄粉虫摆在西方人面前，他们大多数人会感到非常恶心。在詹姆斯看来，这一转变表明我们特定的饮食习惯抑制了基本的食欲。

詹姆斯通过习惯学习，对抑制这一概念进行了扩展，以解释大多数根源性本能的抑制现象。虽然偏好发展中的关键期概念在今天仍然存在，但不再有人认真对待抑制本能这一特殊理论。事实上，稍加推敲，詹姆斯的观点便不攻自破，例如，詹姆斯提出，一个人拥有自己的家或配偶，自然会取代自己觊觎别人的房子或伴侣的本能欲望。他在这一论断中所表现出来的笃定让人不禁发问，詹姆斯与 19 世纪晚期的波士顿社会错位有多严重？

尽管詹姆斯对各种关系的看法并不复杂，但他提出的抑制机制却有细微但关键的区分。他并不是说，我们的本能受一种明显的抑制机制支配，该抑制机制对我们的冲动施加了一种抑制力。而是认为我们并不直接抑制自己觊觎邻居家的欲望，相反，在詹姆斯的心理学中，当一种冲动被某种其他的倾向取代时，该冲动便会受到抑制。因此，抑制作为一种结果，通过一种本身不直接起抑制作用的机制发生。

当时其他的心理学流派确实提出了直接抑制心理机制。首屈一指的是西格蒙德·弗洛伊德（Sigmund Freud）提出的心理动力学理论（psychodynamic framework）。总体上，虽然从科学理论的角度看，弗洛伊德解释精神疾病的言论存疑，但是从世俗的角度来说，其因贴近西方宗教观念而闻名于世。毫无例外，抑制属于这一主题。凡是被灌输灵魂三分法或看过以精神与欲望为核心的柏林戏剧的人，对抑制并不陌生。同样，弗洛伊德把精神看作本我、自我和超我之间的冲突。抑制可以通过克制我们的冲动，将“本我”控制在意识层面以下来调节这种冲突。在意识的层面下，“它”不能有意识地用行为去表达自己。当这些抑制过程出现问题，失去稳态平衡时，其结果就是出现精神机能障碍。

因此，弗洛伊德认为，抑制是一种可以抑制我们基本欲望，并牵制欲望使其与特定规范、性格特征保持一致的直接抑制力。欲望自身不断拉紧自己的绳索，渴望获得自由。因此，最大限度地抑制欲望会导致其以病态的形式表达出来。在弗洛伊德的心理防御理论中，抑制发挥了类似的作用。在该理论中，抑制用于将创伤和想要遗忘的记忆压制到潜意识中，在潜意识中，它们可能会给我们造成下意识的伤害。此外，弗洛伊德认为，抑制过程本身是一种内在努力，即我们需要付出努力来压制内心深处的冲动。值得注意的是，最后的这一想法再次出现在当前一些关于认知努力或“意志力”的理论中，这些理论将内在成本归因于认知控制。我们将在下一章更详细地讨论这些观点。

需要强调的是，弗洛伊德心理动力学理论在这些方面几乎没有什么科学依据，事实上，科学心理学和神经科学从未真正认真看待心理动力学理论。它们的受欢迎程度大多体现在临床心理学和人文学科中，在那里，弗洛伊德的观念颇受文学评论家们的欢迎。然而，如果我们不认可弗洛伊德的思想，那么任何关于抑制的讨论都将是不完整的，因为它对后来的心理学家的思想产生了不可否认的影响。撇开他的一些更虚幻的概念，弗洛伊德致力于研究“抑制”的两个重要维度，这两个维度在后来的科学理论中得到了验证。

首先，弗洛伊德假设抑制是一种独立的心理机制，该机制可以抑制但不会消除持续冲动。这种主动抑制机制与威廉·詹姆斯的抑制概念形成对比，后者认为抑制是学习和习惯替代的结果。詹姆斯将结果描述为抑制性，在弗洛伊德看来，抑制是过程本身。

其次，弗洛伊德想当然地认为，抑制不仅仅作用于运动反应，还能作用于思想和记忆。神经学家曾将抑制定性为一种抑制过程，但抑制的目标是神经反应或肌肉运动的拮抗作用。同样,巴甫洛夫曾提出条件性反射会受到其他关联事物的抑制，只有在抑制消除时，条件性反射才会重新出现。然而，这些观点完全侧重于显性反应及其与条件刺激的关联上。相反，弗洛伊德认为抑制也适用于运动功能之外的精神生活，而这一点至今仍有争议。

20 世纪初，行为主义时代的研究长期毫无进展，抑制这个概念基本从心理学中消失。然而，在行为心理学家犹豫不决长达半个世纪之久时，神经科学家却接过了火炬，并继续力证和研究神经系统中抑制过程的真实性。作为研究结果，他们明确地将抑制定性为神经元之间的信号传递过程，并记录了其在系统层面上的表达，包括 20 世纪 50 年代和 60 年代对基底神经节去抑制性网络的早期表达。因此神经科学将抑制定位为一种机制，并对其进行了具体的定义。

20世纪50年代，随着行为主义的衰落，认知心理学家再次拿起接力棒，开始重新阐释心理抑制概念。乔治·米勒、尤金·加兰特和卡尔·普瑞布拉姆强调，在其TOTE模型最后的“退出”步骤中，抑制是控制流的一种外显机制。通过观察神经科学中兴奋性神经与抑制性神经相互作用的拮抗系统，其他认知心理学家直接受到启发。抑制性影响抵制促进性影响，并在注意力、记忆力、知觉和语言研究中作为一种理论手段出现。事实上，抑制作为一种概念，随处可见。在任何时候，只要人的行为放缓，或者他们无法做出某种反应，就可以从抑制的角度来解释。通常这些抑制机制被概念化为一种控制过程，即一种与目标相关的反作用力产物，该产物阻止了无关或起反作用的过程对思想或行为施加影响。

神经心理学家和神经学家试图理解额叶受损带来的缺陷，他们同样强调抑制是一种认知控制过程。在额叶缺陷综合征中，这些科学家发现了一种常见的抑制性问题。有些科学家甚至提出，抑制性控制可能是前额叶皮质中难以捉摸的统一功能。这种单一过程想法的较强形式在后来被舍弃，但很容易看出，为什么即使是额叶综合征的细微症状特征，也会导致神经科学家将前额叶皮质与抑制功能联系在一起。

例如，回想一下第一章布伦达·米尔纳的“奇特的割裂”现象。在这章中，患者在进行威斯康星卡片分类测试的最初，能够掌握正确的分类规则；但当规则发生变化时，他们却不能舍弃原先的规则。他们固执己见，即使当他们意识到自己未对卡片进行正确分类时，也无法停下按照过时的规则来进行分类的行为。由于未能夯实先前的激励政策，这也可以解释为抑制性控制丧失。

在与他人的交往中，额叶病患者也是出了名的无拘无束，在社交上不拘一格，说话冲动而不合时宜，或谈论不恰当的社会话题，或表现出亢进的性欲。

神经学家理查德·布里克纳（Richard Brickner）在1935年对患者A进行了详细的描述，他用了整整一章的篇幅来论述“抑制损伤”。患者A曾是纽约棉花交易所的一名股票经纪人。在1918年，因肿瘤手术而切除了部分前额叶皮质。A有一种“特有的冲动”，即口无遮拦、随心所欲。在遇到某人时，他可能会说：“我不明白为什么要和你握手，但我会这样做。”他会“以轻度狂躁的方式不停地说话，明显表现出天马行空的思维跳跃性”。布里克纳还提供了许多例子说明患者A在社交上有严重的好色行为。

这些不当行为都可以定性为抑制失败。事实上，从广义上来说，我们可以在大多数认知控制问题中发现抑制，因为这些认知控制问题总是涉及一些不相关或不恰当的反应或想法，需要予以避免、抑制或克服。实验室里的情形也同样如此，对执行斯特鲁普任务的干扰可能来自无法抑制识读字义的习惯。由于未能抑制优先的竞争性任务集，任务切换成本更大。层次控制要求抑制某些子任务或规则集，以支持新的子任务或规则集。

然而重要的是，“抑制”这个术语可能具有误导性。追溯“抑制”这一概念的渊源，它已具有不同的意义和作用。在试图将抑制过程确定为大脑中一种独特的控制机制时，这种模糊性带来了困惑和问题，因此有必要阐明我们所说的这个术语的含义，弄清我们对真正的抑制控制过程的最低要求可能是什么。

第一，使用抑制一词作为行为或认知方面的一种抑制力，不应与前面章节讨论的神经抑制相混淆。神经抑制指的是神经元之间的相互作用，这种相互作用减少了一个神经元发出信号的可能性。这似乎是一种行为或认知抑制机制，但事实未必如此。例如，从第三章和第四章中，我们了解到皮质—纹状体门控机制是通过利用去抑制链中的抑制性神经元，从而选择做出某种行为，而非抑制某种行为。因此，在这种情况下，神经抑制放大并表达了动作，而不是抑制了动作。

相反，神经层面上的兴奋可通过简单选择另一种行为或仅仅让一个神经代码的干扰变大而抑制行为。如果我想抑制人们在我办公室外说话的声音，我只需在办公室里放一些音乐来掩盖他们的声音。这是一种也可以在神经元中运用的兴奋性抑制方式。的确，虽然前额叶皮质对于抑制行为来说必不可少，但前额叶神经投射具有兴奋性，而非抑制性。

第二，“抑制结果”和“抑制过程”之间的区别不应模糊化。仅仅因为我们观察到一种行为受到抑制，这并不意味着行为停止的背后总是会有一个抑制过程。例如，如果我选择在下午 5

点左右下班回家，相较于非高峰时期，我预计通勤时间会大大增加。所以严格来说，我回家的过程受到了抑制。这种放缓并非由于我的汽车受到任何特定的抑制影响。当然不会是在黄昏时分，疯狂的布朗大学副院长突然出现，把绞盘装到教职工车上，然后把我们拖回办公室。我回家的速度变慢是因为正值高峰时期，其他人都在同一时间回家，道路的承载力有限。如果车辆数量超过了道路承载力，我就只能排队等候。如此一来，即使没有直接抑制过程，我的行程却受到了抑制。

同样，延缓或终止一个想法或一个行为本身并不需要抑制过程在大脑中行动起来。相反，受抑制行为可能反映出未能在第一时间启动该行为，或者在处理过程中出现交叉对话或干扰。类似于詹姆斯的抑制替代机制，我们的行为抑制可能是一种认知过程的结果，该认知过程选择合适的事情，而非抑制不合适的事情。因此，我们可以解释许多冲动现象或错误行为，而不必援引失败的抑制机制。事实上，研究执行功能的杰出神经心理学家唐·史塔斯（Don Stuss）和米克·亚历山大（Mick Alexander）对额叶执行功能障碍综合征所破坏的功能进行了广泛且综合的解释，其中他们将抑制性控制明确地排除在外。他们声称，大部分（如果不是全部）额叶损伤后的抑制性缺陷可用监控、动机或任务设置方面的缺陷来解释，而不是抑制方面的缺陷。

第三，大脑中可验证的抑制情况无须中枢抑制控制过程，但会在我们做出选择后，作为副作用呈现出来。大脑中有许多名为侧抑制机制的例子，即某个细胞群的激活会抑制附近的另一个细胞群，且常常就任务的处理相互竞争着。因此，举例来说,如果两个细胞向空中同一地点但不同方向的物体发射信号，其中一个细胞可能受到抑制，而另一个细胞则处于活跃状态。这种相互作用是第五章讨论过的注意力偏向竞争模型的基础。关注一个地方会抑制对另一个地方的注意力，形成彼此竞争。

那么，侧抑制不是一种抑制性控制机制吗？是，也不是。当神经编码参与竞争时，其可能受到抑制。该机制让神经表征更难激活，或让反应路径更难遵循。从这种意义上来讲，侧抑制具有抑制性。然而，这种抑制的关键来源实际上是兴奋信号。选择抑制对象应针对相关细胞群的局部侧抑制作用，而非抑制无关细胞群。因此我们可能还想从中枢抑制控制过程中获取更多的东西。要证明我们具有抑制性控制能力，则需证明中枢机制以目标为导向的方式抑制活跃的神经表征。

我们已经讨论过,大脑中有一个这样的抑制性系统,即“不行动”路径。需要提醒的是，纹状体内“行动”路径激活后将不再抑制皮质丘脑驱动，相比之下，该路径的启动选择了一种反射或工作记忆表征来进行控制。相反，“不行动”路径激活后会加深丘脑皮质驱动的神经抑制，因此会使“行动”路径更难发挥出抑制作用，从而有效抑制工作记忆中特定的待处理反应或语境表征的放大。这一动态过程被称为“不行动”路径的真实抑制作用。它不是在选择另一种行动方案；相反，它抑制了“行动”路径对特定动作或工作记忆表征的作用。

然而，重要的是，还有一个关键抑制过程也与基底神经节有关，但我们到目前为止还没有讨论过。这种抑制过程直接产生抑制作用。这种抑制系统不仅可以阻止激活类似“不行动”路径这样的特定皮质表征，还可以迅速抑制已激活的表征。这是大脑的“终止系统”，它的故事始于简单的控制行为。

奔跑到终止

范德堡大学心理学家戈登・洛根（Gordon Logan）在其职业生涯中为我们理解认知控制做出了许多杰出的贡献。而且，洛根比其他任何人都更善于从可验证行为（如抑制）来理解认知控制。洛根曾将这个研究比作用手在小溪里抓鱼，你只能辨认出鱼——它在水面下闪闪发光，但当你试图抓住它时，鱼早已逃之夭夭。认知控制也是如此，就在你以为终于看到它，伸手去抓时却发现它已消失不见。

正如我们在本章中所见，“抑制”长期以来就是这些鱼中的一种，看似具有抑制性的行为，其实是源于根本没有直接抑制作用的机制。那么，在未能启动一项行动或选择其他对象的情况下，我们如何以一种无法解释的方式来测试“抑制”呢？我们如何测量“抑制”？在1984年发表了一篇开创性论文之后，戈登・洛根在其系列研究中试图通过“终止信号”任务来直接解决这些问题。

在基本的“终止信号”任务中，受试者面临两种信号，分别为“行动”刺激信号和“终止”刺激信号。在每次试验中，“行动”刺激信号都会出现，提示受试者尽快做出特定动作。例如，“行动”刺激信号可能是一个指向左边或右边的箭头。因此在每次试验中，他们都会用左手去按左边的箭头，用右手去按右边的箭头。

在一些偶然、不可预测的试验中，行动刺激信号出现片刻后就出现终止刺激信号。终止刺激信号可能是一种语气，告诉受试者取消其对行动刺激信号做出的任何反应，换而言之，每次试验中受试者都会对“行动”刺激信号做出快速的反应。但是，当终止刺激信号出现时，他们需要以某种方式取消这种反应，他们必须停下来。

该项任务为测试真实抑制性控制提供了巧妙的方法。第一，选择其他反应或未能启动反应的间接后果，很难解释行动刺激信号的抑制反应，而且也没有其他反应可选。然而，终止刺激信号的反应是取消已选择并已开始的反应。第二，每次试验都有行动信号，而终止信号出现在行动信号之后，所以根本不存在难以区分人们是选择了抑制执行，还是一开始就决定不执行的问题。

当人们成功地抑制执行这个任务时，他们根本没有做出反应。那么，我们如何衡量这个过程？我们如何测量某事“没有”发生这一过程的速度呢？要解决这个问题，还需要进一步详细描述该任务。

回想一下，终止信号出现在行动信号之后。发出行动信号和终止信号之间的时间间隔称为“终止信号延迟”（stop-signal delay）。当终止信号延迟时间很短时，比如在0.05秒至0.2秒之间，人们更容易停止他们的反应。但是，延迟时间越长，人们就越可能在应停下的时候做出错误的反应。在这种情况下，他们就像弗雷德·布朗把球传给詹姆斯·沃西一样：他们知道这个动作是错误的，但已经覆水难收。

洛根和科万表示，这种在行动和终止信号之间延迟时间，就像在运动和取消运动的终止信号之间进行赛马。如果运动指令赢得了比赛，你就开始行动。如果终止信号赢得了比赛，你就停止行动。在比赛开始时，终止信号的延迟时间决定了给运动神经下达信号的时间，如果延迟时间足够长，那么终止信号就难以追赶上来。

这样一来，我们就有了一种便捷方法去测量抑制过程的速度。举例来说，假设我正在和奥运会冠军兼世界纪录保持者尤塞恩·博尔特（Usain Bolt）进行100米短跑比赛。在这个例子中，我代表较慢行动信号，博尔特代表快速终止信号。就像我们测量终止时间一样，我想要测量博尔特完成100米短跑的时间，然而我手边没有秒表，但是假设我有一把带有计时器的发令枪，我可以在发令枪开火前设置任意的延迟时间。我们商定，通过推迟发令枪发令的时间，我会在比赛中领先博尔特一步。当计时器开始计时时，我起跑，然后博尔特将在枪声响起时起跑。当我获得6.42秒的领先优势时，博尔特再出发，我才能和博尔特同时到达终点。我跑100米需要16秒，所以我只需从 16 秒中减去 6.42 秒的起跑延迟时间，瞧，博尔特完成比赛的时间一定是 9.58 秒（当然，这种场景不现实。作为一个优秀的实验者，我绝不会在没有某种秒表的情况下被赶上）。

我们可以通过类似的逻辑来估算抑制的速度。我们测量在只收到行动信号时，做出反应所需的时间，也就能得到运动指令完成赛跑的速度。然后，我们延长或缩短终止信号延迟的时间，直到获得一个时间点，即在中途无法停止做出反应。该时间点能为运动指令提供足够长的领先时间，使其在每次比赛中都能追平更快的终止信号。

如果我们从行动信号发出到终止任务的时间中减去终止信号延迟时间，则差值就是抑制运动反应所需的时间，我们将此时间称为“终止信号反应时间”（stop-signal reaction time），这是一种测量抑制控制能力的方法。换句话说，一个人的终止信号反应时间越短，其抑制过程就越强。

但这种测量抑制的方法取决于赛马的逻辑，并且该逻辑假定骑手彼此独立，即在单独的赛道上比赛。如果终止信号根据运动指令的类型变快或变慢，或者，如果骑手占据同一赛道并相互干扰，则这些测量将会出现系统性的偏差。洛根和科万在研究中提出的证据表明，如果终止信号和行动信号之间相互干扰，在执行这项任务的过程中，人们的行为多半会遵循一种预期的模式。此外，针对大脑的研究表明，这种快速终止可能确实是通过一个皮质—基底神经节路径实现，该路径与“行动”的皮质—纹状体路径不同。

终止取决于独特的额叶—基底神经节网络（图 6.1），人们在执行终止信号时，该网络在终止试验中保持活跃，但在执行行动信号时却不活跃。而且，额叶—基底神经节网络表现得更活跃的人，停止速度也更快。相反，人们对行动信号做出反应时，一直能观察到皮质—纹状体路径的活跃。我们到目前为止一直在讨论皮质—纹状体路径，此路径在前额叶皮质中和皮质下是截然不同的网络。因此，尽管选择性门控依靠皮质—纹状体回路，但终止信号由一个不同的网络执行。

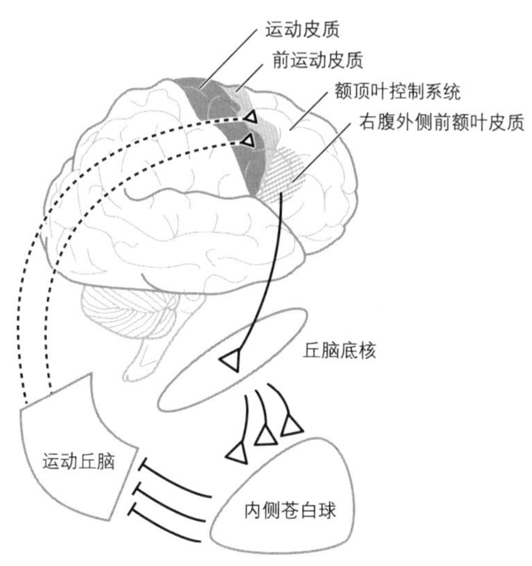

图 6.1　示意图显示大脑皮质（运动和前运动皮质以及右腹外侧前额叶皮质）与下皮质结构之间的回路：丘脑底核（STN）、内侧苍白球（GPi）和运动丘脑（motor Thal.）。前运动辅助区也参与了该网络。改编自阿伦等人（Aron et al.）（2016）的图 1A。

额叶—基底神经节路径是如何引起终止的呢？右腹外侧前额叶皮质（RVLPFC）和背内侧前额叶皮质向下连接到一个称之为丘脑底核的皮质下结构。这些路径很可能传输了一些与终止条件有关的背景信息，丘脑底核的兴奋性神经元投射到内侧苍白球。当你回顾第三章时，会发现内侧苍白球抑制丘脑皮质驱动并阻止运动，因此通过丘脑底核的这条路径，只需几个神经突触，就能影响内侧苍白球，并迅速抑制皮质活跃以作出反应。这样做就绕过了纹状体以及行动细胞和不行动细胞之间更耗时的协商。这意味着，即使行动路径门控决定输出一个动作，如用左手握箭，这条通过丘脑底核的快速终止路径也能在动作发生之前迅速终止该动作。

尽管不是没有争议，但这种通过丘脑底核快速抑制控制的模式是该领域中最有力的解释，这在很大程度上归功于剑桥大学的特雷弗·罗宾斯（Trevor Robbins）、加州大学圣地亚哥分校的认知神经科学家亚当·阿伦（Adam Aron），及其合作者严谨而精妙的研究工作。

首先，有证据表明该网络中的每个结构对终止而言都必不可少。在一份早期的报告中，阿伦和罗宾斯在测量终止信号反应时间时观察到，中风患者右腹外侧前额皮质的损害程度与其终止强度呈负相关，这是由停止信号反应时间衡量的。重要的是，在终止动作方面存在的这些缺陷并不是因与选择性门控相关的额顶叶控制系统区域受损而引起的。这种不相关再次表明，我们目前所讨论的额叶控制系统和这个抑制性网络具有不同的控制功能。

其次，该抑制性网络实际上是这些区域协作实现快速终止的网络。神经网络的皮质和丘脑底核直接通过白质纤维束连接，它们之间能够进行快速的通信，并且连接的完整性与终止强度相关。此外，对人和动物进行的终止刺激研究都发现这些区域中低频神经波动的特征性增加与抑制的发生密切相关。换言之，在人们终止反应之前，该网络在一个特质的带宽上的颤动就会增加，就像将短波收音机调至某个特定的频道一样。有趣的是，当人们感到惊讶时，在大脑中的这个带宽的颤动也会增加。我们都会为出乎意料之事感到惊讶，比如，一扇门突然砰的一声关上，有人从后面把手搭在我们肩膀上，一只狗在我们途经的栅栏后面开始吠叫，或者有一只鹿在我们车前方穿过马路。其中一些事件，例如鹿穿马路，需要我们快速改变行为；其他事件，比如门猛地关上，可能不需要。但是这些事件的共同点是，它们要求我们暂时停止行动并判断情况是否已改变，以及我们是否需要采取新的行动。因此，当出乎意料的事件发生时，我们会暂时停下来。可能只有片刻，但行动却停止了。阿伦和简·维塞尔（Jan Wessel）在几项研究中发现惊讶情绪会调动前文所述包括丘脑底核在内的网络，并在暂停前具有相同的颤动神经特征。

丘脑底核位于终止回路的中心。大脑的这一区域是位于丘脑下方的神经元簇，研究认为由于丘脑底核对内侧苍白球的影响是巨大的，它对终止行动至关重要。为了最终证明丘脑底核对终止行动的必要性，我们必须进行只有在动物模型中才可能进行的回路断裂。最近，凯瑟琳·法夫（Kathryn Fife）、托马斯·赫纳斯科（Thomas Hnasko）以及加州大学圣地亚哥分校的包括亚当·阿伦在内的其他合作者提供了这一明确的证据。他们运用了一种被称之为“光遗传”（optogenetics）的技术，测试了丘脑底核对终止行动的必要性。

目前，“光遗传”技术正在彻底地改变神经科学。通过该技术，科学家可以使用特定波长的光来刺激特定的回路。基本程序需要运用一些基因技术，以便生成具有光敏离子通道的神经元，且当特定波长的光投射到光敏离子通道上时，它们就会做出反应。根据不同的通道，有的会刺激活跃细胞，有的会抑制细胞。与电刺激等其他种类的刺激相比，该方法的优势在于光遗传可以实现高度特异性。由于老鼠大脑中的自然神经元不会对光做出反应，因此将光照射到大脑皮质的特定区域只会刺激经过基因改造对光敏感的细胞。这是确定不同细胞如何促进整个回路的有效方法。

法夫和她的同事们采用这种方法测试了老鼠的丘脑底核。在试验中，老鼠将通过舔喷嘴来得到一些草莓牛奶，他们可以通过舔的数量和频率来准确测出老鼠的舔舐动作。使用光遗传刺激技术，用激光来激发老鼠丘脑底核中的细胞，每次受到激光刺激时，老鼠舔舐的动作都会停止。因此，刺激丘脑底核会抑制运动反应。但这种逻辑推理并非完全正确。也许这种刺激只是引起了老鼠对燕麦的渴望，因此阻止了其对牛奶的渴望。

我们需要证据证明，在适当的情境下，如果不通过丘脑底核就不会终止行动。

科学家凭借惊吓状态下的终止网络解决了这个问题。如果在老鼠舔舐的时候，我们突然播放声音，老鼠将暂停舔舐，如前所述,这种因意外事件引起的暂停需要通过丘脑底核路径。因此，我们通过光遗传学刺激技术来抑制丘脑底核，而不是在意外事件中刺激丘脑底核。当激光打开时，突然播放的声音不再诱发先前出现过的舔舐暂停，换句话说，通过让丘脑底核断开连接，突发事件出现后，老鼠没有快速终止动作。这有力地证明了丘脑底核能终止行动。

丘脑底核能发出终止信号的另一重要特征：丘脑底核能对所有动作产生影响。在第四章中，我们讨论了在执行连续任务过程中使用经颅磁刺激技术安全刺激大脑和干扰皮质活动的实验。然而，经颅磁刺激技术也可以是一种刺激，即通过刺激神经元来引发反应。例如，如果在运动皮质上进行经颅磁刺激，将会引发一个动作，我们可以将其作为肌肉中的神经元膜电位来测量。这种刺激相对精确，比如，通过刺激运动皮质的正确位置，可以引发单个手指的动作。

即使没有明显的动作，科学家也可以测量肌肉中产生的电脉冲，即“运动电位”（motor potential）。这些运动电位反映了神经活动沿着皮质脊髓束传播。有趣的是，如果我在你意欲活动你的手指但还未行动时震动你的运动皮质，经颅磁刺激脉冲会比你还未准备运动时产生更大的运动电位。这是因为准备运动会使你的运动皮质更加兴奋，因此，相同的经颅磁刺激将产生更大的输出。科学家可以利用这种现象，用经颅磁刺激引起的运动电位来测量特定时刻运动皮质的兴奋程度。运动电位越大，皮质必定越兴奋。同样，如果电位小于控制基准，证明皮质受到了抑制。

为了弄清终止网络所引起的抑制作用是整体的还是特定的，阿伦和同事使用了以下方法来测试。他们设计了不同版本的终止信号任务，根据任务的不同，人们必须终止不同肌肉群的运动。因此，在一个版本的任务中，行动刺激可能需要眼球的运动，而在另一个版本的任务中，则需要腿部的运动或手部的运动，终止试验需要终止这些运动。

在终止试验中，阿伦和同事使用经颅磁刺激技术来刺激运动皮质的不同部位，例如，如果有人在做眼球运动，他们会刺激运动皮质的手部区域并测量手部的肌肉电位。因此，不能用任务目标来解释任何终止运动对皮质兴奋性的影响。如果这项任务不需要移动手部，那么它也不需要抑制运动皮质的手部区域。

阿伦和同事发现，当人们必须终止运动时，哪个特定的肌肉群被终止并不重要，因为所有运动电位均受到了抑制。换言之，如果他们终止了眼球运动，运动皮质手部区域的经颅磁刺激脉冲会导致手部肌肉的运动电位降低。这意味着，专门用于手部运动的皮质区域受到了抑制，即使没有要求移动手部或终止手部运动。作为眼球运动终止的附带效应，手部运动也会被抑制。通过丘脑底核终止运动既快速又全面。除了执行控制的速度之外,这种整体范围内的影响还借助用于门控的纹状体,将该抑制网络与“不行动”路径区分开来。皮质—纹状体和往返于丘核之间的构成“行动”“不行动”路径的连接映射具有很高的特异性。这让特定的皮质集合体选择性地进行门控或拒绝进行门控，但是过程更慢。当一个人需要优先考虑速度而非特异性时——例如前面有汽车迎面驶来，要先停下来，再走到马路上——丘脑底核路径引发的快速而全面的终止动作是至关重要的。总之，特定的前额叶皮质—丘脑底核路径对于快速、整体的抑制运动至关重要。该路径的动作被准确地描述为抑制性控制的核心行为。这是一个以目标为导向的抑制过程，其结果是动作被抑制。然而，这些抑制行为都在运动区域，用来终止运动。剩下的一个关键问题是，这种抑制控制是否也延伸到了思维层面?

终止认知

我们能抑制思维吗?思维本身当然是会自发地分散注意力的，有时抑制思维是有好处的。我们会发现自己正在思考以后想要做的事，而不是现在正在做的事，我们可能为生活中的不顺郁结太久了，有时，小事占用了我们太多本不该占用的时间。我们可能会发现自己在回想聚会上某个人信口开河的言论，或者自己在工作中遇到的挫折。我们可能在脑海中反复思考一些事情，直至某个时刻它们不再困扰我们，或者我们只不过对其重新审视一下，抑或将其藏在心底继续前行。

有些人无法以这种方式继续前行。对于这些人而言，非意愿的想法可能会具有侵入性，有时甚至会导致心理健康问题。例如，强迫症患者可能会一再觉得自己忘了锁好房门或者怀疑在开车上班途中无意中撞到了行人。即使他们再三地检查门锁的情况或开车沿着上班路线再走一遍，这些侵入性的想法仍如影随形。他们似乎无法阻止这些想法产生或阻止其持续存在。

再比如，经历过创伤事件的人有时会发展为创伤后应激障碍，即 PTSD。创伤后应激障碍的一个特征是，创伤经历中的非意愿记忆侵入后，不由自主地浮现在脑海中，造成情感上不堪重负的痛苦和烦忧。创伤后应激障碍往往与抑郁症和自杀相关。这些人无法控制这些记忆何时以何种方式出现在脑海中，也无法控制这些记忆一旦出现所产生的影响。记忆专家丹尼尔·夏科特（Daniel Schacter）在自己的作品《记忆的七宗罪》（*The Seven Sins of Memory*）中将这些侵入性记忆描述为“纠缠罪”（sin of persistence），即我们无法摆脱那些我们想要忘记的记忆。

侵入性记忆占据并支配着我们的思维和生活，抑制认知控制机制可能是我们对付这些侵入性记忆的防御措施之一。但是，我们能使用抑制来控制自己的思维吗？比如能否在思维占据我们的工作记忆之前就将其阻止在大脑之外或将其抑制住？

当然，正如我们已经讨论过的，在许多情况下抑制这些侵入性思维或记忆是一种结果，但可能不是抑制机制的结果。想一想社会心理学家丹尼尔·韦格纳（Daniel Wegner）提出的“不要想白熊”这一经典挑战，抑制想白熊的念头很难。实际上，我们一听到这个指令，下意识地就会立即想到那只粗鲁无礼的白熊，它毛茸茸的脸上可能挂着洋洋得意的笑容。但我们可以做到不去想它，至少暂时如此，比如通过思考其他事情而将它搁置一边。

因此，本书迄今为止所讨论的计划和工作记忆门控系统，完全可以通过在工作记忆中优先获取与任务相关的信息和目标，来处理避免思维分散的情况。选择这些可以取代阻碍我们脑力工作的其他认知。然而，最近的证据表明，与丘脑底核相关的快速抑制系统影响的不仅仅是简单的运动反应，它也会影响我们思考和做决策的方式。

考虑一下，在时间紧迫的情况下，你可能需要做出的艰难决定。例如，你外出与朋友共进晚餐，服务员过来请你点餐。菜单上只有些乏善可陈的选项，没有一道菜能特别吸引你。或者更糟糕的是，有两道菜看起来很诱人，但你只能选择其中一道菜。服务员满怀期待地看着你，笔停在记事本上。你一项一项地看，希望页面上的文字能以某种方式替你做出决定。

你该怎么办？通常在类似这种情况下，你请服务员先替其他顾客点餐，再回到你这里来，你给自己更多时间来做决定。在暂停点餐期间，菜单上并不会神奇地出现某些新信息。不过，在这种情况下延迟点餐实际上是一种非常具有适应性的选择，因为在你不确定时，为了做出更好的决定，适度延迟艰难的选择是一个很好的策略。

心理学家将此策略称为“速度与准确率的权衡”。给自己更多的时间来做决定，我们做决定的准确率就会随之提高，因为我们不太可能被快速或冲动做决定的影响所左右。在某种意义上说，我们已收集了更多的信息。

当然，延长不必要的时间需要付出高昂的代价，所以在理想情况下，我们可以根据决策本身的难度来调整我们做决定所花的时间。例如，我无须花太长时间决定要吃扇贝还是油炸牛脑三明治。对我而言，赞成吃扇贝的证据不胜枚举，足以让我迅速做出决定。但是，如果我面对的选项让人左右为难，如扇贝与箭鱼，我想要给自己更长的时间来做这个决定。

大脑如何执行这种控制？我和迈克尔·弗兰克合作了一个项目，研究在艰难决策过程中支持放慢速度的神经系统。我们向参与研究的受试者展示了一系列抽象的图像。每个图像对应一个特定的按键，在85%的情况下该按键会获得积分。基于每个图像以及他们对图像做出反应后收到的反馈，受试者要找出哪个按键是最有可能赢得积分的。重要的是，在学习这些按键功能的过程中,受试者将面临一系列要按哪个按键的决定。前期，在几乎不知道与每个反应相关的价值时，他们所做的这些决定具有高度的不确定性。随着受试者了解的越多，他们做决策时的不确定性变得越来越小，尽管这种不确定性仍会有所波动。因此，根据每个人执行任务的具体体验记录，我们可以估算他们每个决定的不确定性，并为其分配一个数值。我们发现，当选择更不确定时人们会放慢速度，因为他们做决策的阈值提高了。他们根据自己的不确定性来调整自己的决策——这是一种控制行为。

接下来，我们测试了大脑如何应对这些不确定性增加的问题。为此，我们使用功能性核磁共振成像和脑电图同时记录他们的大脑活动，以测量神经信号出现的位置和时间。我们发现，决策过程中的不确定性增加与内侧前额叶皮质—丘脑底核之间的低频振荡交流增强有关。反过来，丘脑底核活动增加与人们放慢速度并做出更保守的决策相关。实际上，不确定的决策让丘脑底核减慢活动速度。通过刺激其在内侧苍白球中的靶标，丘脑底核在丘脑皮质驱动下趋于稳定，并抑制任何反应。因此做出任何反应都需要更多条件。

当然，这些来自神经影像的相关性并不能提供证据证明丘脑底核在不确定的情况下确实导致了其速度减缓，不像它在终止动作时所做的那样。然而，其他研究已经提供了证据。这项工作的重点是研究了其中一群接受“深部脑刺激”治疗的晚期帕金森病患者。

深部脑刺激是晚期帕金森病的有效治疗方法。植入刺激器需要进行脑外科手术，因此通常只在多巴胺药物的疗效不稳定时才被使用。在与药物相结合使用时，接受深部脑刺激的患者症状明显减轻，尤其是那些与震颤、迟钝和僵硬有关的症状明显减轻。重要的是，刺激的大脑靶标正是丘脑底核。虽然其确切作用仍尚待研究，但该刺激可能对丘脑底核有破坏作用，因此降低了其对反应的抑制作用。所以通过开启与关闭刺激器对患者进行测试，我们可以检测丘脑底核在执行涉及决策类任务中的作用。

詹姆斯·卡瓦纳（James Cavanagh）、迈克尔·弗兰克及其合作者在一系列实验中观察到，当开启患者的刺激器时，患者做了更快、更冒险的决策，当患者面对高冲突的艰难选择时，他们的反应太快而常常出错。

这些结果支持如下假设：强制减速从而提高决策所需证据的阈值，这样通过终止系统施加抑制，就可以影响决策。

这真的是终止认知吗？有人可能有理有据地争辩说，上述例子仍然完全是关于终止运动的。事实上，终止系统会阻止实际反应，这会产生一个副作用，即有更多的时间来进行思考和斟酌，但是仍然无法直接抑制特定的思维或记忆。

对于抑制思维的证据不太丰富，部分原因是由于它所面临的挑战。尽管如此，认知神经科学家迈克尔·安德森（Michael Anderson）进行的一系列令人印象深刻的创新实验很可能是我们现有的关于抑制认知的最有力证据。他的重点一直放在我们如何主动抑制记忆上。

安德森在其职业生涯中，开发出了一种巧妙的实验范式，围绕“思考 / 不思考”任务来抑制记忆。思考 / 不思考任务在某种程度上像终止信号任务，只是受终止的动作是一种记忆检索行为，而不是一种肌肉运动。在基础实验中，受试者从一个学习阶段开始，在此阶段提供给他们一系列单词组合，要他们找出彼此间的关联性。因此，他们可能会看到任意的单词组合，如“金枪鱼—椅子”“指甲—浆果”等。

然后选出这些单词组合中的一个子集，在实验的下一个阶段——“思考 / 不思考”阶段——使用。在此阶段显示单词组合中的一个单词作为提示，而另一个单词则不显示，如“金枪鱼—？”，这就是让问题变棘手的地方。如果显示的单词是绿色的，人们必须记住该单词组合中的另一个词，在本例中为“椅子”。然而，如果单词是红色的，他们就不能想到组合中的另一个词。换句话说，在他们看到红色的“金枪鱼”时，他们需要压抑关于“椅子”的记忆。在这样的任务中，无论受试者是否想检索该单词,都会在脑海中检索与提示词配对的单词。因此如果志愿者得到不思考指令，他们必须以某种方式抑制这种检索，并且不思考其关联的单词。

当受试者完成思考 / 不思考阶段的任务后，他们从第一阶段所研究的所有单词组合中再次获得提示，被要求报告与每个提示配对的单词。因此，有三组基本提示：来自“思考”条件的配对提示，来自“不思考”条件的提示，最后是来自在思考 / 不思考阶段完全没有看到的单词组合的提示。在这三组提示中，人们的记忆力有何不同？

比起在思考条件下对单词组合的记忆力，人们在不思考条件下对单词组合的记忆力要差。这个结果发人深省，但这还不是有关抑制的最有力证据。与其说不思考单词组合的记忆力受到抑制，不如说思考单词组合的记忆力得到增强。毕竟人们在思考的情况被允许去积极地练习那些单词组合，也许这只是练习让记忆力变得更好的证据。

作为练习实验对照，我们在思考 / 不思考阶段却完全看不到在初始学习阶段看到的单词组合。这些单词组合未加练习，但它们也没有受到不思考抑制。令人惊讶的是，人们对不思考任务中的单词组合的记忆力，比未加练习的单词组合的记忆力还要差！换句话说,他们显然抑制了不思考单词组合的记忆力，以至于随后更难检索到它们。结果，比起受试者之前完全没有看到的那组单词组合，他们忘记不思考任务中单词组合的比例更高。也许说到底，弗洛伊德的可卡因吸食量根本不高（他的确吸食过）。

安德森利用思考 / 不思考任务，研究了人们抑制检索时处于活跃状态的神经系统。这些实验揭示了与检索抑制相关的网络和快速终止运动所需的那些网络之间的实质相似性，尤其是在前额叶皮质上。因此这是一些间接证据，证明我们的快速、整体终止系统参与了认知抑制的全过程。

然而，这些实验也存在一些漏洞。首先，这些记忆抑制的研究并没有持续性地观察到丘脑底核的活动。丘脑底核在运动—终止回路中起着核心作用，目前尚不清楚为什么这个核心角色在记忆抑制中明显缺席，但我们应该对过度解释它的缺席持谨慎的态度。科学家有一种说法，证据不足绝不是没有证据。

考虑一下，在理想条件下，像丘脑底核这样的脑深部结构发出的信号更难测量,更不用说测试像记忆抑制之类更微妙的过程。因此，它可能在记忆抑制期间处于活跃状态，但我们就是检测不到它。

另一种可能性，是这种非运动终止不需要丘脑底核的参与。神经影像学证据确实表明，记忆抑制的结果是海马体受到抑制，而非运动皮质受到抑制。回顾第二章，海马体位于颞叶中部，是长期记忆编码和检索所必需的结构，所以在人们试图不去记忆时，他们可能会抑制检索系统本身。与抑制运动反应不同，抑制记忆可能需要通过基底神经节的不同路径，然而，监控终止情况所需的前额叶皮质区域与运动情况是相同的。

这些关于去推测哪个可能性的想法很有趣，但是要理解这种抑制背后的机制，还需要做更多的工作。安德森无疑取得了常人无法比肩的成就，其他人也已开始对此关注起来。值得注意的是，阿伦最近用一种称为“注册报告”的科学复制黄金标准机制，复制了安德森的一些观察结果。在这项研究中，阿伦还在运动终止期间观察到的记忆抑制过程中，找到了相同的低频颤动特征，这在这些功能和其潜在的大脑网络之间建立了更为紧密的联系。

这一系列关于记忆抑制的研究工作，提供了迄今为止最有力的证据，证明了中枢抑制机制对主动认知抑制的作用。人们很容易猜测，这种记忆抑制机制可能对侵入性思维有更普遍的控制作用。虽然我们有时可以通过思考其他事情或专注于手头的任务，来避免不想要的想法，但不可避免的是，侵入性思维会不时地涌上心头。这些侵入性思维，不论是来自我们周围的世界还是思维本身，有时会导致某些不受期待的记忆或想法油然而生。在这种情况下，用于记忆抑制之类的抑制机制可能是我们用来防止这种循环的认知工具之一。对于像我们这样拥有一个强大的未来情景思维系统的大脑来说，这可能是一种控制机制。

自我终止

有能力去抑制我们的强烈欲望，克服惯性，从而避免行为方式与我们的目标和环境背道而驰，这是人性的一个关键特性。我们可以通过某种意志力这样做，而且从心所欲。然而，即使我们的行为甚至思维受到了抑制，抑制过程也不一定值得称道。我们已经看到多重控制过程在我们的思维和行动中实现了抑制，但有些过程可以定性为抑制，有些则不能。

快速终止系统是中枢抑制控制系统中可以抑制行为的系统，这是显而易见的例子。额叶皮质—丘脑底核网络与皮质纹状体门控系统相连，支持认知控制。这些系统之间有一些惊人的相似之处。他们都涉及更复杂的皮质系统，这些皮质系统与基底神经节内的古老结构相连接，而基底神经节与基本的运动控制有着密切的联系。确实，正当选择性门控让我们考虑是否运动而非实际运动时，拥有快速终止动作的能力可能对生存起着立竿见影的重要作用。一旦动物可以行走，它就可以从悬崖上撤离。但是，如同选择性门控系统一样，我们的终止系统在进化过程中逐步完善，可以在更复杂的背景中实施终止，并有可能终止更抽象的想法和动作。

但是，重要的是，选择性门控和整体终止系统截然不同。在皮质和基底神经节内部，皮质纹状体门控系统与较快的整体终止系统并行运行。这种分工也是适应性的，当终止动作的环境可能需要与影响采取行动的环境分开监控时尤其如此。这种设置同样为整体终止提供了速度上的优势，为动作运行提供了精确度上的优势。换句话说，与其冲动做不该做的事，倒不如什么都不做。抑制具有多面性，使得人们在理解认知控制与生活中的经历问题之间的关系时，面临更加具体的挑战。举个例子，有人抓起了最后一个甜甜圈，而不去考虑其会增大自己的腰围，这就是一种冲动行为。对其进行的一种解释是，这就是终止失败，就像正接受深部脑刺激的帕金森病患者出现的症状一样。也许此人意识到在所做决定中的矛盾之处，如甜甜圈的价值与个人自我形象价值之间的冲突，但不能以此来控制自己并等待做出决定。

但是这并不是那种特别冲动行为的唯一解释，另一种可能是门控系统没有为不同的行动结果赋予正确的价值，因而做出了错误的选择。

实际上，后一种冲动形式在我们前面讨论的帕金森病患者身上同样显著。在一项试验中，研究人员对患者交替进行了刺激与不刺激试验,还交替接受与拒绝了多巴胺药物疗法试验。回想一下，多巴胺水平会影响行动和不行动门控路径。服用药物的患者多巴胺水平较高，扰乱了不行动系统，导致他们难以从不良的试验结果中吸取教训，结果，这些患者未能避免导致这些不良结果的选择。换句话说，这些患者会做出冲动反应，但这与他们做决定的阈值或终止路径无关，而是由于患者对各种选择进行评估的方式引发了他们的反应。

这种复杂性对于我们理解心理健康和心理疾病具有深远的意义。想一想成瘾性的病例。成瘾者养成了一种习惯，无论是依赖一种物质还是某一特定行为，如嗜赌成性或滥交，他们无法自控，身不由己，甚至为此牺牲自己的健康、家庭和生命，从而付出巨大的代价。

特雷弗·罗宾斯（Trevor Robbins）作为世界上最杰出的科学家之一，研究成瘾与大脑认知控制的神经化学基础之间的关系。罗宾斯与杰弗里·达利（Jeffrey Dalley）引用了一系列证据证明冲动者成瘾的可能性更高，但他还指出这种冲动性的深层原因及其与抑制控制的关系存在很大的异质性。

例如，与不滥用兴奋剂的对照者相比，滥用可卡因或安非他命之类兴奋剂的吸毒者对终止信号反应的速度往往也较慢。有趣的是，兴奋剂滥用者的一级亲属本身并没有吸毒，却同样对终止信号的反应时间较慢。这项观察结果表明上瘾者的终止速度变慢并不完全是因为他们吸毒，更进一步讲，该群体的抑制功能缺陷有使人面临成瘾的风险，但不意味着一定会成瘾。从更积极的视角讲，有效的终止系统可能会防止一种导致成瘾的冲动。

但是，冲动的其他方面似乎也与成瘾有关，其中一个例子是寻求刺激。具有这种特质的人渴望新鲜感、强烈的体验和感受。寻求刺激者更有可能尝试吸毒和酗酒，并做出其他的危险行为，而且这些人行事也往往更冲动。

然而，人们寻求刺激的程度与大脑终止网络的作用并无关系，在于额顶叶系统区域的皮质厚度，而额顶叶系统与工作记忆和选择性门控有关。因此，决定吸毒的刺激寻求者不是在艰难决定中设定阈值时遇到问题，而是可能使用不同的方式评估进行选择的各种行动——比如服用可卡因——时遇到问题，是他们门控导致上瘾的冲动行为。其结果与终止控制能力弱的人相似，但是原因和机制却不同。

总而言之，抑制概念既构成了我们对人性看法的重要基础，也是神经科学和心理学一直争议不休的根源。然而，过去几年的证据表明我们能够并且确实直接对行为进行抑制，也可能对思维进行抑制。确实，我们很可能有不止一种手段，抑制的成功和失败可能根源不同，其中一个就来源于价值或动机。在下一章中，我们将围绕价值主题展开讨论，详细探讨在动机方面如何理解认知控制。

第七章
认知控制的成本和收益

1940 年 4 月 25 日，一个名叫埃尔西· 尼克斯（Elsie Nicks）的 14 岁女孩因为出现罕见的奇怪症状，被送进了牛津市的拉德克利夫诊所。这是她第二次去这家史上闻名的诊所求医。一个月前，她因为持续严重头痛而入院。X 射线检查显示她的第三脑室中长了一个肿块。第三脑室位于大脑中部，是一个充满液体的空间。在前一次就诊时，医生决定不动手术，在休息后，埃尔西的头痛有所缓解。

埃尔西第二次去医院时情况大不相同。在又一次严重的头痛发作之后，她陷入一种异常状态，变得反应迟缓。一个月前医生给她看病时，她还是一位活泼的小女孩，以童真的方式在诊所与医生交流。现在出现在医生面前的，好像是另一个人，她一言不发也静默不动。她静静地坐在位置上，但也并不是紧张或没有意识。她有意识，会用眼睛盯着房间里的人和物。如果再三要求她做一件事，她最终会顺从，但是动作缓慢且乏力。她能回答问题，但是声音很小，而且通常只说一两个词。

甚至令大多数孩子兴奋的物品和情境，也激不起她的兴趣。比如，递给她一块巧克力，她接过去吃了，但是巧克力从她手里滑落后，她根本无意捡起来。如果有人逗她，她只是勉强笑笑，然后把头转向别处。她对放在嘴里的糖毫不在意，同样地，对奎宁的苦味也毫无反应，甚至面对针刺时，她也只是露出轻微痛苦的表情，手缓慢地移开。总之，埃尔西能运动也能活动，但她似乎已经缺乏行动的意愿。

令人欣慰的是，医学文献中记录的埃尔西的故事有个好结局。手术切除埃尔西大脑中的囊肿之后，她的迟缓和头痛消失了，恢复到了原先的状态。1941 年，埃尔西的病例得以发表，其中的症状在她身上再无复发。

埃尔西·尼克斯是报道的第一例“无动性缄默症”（akinetic mutism）病例。尽管“无动性缄默症”可能是多种原因引起的，但这种情况通常与腹内侧前额叶皮质受损有关，特别是与前扣带皮质受损有关。神经学家认为“无动性缄默症”是一种无反应状态，哪怕是简单的动作，病人都极不愿意去做。换句话说，这主要是动机不足，说明做事不只与选择行动的机制有关，还涉及欲望、激励以及这样做所能得到的好处。

想一想你自己此时此刻的行为：也许你正在看一本书，你放下书抿一口茶，你觉得茶需要再热一下，因此去了厨房，把茶放在微波炉里加热了一会儿。在等待期间，你查看了智能手机上的社交媒体。你执行的每一个动作，在一定程度上都是因为你想要这么做。由于能得到期望的结果，你的行动充满了活力，无论你期望的结果是阅读还是品尝口感更好的茶饮，都是赏心乐事。你可能已经断定厨房太远，不值得大费周章地去热茶；或者你可能正看到书中特别引人入胜的地方，因此不想停下阅读，让冷茶见鬼去吧。其中的要点应该是显而易见的，我们做事并不仅仅是因为习惯、门控机制或刺激反应，通常我们把事情做好是因为我们想这样做。认知控制受到了激励。

从动机的角度来看待时，我们目前考虑的许多控制问题都呈现出了新的维度，如多任务处理。从动机的角度来看，我们可以将多任务处理重构为一种觅食问题。当吃浆果的动物觅食时，会在长满浆果的灌木丛中待上一段时间，然后再去另一处灌木丛。它如何确定何时该去新灌木丛呢？这只动物刚来时，灌木丛里长满了饱满多汁的浆果，但是由于它狼吞虎咽地吃着这些浆果，可供获取的浆果越来越少。当然，这个地区可能还有其他的灌木丛，只要找到一处，其中的新灌木丛肯定结满了多汁的浆果。因此，在某个时刻，即使存在着根本找不到另一处灌木丛的风险，在当前灌木丛中继续觅食的期望值也会低于到其他灌木丛觅食的期望值。那时，它会离开，前去寻找另一处灌木丛。

多任务处理可以有类似的构架。我们目前正在做的任务有一定的价值，但随着时间的推移，这种价值可能会降低，而其他任务会越来越多地吸引我们的注意力。当我们玩九宫格游戏，解决掉一个又一个的谜题后，我们对该游戏的喜爱开始减弱。同时其他有价值的任务会吸引住我们，例如，刷一下照片墙。在某个时刻，当前任务的价值低于其他的任务时，我们就会切换任务。

认知神经科学家罗山·库尔斯（Roshan Cools）是从动机的角度来理解认知控制的先锋之一。她指出，把多任务处理视为觅食问题也重新定义了第三章所讨论的稳定性与灵活性的两难之境。例如，在工作记忆中，保留任务目标是一个不错的主意，但前提是继续执行此项任务。相比之下，切换到新任务会破坏当前目标的稳定性，因为当前目标要么失去价值，要么被其他更有价值的目标所取代。以这样的方式来进行架构，门控工作记忆实际上是关于任务价值的决策。因此，工作记忆是一个系统，不仅会在短期内保持信息活跃，而且会保留该系统认为有价值的信息，或者通过对大脑其他处理过程施加影响而在未来产生价值。

当然，该系统不仅仅追求最直击人心的任务价值。例如，有时，我们已经花了一段时间去执行一个项目，而其他任务则变得越来越有吸引力，但我们仍然需要集中注意力于当下正在执行的任务。也许我们必须给同事写一封特别敏感的邮件，绞尽脑汁地去找到恰当的措辞，因此，我们宁愿先做其他事情。在这种情况下，我们往往会切换任务，然后发现自己在不知不觉中看了半个小时的《卡戴珊家族真人秀》，而不是干正事。

然而，这种追求价值的任务切换是控制的失败，而不是成功。如果看《卡戴珊家族真人秀》在头脑中占上风的话，控制系统需要抵制切换任务的冲动，让我们继续完成任务，或者让我们切换回该做的任务。因此，控制系统必须想方设法地利用更微妙的抽象价值，引导我们继续执行眼前或困难或无聊的任务，实现更长远的价值。

在这一章中，我们将从动机的视角来讨论认知控制。这一点很重要，因为像“无动性缄默症”一样，许多认知控制失败可以追溯到动机原因，而不是能力或心理效应原因。同理，动机概念成为有关自我控制、精神疲劳和意志力等最基本概念考虑的因素。因此，理解控制需要理解其与动机的关系。

然而重要的是，动机具有两面性。第一，我们通过执行任务来获得价值。这种结果基于的价值正是将我们大多数人与动机联系在一起的东西，即最终的奖赏。即便任务复杂或不同以往，认知控制通过让我们更好地塑造自己的行为来适应环境，使我们更有可能获得成功，因此帮助我们获得奖赏。第二，我们常常错失了的动机的另一面，即我们可能需要付出一些体力劳动和脑力劳动才能获得奖赏。从事脑力劳动，就像从事体力劳动一样，伴随着厌恶的体验，这种厌恶体验在需要认知控制的任务中尤其明显。脑力是一种成本，它使我们从执行任务中获得的净价值大打折扣。因此，涉及控制的动机包括权衡我们获得的利益和实现目标所需的努力，换句话说，即权衡控制的成本和收益。接下来，我们将看看科学家为理解动机的两面性所做的努力，以及大脑控制系统如何权衡利弊。我们将从收益的部分开始，并考虑心理学教给我们关于如何分配任务价值的知识。

价值与控制

任何决策和选择理论都需要一个价值函数，价值函数描述了问题状态与其理想程度之间的关系。图 7.1 根据丹尼尔·卡尼曼（Daniel Kahneman）和阿莫斯·特沃斯基（Amos Tversky）的理论，绘制了货币收益和人们赋予的货币收益价值之间的经典假设价值函数。行为经济学家将价值轴称为“主观价值”（subjective value），承认所讨论的价值由进行估值的人决定。例如，同比尔·盖茨（Bill Gates）相比，一名大学生可能赋予收到的 50 美元更高的价值。我的孩子在街上发现一美分时欣喜若狂，而我却懒得弯腰去捡。所以，主观价值就是主观的。

你会注意到图 7.1 中绘制的价值函数并不是一条直线。每次货币收益或损失的估值并不相等，函数呈曲线，因此，价值收益在原点附近要陡得多。这意味着得到 5 美元对人们来说感觉比得到 1 美元更有价值。但是，得到 1005 美元的感觉和得到 1001 美元的感觉一样棒。两者都相差 4 美元，但后者的收益感觉不如前者有价值。这条曲线因人而异，但每个人都表现出类似的抑制性函数的走势。

你也会注意到损失曲线更陡。换句话说，人们讨厌损失 10 美元，其程度比 10 美元收益带来的欣喜感更强。这种不对称反映了另一种被称为“损失厌恶”（loss aversion）的公认现象：一旦人们拥有了一些资本，就不愿意再失去它。因此，相比获得相同数额的收益，人们通常不大愿意承担损失的风险。

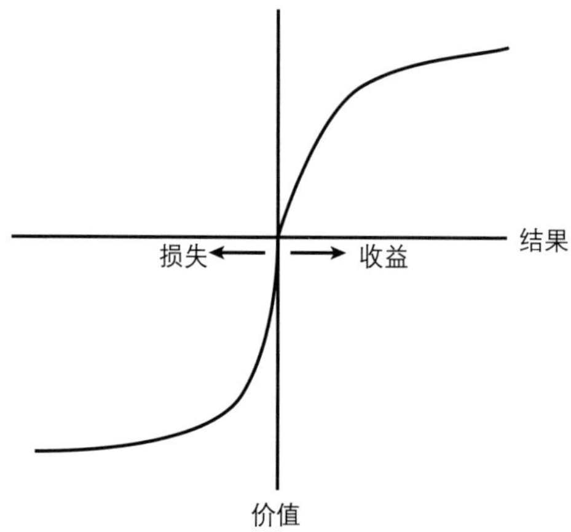

图 7.1　卡尼曼和特沃斯基提出的非对称价值函数，将前景结果（即绝对收益）与该结果的主观价值联系起来。

我们可以想象价值函数有很多不同的形式。如果我们基于动机，要做出何时执行何种任务的决定，大脑必须有一种计算方法。像写电子邮件或散步这种抽象任务目标以某种方式被转化为一种价值表达，大脑可以借此做决策。我们运用这些价值函数来绘制选择参数，这些选择看似随心所欲且包罗万象，但事关我们当下做的事情。例如，你愿意烤披萨还是种花呢？可能以前你从来没有被问过如此具体的问题，但你可能也会回答。我们可以对这些任意且不同的任务进行并列的比较，这也表明了在某种程度上我们可以在仓促、没有先前经验的情况下将这些复杂的情境简化为通用的价值函数。尽管如此，除了证明腹内侧前额叶皮质对这些抽象推断类型的价值导向决策的重要性之外，大脑如何计算其价值函数以及运用什么规则控制这一过程，在大多时候仍然是个谜。

我们现在还不能将一个通用的价值函数编写入人工智能，这种认知上的差距在以下事实中体现得淋漓尽致。这就是为什么实现真正的通用人工智能还有很长的路要走。大多数成功的人工智能都是用非常具体的价值函数进行编程的，比如对赢得围棋比赛这类事情进行价值评估，这对于学习如何下围棋很有效，但人工智能并不能真正将此价值函数运用于其他地方。

本书前面章节提到的马特·博特维尼克是一位首屈一指的认知神经科学家，也是谷歌旗下“深度思考”的企业中著名的认知神经科学家兼有影响力的认知控制理论家。马特用下面的例子说明了为什么很难赋予人工智能一个通用的价值函数。

想象一下，我们造出了一种家庭机器人，总目标是为人类服务。我们应该赋予这种机器人什么价值函数呢？或许它应该被赋予“让人类快乐”的价值。但它是如何做到的呢？通过让我们赚钱如何？钱会让我们开心。因此，你的机器人比你的宠物狗更让你开心。

然而，不管大脑如何计算价值，一旦我们真正确定某一结果或某一任务值得执行，认知控制就会受此价值评估的影响。一些有关它们之间关系的最好证据来自激励控制的实验。

这些实验遵循一个简单明了的方法。你接受认知控制任务，并为快速、高精确度执行该任务提供奖赏。然后，你测试执行任务的情况如何随着所提供的激励标准而变化。因此，在执行斯特鲁普的任务过程中，在呈现每个单词之前，你可以为快速而准确的回答提供一个大奖赏，比如 1 美元，或者一个小奖赏，比如 5 美分。关键的问题是，斯特鲁普任务的执行情况是否会随所提供的奖赏金额的变化而变化。

不出所料，受试者在成败攸关的时候被给予更高的奖赏，通常任务的执行情况会更好，执行情况的改善特别得益于任务执行过程中的认知控制。想一想斯特鲁普效应的例子，正如我们在 CDM 模型中所看到的，在决定反应的过程中，认知控制对输入信息的相关特征（单词的颜色而不是词义）给予了更多的关注。因此，被激励着去出色完成任务时，人们会进行控制，直接更多关注颜色而不是词义，同时减少因为颜色与词义不匹配带来的干扰。当然这种对颜色的特别关注也减少了颜色和词义匹配时可能获得的好处。这种模式正是在真实实验中观察到的。颜色和词义不一致时，若来自斯特鲁普效应的干扰减少，人们会受到激励，但当墨水颜色和单词词义一致时，其好处也会减少。因此，如果人们被激励迅速提高执行任务表现，他们是通过认知控制系统来实现的。换句话说，使用认知控制有好处。

从斯特鲁普效应到制动信号抑制再到任务切换，激励对认知控制的调节是在实验室所有主要的控制测试中普遍观察到的现象。但也许你难以对这些观察结果感到兴奋。众所周知，当我们真正想要某样东西时，会更加努力地去得到它。然而，这些实验实际上提供了一些非常重要的见解，这些见解可能在其他实验中体现得不明显。

首先，受到适当激励时，我们会更好执行某个认知控制任务的事实，也必然意味着我们从一开始并没有付出 110% 的努力（引用我高中体育教练的话）。换句话说，认知控制并不是“要么全部，要么没有”。当某些人执行斯特鲁普任务时，在没有任何明确的激励或动机情况下，他们不会最大程度地投入其中。在没有激励的情况下，无论他们的动机是什么（不管是渴望出色地完成任何他们下定决心要完成的任务，还是要取悦实验者，或者无论哪种情况），这种动机被设定在某个水平，并导致了相应的控制分配水平。激励标准会在该动机水平对认知控制进行相应调节。

其次，认知控制不仅是系统对多条反应路径之间存在冲突的反射性反应，或是维持任务目标的需要。发挥控制作用是因为解决存在的冲突或维持任务目标所产生的特别有价值的结果。结果越有价值，分配的控制权就会越多。

在大脑中，提供激励可以调节同一皮质和基底神经节系统中对工作记忆门控至关重要的动态。价值调节控制的一个重要方式，是通过在第三章中介绍的神经递质多巴胺的作用。来自中脑深层皮质下核的神经元被称为黑质和腹侧被盖区，是纹状体和额叶皮质多巴胺的主要来源。

神经生理学的研究发现，中脑的多巴胺细胞向其皮质和纹状体靶标传递重要的信息信号，这将有助于将价值与行为联系起来。神经生理学家沃尔夫拉姆·舒尔茨（Wolfram Schultz）的开创性研究描述了猕猴中脑的多巴胺细胞反应。舒尔茨进行了一次基本的巴甫洛夫式学习实验，在该实验中，提示音总是在奖励（如喷出的果汁）发放前几秒钟出现。在实验的早期，果汁引发了中脑多巴胺细胞一连串的活动。如果有人将激活这些多巴胺细胞与奖赏联系起来，这就言之有理了。

但是，随后的观察结果颠覆了这一简单的设想。有了经验，猕猴知道了只要听到这种提示音，就会有果汁喷出。此时，尽管口渴的动物仍然知道果汁能使它们感到快乐，但对于喷出的果汁，多巴胺细胞不再变得更活跃。多巴胺细胞现在对能预测果汁喷出的提示音做出反应并变得活跃。而且，如果猕猴听到这种提示音，果汁却没有喷出来，其多巴胺细胞就会降低活跃度，在果汁喷射应该到达的时候，抑制处于基线以下。

计算神经科学家雷德·蒙太古（Read Montague）、皮特·达扬（Peter Dayan）和特里·塞诺夫斯基（Terry Sejnowski）提出，这种数据模式精确地反映了如果中脑多巴胺细胞正在计算一种叫作“奖赏预测误差”的关键学习信号，人们将会有何预期。这种误差是人工智能强化学习理论的一个核心概念，它被简单地计算为预期奖赏与获得奖赏之间的差额。基于这些预测误差，这些理论中的学习行为涉及根据这些预测误差来不断地调整对奖励的预期。

例如，假设你期待每次听到提示声时会收到 5 美元。提示声响起后，你收到 2 美元。哎呦，收益比预期少 3 美元，所以这是一个负预测误差（2 – 5= –3）。因此，你下调了对提示声的期望。现在你听到该提示声时，只期望收到 3 美元。这次你竟然收到了 4 美元！嘿，这次也是一个预测误差，但这是一个正误差，误差值为 1 美元（4 – 3= 1）。因此你提高了一点期望值，预测下次听到提示声时你会收到 3.5 美元。随着时间的流逝，这种简单的学习系统最终将与提示声关联的平均期望值趋于一致。

中脑多巴胺神经元的反应似乎预示着这些预测误差。在动物了解了提示声与果汁的关系之前，动物没有理由指望通过提示声来预测喷出的果汁。因此，当动物突然获得喷出的果汁时，这种意外的奖赏是一个正预测误差，会导致多巴胺细胞变得活跃。当动物得知该提示声确实可以预测果汁之后，按预期方式喷射果汁时，预测误差接近于零，并且多巴胺细胞不会改变其激活状态。但是如果果汁未能按预期送达，则将产生负预测误差，并导致细胞的激活速度相应得放慢。

这些观察结果的第二个有趣的特征，是细胞对提示声本身做出反应而变得活跃。就像在学习过程中，基于奖赏的细胞激活在时间上往后推移，即从果汁推移到提示声。这也是强化学习的一个特征。从本质上讲，动物可以在任何情境下认识到当时以及将来的所有时间点上可以预测的回报。因此，提示声的呈现与价值相关联，因为通过提示声可以预测未来的果汁喷射。由于没有任何东西可以预测提示声，该提示声显示的期望值意外增加时，会出现正预测误差，直到收到奖赏。总而言之，来自中脑的多巴胺信号将有关奖赏预测误差的信息传达给系统其余部分的靶标。

这些多巴胺奖赏预测误差的靶标之一是纹状体，而此信息输入是皮质—纹状体门控可与价值相联系的方式之一。我们在第三章中提到了多巴胺的这种作用，多巴胺对纹状体内“行动”细胞和“不行动”细胞的激活作用不同。当多巴胺的水平提高时，“行动”细胞会变得更活跃。当多巴胺水平下降时，“不行动”细胞受到了多巴胺的抑制，且更有活性。因此纹状体中多巴胺水平的升高会导致“行动”偏向。换句话说，不需要更多的证据来支持皮质—纹状体门控的打开并在工作记忆中放大所考虑的一个动作或任务情境。而多巴胺的下降会导致“不行动”偏向，从而降低执行动作或激活门控的可能性。

对于多巴胺与动作执行之间的这种关系，帕金森病是经典的例子。由于黑质细胞的退化，帕金森病人大脑中向纹状体供应的多巴胺大大减少。其导致的一个结果就是这些患者会出现强烈的“不行动”偏向。他们通常无法产生足够的丘脑皮质运动驱动，从而导致肢体的冻结和僵硬，这是帕金森病的标志。那些病情严重的患者最终的行为能力会大大受限，能够对动作进行思考、理解和思忖，却无法执行这些动作。一种长期疗法是通过服用一种称为左旋多巴的前体药物，使机体能够合成多巴胺，对患者自身的多巴胺水平进行补偿。尽管这种方法有局限性，但补偿多巴胺可以帮助抵消“不行动”偏向并帮助缓解症状。

综上所述，多巴胺调节门控是一种将价值与基底神经节门控动作联系起来的明确方式。如果出现某种情境，其预测的价值要比给定的现状好，那么多巴胺就会迸发。这更有可能使行动细胞变活跃，相应鼓励对考虑中的动作或任务表征进行门控。相反，出现预测不良结果的情境或目标，多巴胺就会减少。这些不行动细胞更有可能被激活，使该动作或任务表征受纹状体门控的可能性变小。这样，价值就直接调节了认知控制中关键的门控动作。

发送给纹状体的多巴胺信号起了第二个重要作用：它们可以支持学习。多巴胺预测误差会导致“行动”细胞和“不行动”细胞突触的长期变化，从而增加或减少将来触发一组输入的可能性。当一个动作的结果高于预期时，就会有正预测误差，多巴胺增加。“行动”神经元将会增强其突触。相反，当结果比预期差且多巴胺下降时，“不行动”神经元将增强其突触。这使得长期记录的结果可以在“行动”和“不行动”细胞的决策中得到反映。

这些学到的动作不仅可以包括对简单输入的运动反应，还包括控制功能核心的高阶工作——记忆门控动作。正如我们在第三章和第四章中讨论的，许多控制问题归结为学习正确的工作记忆门控结构。由多巴胺的奖赏预测误差可以训练纹状体在合适的时间对合适的情境进行门控。门控系统中的每个皮质—纹状体回路都可以在自身的层次水平上基于成功完成任务而自行学习如何门控输入和输出工作记忆。

例如，当系统门控输出识别颜色试验中“识别颜色”的任务要求时，它将获得积极的结果。这会增强那些行动神经元，使系统在将来的类似情况下更有可能再次输出识别颜色任务的需求。总之，多巴胺奖赏预测误差信号对纹状体的影响是提高了工作记忆门控的行动偏向，因此，纹状体中的多巴胺增强了与预期值一致的灵活性。

来自中脑的多巴胺信号也投射到前额叶皮质，但是它们在这里的作用与在纹状体中的作用正好相反。在皮质中多巴胺的稳定性增强，皮质中多巴胺的增加提高了前额叶皮质长时间维持信息的能力，并增强了其神经表征。在皮质中，多巴胺减少产生了相反的作用，破坏了这些神经表征的稳定性，并使它们更容易受到干扰。

换句话说，如果我们在工作记忆中维持一个目标，但是皮质中的多巴胺含量很低，则该目标更有可能被另一项重要任务从记忆中淘汰。因此在大脑皮质中，多巴胺确立了在工作记忆中保留某种东西的价值。如果我们从事一项高价值的任务，多巴胺将使该任务的表征更有可能在工作记忆中稳定下来，并将继续对我们所做的事情产生主导性的影响。如果任务价值低，多巴胺也低，则容易从工作记忆中丢失该任务需求。

因此，多巴胺可以平衡纹状体和皮质之间的稳定性与灵活性。增强皮质多巴胺可以增强稳定性，使我们能够保留对我们有价值的任务和目标。相反，多巴胺对纹状体的影响增强了灵活性，并促使我们转移到新任务或目标中，该新任务或目标的价值高于我们目前执行的任务。通过这种方式，多巴胺使得价值成为认知控制皮质—纹状体门控机制的内在部分。基于价值的调节门控可以使我们去追求导致积极结果的行动过程，避免那些没有积极结果的行动过程。

但是，正如本章开头介绍的那样，追求高价值收益只是动机来源的一方面。当我们决定在执行任务过程中实施控制时，需要考虑所带来的收益。为获取这些收益，也要付出脑力成本。大脑如何计算这些成本并将其用到我们的控制决策中，是一个长期存在的问题，也是目前研究中的一个广泛领域。

脑力劳动市场

我们在决定执行什么任务时，不仅要考虑我们所能获得的价值，还要考虑该价值所需的脑力劳动成本。如果我告诉你，你可以通过在脑海中将三个两位数相加来赚取 5 美元，你可能会接受我的价格。如果脑力劳动没有任何成本，那么提供的 5 美元就是获得的 5 美元。但是如果我为你提供相同的 5 美元，要求完成小学数学教科书中的每道数学题，你可能会拒绝这笔交易。实际上，你进行了一次成本收益分析，对心算数学题的任务收益与所需的脑力进行了权衡。如果你不为我的第二次报价所动，那么其脑力劳动成本一定超过你所获得的 5 美元。

这种权衡体现最明显的就是亚马逊土耳其机器人（MTurk）

的劳动力供应动态。MTurk 是由亚马逊运营的众包市场，在这里，请求者可在上面发布一些名为“人类智能任务”或“HIT”的小任务，大量的线上自由职业者（被称为“土耳其人”）可以报名完成任务，以获得小额的货币报酬。

这些任务的要求差别很大，包括对不同种类的食物进行分类，为图片内容贴上标注，进行网络搜索或撰写一篇 450 字的短文。通常来说，尽管这些任务乏味，对于人类而言比较简单，但计算机却很难做到。因此一大群人中的每个人做一点点工作，就可以非常快速地完成这种繁重的任务。

人类执行这类任务的时间通常相对较短，并且报酬很少。例如，一篇 450 字的文章可能只需 15 分钟就能完成，也许 15 分钟都不需要。一个简单任务，比如将一张图片分类为包含人或不包含人，可能会赚到几分钱。最近一项对超过 25 万名“土耳其人”执行近 400 万次人类智能任务的研究发现，MTurk 员工的时薪中值从 1.77 美元到 3.18 美元不等。时薪中值取决于工资计算方法，并且这些估算值之间存在很大的差异。然而其结果是，按照任何人的标准来看，这种不受监管的脑力劳动市场的工资都不高，但人们却甘之如饴。它并没有按任意人的标准支付合适的薪水，而是按照他们完成任务的情况合理支付报酬。

尽管这种不受监管的工作场所中存在道德规范，但 MTurk 的市场提供了一个自然环境来观察脑力劳动与价值之间的关系。“土耳其人”可以自由选择想要执行的任务。请求者必须吸引“土耳其人”加入他们的工作。相对于赚钱，亚马逊鼓励每个人考虑时间上的成本。但是值得注意的是，他压根没有提到所涉及的脑力劳动。尽管如此，“土耳其人”做出承担人类智能任务的决定时确实考虑了所要求的脑力劳动。

计算机科学家帕诺斯·依佩罗蒂斯（Panos Ipeirotis）撰写了一篇关于商业界中计算和数据科学的博客。他基于一项非正式研究，发布了一系列帖子，在研究中，他调查“土耳其人”为什么完成和不完成人类智能任务。从我们现在的讨论来看，他发布在博客上的对“土耳其人”回应的引述非常有趣。以下是一些示例，上面添加了我自己的侧重点：

> ·我不喜欢那些有很多复杂步骤的任务。
>
> ·我能承担的任务必须是有趣的或非常容易完成。
>
> ·吸引我参与特定任务的，是该任务相对要比较简单、快速且易于完成。
>
> ·我只选择简单的任务，这样我可以同时完成任务和做其他事情，比如看电视或冲浪。

正如亚马逊建议的那样，时间和金钱作为常规考虑因素，的确在“土耳其人”的考虑中，但任务的难度或其需多少注意力也在其考虑的范围内。笼统来说，“土耳其人”更排斥那些通常对认知需求提出高要求的任务，可能尤其是对认知控制提出高要求的任务。

脑力劳动也体现在对任务的补偿上。同一项关于工资的大规模研究，还调查了不同类型的工作和其支付工资之间的关系。这项研究发现，简单的脑力劳动，如在网页上查找公司的联系信息或基本的音频转录，其获得的平均工资比更复杂的任务（如标识设计或描述视频内容）要低。

MTurk 是一个自由市场，因此请求者通常会提供使该平台接受人类智能任务所需的最低报酬。因此，这些不同类型工作的工资差异与“土耳其人”的反馈很好地保持了一致。他们喜欢更简单的任务，因此也愿意接受更低的报酬来完成这些任务。

因此，我们受到激励去执行任务，因为这会产生有价值的结果，但这种价值由于涉及脑力劳动而打了折扣。脑力劳动是一种降低结果净值的成本。如果你希望别人为你做更多的思考，那你需要相应地补偿他们。事实上，伍特·库尔（Wouter Kool）和马特·博特维尼克至少进行过一次实验，表明了从事认知工作的决定应遵循经济学中劳闲（劳动和休闲）双方权衡的基本原则。因此，理解参与一项任务的决定不仅需要考虑动机，还需要考虑脑力劳动的成本。

长期以来，心理学认为脑力劳动会令人厌恶，从事脑力劳动需要成本，该观点至少可以追溯到关于精神疲劳的最早研究。例如，应用心理学家在 19 世纪末提出了一些问题，如学生在学校能承受多少的脑力劳动？早期的主要观点认为精神疲劳的厌恶感是丧失精神效能的直接后果，而且我们的效能一旦减弱，就会牵一发而动全身，不管是精神方面还是身体方面，都会受到影响。实际上，1982年至少有一位心理学家贝特曼（Anthony Bettmann）宣称，在完成繁重的脑力劳动后，学生并不适合运动，如体操或散步等放松方式。毕竟，如果脑力劳动和体力劳动耗能一样，让学生经过一整天的思考后去进行锻炼是多么残忍！

著名的心理学家爱德华·桑代克（Edward Thorndike）对这些观点表示怀疑。在他的实验中，他发现虽然人们确实不喜欢长时间地从事脑力劳动，但即使经过长时间的脑力工作，他们仍然可以有效地完成各种任务。对于桑代克来说，出于激励原因的努力付出与脑力劳动的实际效能之间存在差异。前者在工作决策中得到加权，而后者则影响工作本身。

原口鹤子（Tsuruko Arai）是桑代克在哥伦比亚大学的博士生，她进行了一项关于精神疲劳的里程碑式研究，研究成果于1912年发表。原口自己就是主要的实验对象，她给自己设定了一项任务，就是在她的脑海中不断地将随机产生的四位数相乘，比如2645乘5783。一个月来，她每天练习这项任务，直到她能一眼记住这些数字，并闭上眼睛进行乘法心算。

一旦她确信自己不会随着继续练习而获得进一步的提高，原口就开始疲劳测试。在连续4天的时间里，她从上午11点到晚上11点不断地演练着四位数的乘法问题，在这12个小时里，每个问题之间她只暂停2秒到3秒。原口记录了每道题的答案和完成时间，她还记录了自己在这一过程中的主观体验：

“我不畏惧脑力劳动，但是一想到有这么多源源不绝的脑力劳动要完成，我也会抓狂。”

原口成功地完成了她为期 4 天的马拉松比赛，在她每天 12 个小时的脑力劳动中，她的表现确实大打折扣。原口完成问题的效率下降了 4 倍。她描述说自己很难把这些数字记在脑海里，也很难避免侵入性的想法油然而生。

而且，每天做 12 个小时数学题的体验，与一种令人厌恶的主观精神疲劳体验有关。用她自己的话说，她经历了“一想到某些类型的脑力活动，内心就会产生厌恶情绪，有时是一种心理上的恶心”。

然而重要的是，她发现自己的表现变化与她一天当中对精神疲劳主观体验之间只有很小的相关性。在参考这项研究时，桑代克强烈反对将其归因于心理资源的枯竭。他声称，尽管精神疲惫，但原口也从来没有放“空”：她总是可以做下一道数学题。她的动机状态不同于她的心理效能。

在单个人身上进行的实验存在一些明显的问题，特别是如果那个人也是实验者，而且是一个相当出色的个体，以任何标准来衡量，原口鹤子都是一位杰出的人才。她在 1912 年成为日本首位获得博士学位的女性。回到日本后，她在一所大学任教并管理着一所实验室，出版了她的毕业论文扩展版，并以日文的形式写成专著，出版了一本弗朗西斯·加尔顿（Francis Galton）的著作的日文译本。根据在美国的经历，她写了一本名为《快乐的回忆》（*Happy Memories*）的回忆录，倡导女性教育，并育有两个孩子。她只用了3年就完成了这一切。不幸的是，原口鹤子于1915年9月因肺结核去世，时年29岁。她是一位励志的传奇女性，以至于人们有理由担心，有关她在脑力劳动方面的数据并不能代表其他人！

然而，原口关于精神疲劳的开创性研究在后来的几年里被其他科学家们所复制。值得注意的是，1946年南加州大学的三名研究生复制了原口的方法，一直到马拉松式的数学课程结束。对所有人来说，这又是一次非常令人不快的经历。一位学生说，她不会为了1万美元再这样做了。

三名学生都发现，如果说他们有比原口做得更好的地方，那就是他们在疲劳过程中采用一些措施来改善了自己的表现。他们将这种改进归因于彼此之间的竞争以及要达到原口本人已定的表现标准。因此，毫无疑问我们的表现会随着时间的推移而变差，但是与桑代克的假设一致的是，从期望表现好的角度看， 即使脑力疲劳加剧，如果有更多的动机，人们仍然能够改善他们的表现。即使经过了大量的脑力劳动，人脑存储库中总还会有一些未曾挖掘出的潜力。

这种主观上付出的努力和持续的心理效能之间的错位随之而来，因为关于资源和脑力的想法，特别是关于认知控制的想法，至今仍在影响着人们的生活，并渗透到更广泛的智力意识中。例如，巴拉克·奥巴马（Barack Obama）就很好地反映出一位见多识广、博览群书的知识分子目前对世界的看法，在接受《名利场》（*Vanity Fair*）的作者迈克尔·刘易斯（Michael

Lewis）的采访时，奥巴马说："我正在努力减少做出的决定。我不想决定自己的饮食和穿着，因为我还有很多其他的决定要做。"刘易斯指出："奥巴马提到的研究表明，做决定的简单行为会降低一个人进一步做决定的能力。"

也许我们直觉上认为大脑是一块会疲劳的肌肉，因为我们可以用体力来做类比。例如，关于体力劳动过程中，产生疲劳感的一种假设是，无论是举重还是慢跑 5 公里，疲劳感会提供一个信号，警告我们需要停下正在做的任何事情，因为我们的肌肉可能很快就会精疲力竭。在这种情况下， 疲劳与依赖活动的代谢变化有关，不管这种代谢变化是通过底物耗尽还是代谢产物积聚带来的。无论我们多么想收缩肌肉，这些代谢变化最终都会阻止这样做。因此在出现严重的衰竭之前，疲劳感提供了一种停止体力劳动的信号，这样解释说得通。

然而，对于脑力劳动的厌恶性体验来说，这似乎是个不恰当的比喻。我们在长期艰苦的脑力劳动或学习之后体验到的精神疲劳感，很可能不是我们濒临精神崩溃的警示。仅仅靠做大量的脑力劳动,就可能造成与肌肉疲劳相提并论的思维停顿，实际上，目前还不明确这种可能性。假设你的身体基本需求如食物、睡眠和水等都得到了满足，你不可能做这么多数学题，即使你想做。相反，比较合理的一个解释是，如果动机存在，那么思维能力也存在，但这种动机并非理所当然就有的。

尽管如此，将脑力劳动视为消耗有限脑力资源的观念仍然是一种颇具影响力的模式，尤其是在脑力劳动观念盛行的情况下。事实上，我们有理由猜测这些观念影响了奥巴马之前的言论，不管这种影响是直接的还是间接的。所以，鉴于他们的影响，值得对这一观点进行更全面的评估。

有关资源模型的主要主张是，当我们执行一个困难的自控行为时（比如抵制吃饼干的诱惑），我们会消耗一般的脑力资源。因为这些都是一般的资源，它们的耗尽意味着我们不仅要艰难地抵抗另一块饼干的诱惑，我们还会在其他与饼干无关的艰难抉择上陷入纠结，比如决定穿什么衬衫或看什么电视节目。换句话说，我们已经消耗了一种通用的脑力资源，这种消耗会从一个背景转移到别的完全不同的背景中，而所有这些背景都依赖于同一个资源库。

这一假说的主要科学依据始于 1998 年鲍迈斯特（Roy F. Baumeister）及其同事进行的一系列开创性实验。这些研究采用了一种他们称为“自我损耗”的方法。参与者参与一些需要认知控制的活动，比如为了吃萝卜而再三放弃吃巧克力。待完成这项任务后，人们被要求执行第二项也需要认知控制的艰巨任务，比如猜字谜。这些早期的研究发现，人们在执行第二项与控制有关的任务时，会更快地放弃任务，或表现出较低的准确性。研究人员解释说，参与者在第二项任务中表现得更差，是因为他们在第一项任务中消耗了意志力，这使得他们在第二项更具挑战性的任务中意志变得薄弱。

进化心理学家罗伯特·库兹班（Robert Kurzban）强调了这一观点的一些问题。（他的评论让我想起了前面提到的奥巴马访谈。）他的一个主要批判观点有效呼应了之前讨论过的那些观点。即使经过数小时的工作后，如果一种资源正在耗尽，也没有证据证明他被真正地消耗殆尽了。相反，正如我们所指出的那样，通过奖赏和激励可以增强脑力，使人表现得更加优秀。这种情况同样适用于之前从事了大量脑力劳动的人。这种可能性是资源论的一个主要问题。如果脑力资源与一个人的自制力效能直接挂钩，那么我们如何仅仅因为受到激励就去调动更多的脑力资源呢？如果我举重已经达到肌肉疲劳的程度，无论给我多少激励，我都无法再举起更多的重量。

资源观的支持者对这一批评的回应是，人们必须控制自己的脑力资源支出。他们可以基于动机来预算他们需要调配多少脑力资源，这使得在更好的激励出现时，他们有资源供其使用。

为了说明这一点，以我们家的万圣节为例。我完全不清楚为什么我们社区会受到来自罗德岛普罗维登斯各地孩子们的极大青睐。也许这是因为该地区的住宅密度更高，但不管出于什么原因，他们总在万圣节之夜纷纷来访。我们总觉得自己已经买了足够的糖果去招待孩子们，但每年的这个时候才发现，我们显然又失算了。结果，随着夜幕的降临，我们慢慢地从给每个孩子一大把糖果，到三块，再到两块，最后到一块，我们努力让不断减少的糖果储备能再多撑一会儿。因此，也许人们对自己固定的脑力资源容量也是如此。当他们的资源容量正在被消耗殆尽时，他们就会越来越吝啬地使用它，每做一个艰难的决定时，他们只会送出一块脑力糖果，而不是一把。但在脑力资源耗尽后，如果他们确实仍有动机继续工作的话，那说明他们有可用的资源，从而调配更多资源来改善他们的表现。

虽然这看似确实是一种让数据与理论相一致的合理方法，但仍有不尽如人意之处。即使是自己踱步，我们也会在某个时间点把所有的资源都消耗殆尽。万圣节的时候，我们在最后确实会把糖果分完。每天花 12 个小时，连续 4 天进行艰苦的脑力运算而不会简短，这表明原口要么拥有相当大的脑力资源储量，要么非常善于预算。实际上，我们不清楚为什么我们会在短时间的自我损耗实验时，如此吝啬于我们脑力资源的调配。的确，一个人不必担心日常生活中的瞬间决定，如，不用担心吃什么的决定会对之后更重要的决定产生影响。

这种“资源 + 动机”的说法可能会带来一个更糟糕的问题，即这种观点可以预测任何事情：当人们的表现越来越糟时，他们已经耗尽了一种资源；而当他们表现得越来越出色时，他们则受到了激励。无论你进行何种实验，无论你是否发现由于努力工作而导致了脑力资源损耗，你都可以在事后用适当的动机和资源消耗组合加以解释。如果你永远都不想出错，这种方法很管用，但是，它也不是一个可以用科学方法检验的理论框架。因此，如果没有更多约束条件，“资源 + 动机”的解释不能被证伪，也就不是一个科学的理论。

通用资源论的另一个问题是实证的问题，即支撑自我损耗的实验证据最近被质疑。直到最近，自我损耗的影响似乎仍是心理学中最有力的观察依据之一。例如，2010 年根据 83 项已发表的研究进行的一项荟萃分析（meta-analysis）发现，在中等规模的研究中损耗效应（depletion effects）有效。

然而，仅在几年后进行的后续研究却明确表明，得出这一结论可能为时过早，而且事情变得更加扑朔迷离。深入分析以前的荟萃分析所使用的研究表明，该研究中发现的中等效应可能受到起误导作用的统计偏差的影响。纠正了这些偏差的最新荟萃分析发现，能支撑这种效应的证据尚不完备。

鉴于这些争议，23 个实验室着手测试自我损耗现象，该测试由心理学家马丁·哈格（Martin Haggar）和尼科斯·查齐萨兰蒂斯（Nikos Chatzisarantis）主持，开始在多个实验室中反复进行。这两位科学家同样参与了最初的荟萃分析。在收集数据之前，这些实验室记录了他们的假设和研究方法。每个任务程序由科学家单独进行审查，这些科学家包括资源理论家，如鲍迈斯特本人，以确保这些方法能合理地发现真实存在的损耗效应。除了一个实验室之外，其余实验室都假设会观察到损耗效应，令人震惊的是，在 23 个实验室中，只有 3 个发现了与损耗相同的效应。其中一个实验室观测到的效应恰恰相反，即损耗似乎能使人在下一个任务中表现更加优秀！因此自我损耗未能通过复制实验以自圆其说。

值得注意的是，复制自我损耗效应失败的实验中只使用了一个实验装置来测试损耗过程。因此，可以想象的是，问题出在这个特定的装置上，而不是全部出现在自我损耗上。在已发表的对复制自我损耗失败的回应中，鲍迈斯特及其同事精准地切中了要害。虽然他们在实验前已经签署了该试验程序，但也表示这只是一种有保留的“去尝试”预批准，而不是“这肯定会成功”。

关于这种观点的可信度，你可以自行思考得出结论，但值得注意的是，自2016年复制实验失败后，事情一直毫无进展。“多实验室”项目用各种不同的测量方式对2000名大学生的认知进行了测试。其中2018年进行的一项研究测试了学生在完成一项斯特鲁普任务后，再尝试去解决无解字谜能坚持多久。这似乎又是一个典型的损耗案例。无解字谜是1998年关于自我损耗的最初研究中所使用的一个测试，然而在“多实验室”研究中，尽管有巨大的样本量，可以提高研究者发现哪怕是微小效应的能力，但并没有证据表明字谜游戏会带来损耗。所以虽然此事远未定论，但下述观点——我们拥有一种普遍的、可耗尽的脑力资源，可被自控力支配——所依赖的实证基础正在一点点崩塌。

关于资源理论对脑力进行解释的最后一个问题，涉及该资源实际上对应什么物质。大脑中哪些物质被这些困难的决定所损耗或透支？

鲍迈斯特及其同事提出了葡萄糖可能就是这种资源。葡萄糖为身体中的每一个细胞（包括大脑中的神经元）提供能量。因此大脑必须不断地消耗葡萄糖，并且在神经元更活跃的地方，会消耗更多的葡萄糖。鲍迈斯特曾提出，正是葡萄糖被繁重的脑力劳动所消耗，因此这也是大脑通过信号提示脑力保存的资源。

支持这一观点的基本实证再次受到了严重质疑。2016 年进行的另一项荟萃分析发现，几乎没有一致的实验证据表明，在艰苦的脑力劳动后，葡萄糖水平会降低，葡萄糖水平会限制随后的脑力劳动，或者可以恢复葡萄糖来逆转自我损耗带来的影响。因此，与一般的自我损耗效应一样，支持这一假说的实验证据也并不是很站得住脚。

尽管葡萄糖假说的证据模棱两可，但我们有进一步的理由对这一观点的基本假设持怀疑态度。正如持此立场的数位批评者所指出的那样，只要睁开眼睛就会导致大脑中的葡萄糖代谢大量增加，因为大脑的知觉路径会对输入的信息进行许多需要计算的处理。然而，当我们只是睁开眼睛处理一个场景时，我们并没有倾注脑力。因此，单单是葡萄糖代谢增加并不能与脑力的付出相关。

需要注意的是，也许还有其他相关的资源可能比葡萄糖更有效。例如，计算认知神经科学家克莱·霍罗伊德（Clay Holroyd）提出，一种叫作淀粉样蛋白的物质可能是脑力资源理论的基础。众所周知，大脑中淀粉样蛋白的累积是导致阿尔茨海默症等痴呆症的一个的相关因素。霍罗伊德认为淀粉样蛋白的存在可能会影响到神经处理的效率，类似于某些代谢物会在体力劳动时导致肌肉疲劳。为了避免这种累积，霍罗伊德主张，我们必须长期调节对繁重神经处理的需求，大脑在进行这种处理时以脑力的形式付出成本。这样的观点很耐人寻味，如果得到数据的验证，最终可能会使某种形式的资源模式重焕生机。然而在那一刻到来之前，我们最好将目光投向其他地方，以更好地理解脑力成本。

如果脑力成本不能反映脑力资源固定容量的损耗，那是什么让完成一项任务要付出努力呢？一项任务如何驱动大脑对成本与收益进行分析？这是一个需要澄清的关键点，因为如果不澄清这一点，许多依赖脑力概念的理论就会陷入逻辑学家所谓的“循环论证”中。

“循环推理”（Circular reasoning）是一种逻辑谬误，即用论证的前提来产生结论，然后用结论来支持初始假设。例如，如果我们的论点是因为发现任务费劲而回避该任务的执行，那么我们如何知道一项任务费劲呢？如果答案是，因为我们回避任务，我们陷入麻烦。那我们为什么要回避任务呢？因为它费劲。为什么费劲？因为我们回避了它……如此循环，没完没了。这显然不能作为解释。

为了避免这种循环论证，我们需要一种方法来识别是什么导致了一项任务费劲，这个方法不是源于我们对结果进行的解释。换句话说，我们需要识别导致一项任务费劲的可定义特性，从而让我们更倾向于对任务结果进行解释。

按照这些思路，库兹班最初提出了一个有影响力的假说，即努力成本使我们无法执行那些束缚我们大脑组织的任务，从而阻止我们执行其他任务。从这一点来看，付出脑力在我们身上演变为“同时性”的问题，或者说，限制我们同时做多件有价值事情的能力的问题。

我们在第五章中讨论过，由于我们的多任务处理能力有限，当我们专注于一项任务时，我们当时就实际上错过了原本可以从执行其他任务中获得的任何好处。经济学家把这称为“机会成本”，或者称之为我们做出一种选择而付出的代价，因为它禁止我们做出另一种选择。当我们忙着执行一件艰难的任务，比如写那封敏感的邮件或者处理税务时，我们并没有同时观看电视剧《权力的游戏》或者在脸书上跟进朋友的动态。因此，根据这一理论，我们在处理税务的过程中会付出这种机会成本，即厌恶使用脑力。

这个假设可能会带来如下预测：不管我们正在做的具体任务是什么，我们会因为有很多事要做而感到费心劳神以及筋疲力尽。换句话说，当我们还需要修剪草坪和洗碗的时候，此时处理税务的感觉，比只需处理税务这一件事情时更为糟糕。在这样的例子中，很难区分大量未完成任务的机会成本与随后完成这些任务所需的额外时间。但尽管如此，有证据表明有很多目标堆积在你的脑海中是一种令人厌恶的体验，以至于它们挥之不去。

例如，我们脑海中经常会自发地出现与自己正在做的事情无关的想法。我们通常把这些想法与白日梦、走神或入睡时刻联系起来，但实际上，这些想法可以发生在我们一天中的任何时候，无论是否忙碌，而且通常与我们当前正在做的事情无关。

科学家可以通过在一天中随机对人群进行抽样来研究这些自发想法的内容，询问他们目前是在想手头的工作，还是在浮想联翩。这类研究表明，我们自发的想法大多与自己有关，而且往往带有“未来偏向”。换句话说，他们通常更关注自己在未来可能会参与的事情，而不是现在或过去之事。然而，无论事关过去、现在还是将来，自发想法都与相同的腹内侧额叶和内侧颞叶系统活动相关联，这些系统对未来情景思维起着重要的作用。

自发想法与脑力相关，通常也与未完成的任务和目标相关。报告称大脑中有这些关于未实现目标的想法通常是一种负面体验。因此，从某种意义上说，我们大脑里有一个潜在的“待办事项”清单，清单上的事项偶尔会不由自主地跳到我们的脑海中，就像智能手机上的通知一样。当它们真的出现在脑海中时，这些想法会让我们变得有点焦虑。

我们很容易去推测，自己实际上可以适应这些消极情绪和焦虑情绪。执行“待办事项”清单上的任务有助于缓解焦虑情绪，带来的释然感自然会驱使我们去完成脑海中堆积的各种任务。再进一步推测：我们会因为始终无法完成那些目标、无法停止思考那些目标或无法从我们的“目标清单”中移除那些目标而持续地产生负面情绪，在极端情况下，这可能会导致心理健康问题。有证据表明，自发想法产生的频率与焦虑、抑郁等具有更高风险的情绪障碍有关，这也许可以印证上面的假设。

由此看来，有大量任务要完成确实会对我们的情绪造成负面影响，可能会让人厌恶使用脑力。

我们执行困难任务时会感到费脑，但是，维护一堆深度目标不太可能是导致这一问题的全解。一方面，自发想法虽然常有，但并非一直出现。另一方面，不管我们是否自发地想去完成其他任务，我们内心都知道完成困难任务需付出脑力。相反，如果通过一个更持续或更积极的过程来计算成本的话，那么不断地反思“自己可能在做什么”本身就相当费劲。无论我们是否有其他任务要完成，我们肯定会觉得完成任务很辛苦，所以脑力付出似乎不太可能简单根据我们可能正在做的其他任务来计算。

然而，重要的是，机会成本的概念并不要求我们真正计算出所有假设情况的结果。如果我们完成手头其他所有任务，我们可能也会得到这样的结果。当然，我们可以根据自己现在执行的任务来估算机会成本。

假设在任一既定时刻，我们都有无数不同价值的任务可做。这些任务的价值时大时小，但从长期来看，我们可以执行的其他脑力任务都有一个平均价值。这意味着：从长远来看，我们正在执行的任何任务，如果占用了我们的系统，就会倾向于失去平均价值。所以，根据我们正在执行的任务，而不是没有执行的任务来估算价值损失，是合理的。我们可以在任务处理系统中使用瓶颈来增加任务的负担，因为这些瓶颈限制了同时处理多项任务。长期来看，它们会比没有这种瓶颈的任务损失的价值更大。那位把“简单的任务”定义为“可以在做其他事情的时候同时完成的任务”的“土耳其人”可能是有道理的！

正如我们在第五章讨论的那样，认知控制所需的机制往往是任务中的瓶颈，因为控制行为通常依赖于任务间共有的一般、抽象的任务表征。因此一个合理的启发是，如果任务需要认知控制，那么认知控制就会背负上沉重的负担。如果是这样的话，是什么在大脑中追踪那个成本？它又是如何影响控制系统的？有趣的是，这一研究领域的许多实证和理论观点都围绕大脑的同一部分展开，这一部分就是本章开头讨论的与埃尔西·尼克斯的病例和无动性缄默症相关的部分，即前扣带皮质。前扣带隶属于我们在第三章中谈到的不同于额顶神经网络的睫状体—髂骨网络。前扣带皮质的机制及其与认知控制的关系一直是很多研究和争论的焦点。在下一节中，我们将仔细研究这些机制，来评估控制成本和收益。

前扣带皮质和认知监控

无动性缄默症是由前扣带皮质受损引起的一系列动机障碍中的极端情况，表现为通常在会使健康人倍感活力的情境和环境产生异常反应。这种关联使科学家初步认定前扣带皮质是有关动机行为的神经网络的一个重要节点。因此，它与认知控制机制的关系是一直备受关注且饱受争议的话题。这些想法的发展对理解大脑可能如何监控任务控制需要（实际上是任务控制成本）非常重要。所以，让我们对其进行深入的探究。

故事从第三章中谈到的 CDM 模型开始。回忆一下，CDM 模型是一个重要的创新，因为它展示了工作记忆中保存的信息如何提供自上而下的情境信号来控制行为。而且，它并没有求助于将事情安排得井井有条的“小人”。相反，神经网络利用执行任务的经验在输入层、输出层、隐藏层和任务需求层之间建立起正确的连接。

虽然这一创新很重要，但 CDM 模型无法知道它在试验时的自我控制情况。或许它提供了足够的自上而下的支持，或许又没有，它无从知晓。它的学习机制是依靠一次试验的结果来调整它在未来试验中的行为。这就好比开车时收到一条让自己分心的短信，直到查看短信后，才会把注意力重新放到路况上来。事实上，我们没有这样做，我们快速抵制这些突如其来的干扰，调整自己的控制力以满足出现在我们面前的任务需求。

在线调整是早期CDM模型力图实现任务控制的关键特征。例如，回顾一下第一章讨论的 TOTE 模型，在运行和退出阶段之间有两个“测试”步骤。这些使系统能够快速地进行自我控制。因此，尽管 CDM 模型通过增加学习而超越了它的前辈，它同时也失去了控制权。

马特·博特维尼克和乔恩·科恩通过添加一个新节点，以监控冲突，让 CDM 模型重新拥有了控制权。在斯特鲁普任务中，当刺激同时映射到两个不同的反应中，这些反应之间会相互竞争，问题就会发生。在这种情况下，需要通过情境控制来消除竞争。而且，竞争越多，就需要进行更多的控制来消除竞争。在 CDM 模型中，更多的控制意味着任务需求层发出的信号更强、更持久。

因此，新的监控节点只需接收 CDM 模型反应层中每个反应单元的输入信息，并根据相互激活的程度计算出冲突值。换句话说，如果两种反应同时被激活，而且反应程度大致相同，冲突值就会更高。

这与我们对竞争的直觉相吻合。以两个网球运动员为例，最有竞争力的比赛是在两个旗鼓相当的选手之间进行的，无论他们都是职业选手或都是业余选手，他们的实力相当使比赛颇具竞争力。因此，如果两个反应都很强烈，那么冲突就会更大，这将激活更多 CDM 监控单元。如果一个反应越来越强而另一个反应不断减弱，冲突值就会下降。

冲突监控节点持续地将其输出信息投射到 CDM 模型的任务需求单元，这使得反应层读出的当前冲突值可以增强或减弱任务需求输出的强度。因此，反应之间的冲突越激烈，解决问题时受自上而下的情境影响也就越大。所以通过增加冲突监控节点，CDM 模型有了一个反馈控制回路。

博特维尼克和科恩假设前扣带皮质专门作为大脑中的冲突监控节点，接收来自候选反应路径的输入信息并相应地激活额顶叶控制系统，以减少冲突并做出反应。

这一假说在 10 多年的时间里成为有关前扣带功能的主流观点，对许多研究都有启示性的作用，并且其最初带来的回报十分丰厚。例如，在几个使用不同认知控制操作的神经成像实验中，研究者反复观察到：当反应冲突强烈时，例如在不一致的斯特鲁普决策比一致的斯特鲁普决策中，前扣带皮质的活动更多。研究者也观察到这种活动模式与外侧前额叶皮质的情境维持活动不同，与 CDM 模型中任务需求层和监控层的分离保持一致。

然而，随着实验的继续进行，冲突理论在新的实验观察中开始站不住脚。动物的生理记录中屡次未能发现前扣带皮质细胞变为冲突状态的证据。更常见的是，这些研究发现细胞反而致力于评价预测、结果、失误和动物做出的各种反应的价值。同时，对前扣带皮质局灶性损伤的患者的研究，未能发现其基于反应冲突变化的认知控制调整存在明显缺陷。

在这种情况下，计算认知神经科学家乔希·布朗（Josh Brown）和威廉·亚历山大（William Alexander）提出了另一种前扣带功能模型，他们称之为“反应和结果预测模型”（PRO 模型）。与 CDM 模型一样，PRO 模型是一种从经验中学习的神经网络模型。PRO 模型中的前扣带皮质可以通过感官获得刺激输入信息，而且鉴于这些输入信息，而产生行动计划，并由此预测将要做出的反应及其会产生的结果。这就好比看到一块蛋糕就会想大快朵颐的计划，因此预测自己的嘴巴会做出怎样的咀嚼动作以及随之而来的美味体验。

实质上，该模型学会了预测反应与结果之间的关联。我要说明的是，这与本章前面讨论的价值关联有着细微的差别，比如果汁喷出通过提示声预测，而且影响中脑多巴胺神经元，这些是刺激和结果之间的关联。这里则是基于情境和行动计划来预测反应和结果之间——即咬的动作和美味的蛋糕之间——的关联。

重要的是，在模拟前扣带皮质的模型中，细胞会因预测这些反应和结果而变得活跃。如果这些预测成真，细胞的活性就会受到抑制。这意味着一项任务的选择越多，预测的反应和结果就越多，所以扣带的活动也越多。这可以解释以下现象：执行斯特鲁普任务的条件不一致时，比如单词颜色和词义预测不同的反应时，扣带有更多的活动。

而且，如果反应预测或结果预测错误，这种活动将不会被抑制，这是另一种预测误差信号。然而，不同于多巴胺的奖赏预测误差，当预期的反应或结果没有发生时，无论这个结果是积极的还是消极的，PRO 模型中驱动前扣带细胞都会出现预测误差。换句话说，前扣带细胞会因惊喜和被猛然唤醒而变得同样活跃，这种信号意味着预测的反应和结果尚未发生。

PRO 模型与之前许多用反应冲突解释前扣带的研究发现一致，也与有关前扣带皮质的大量生理学和神经影像学数据一致，这些数据是基础冲突监控假说无法解释的。但是，虽然 PRO 模型展示了结果预测和失误如何解释前扣带皮质的生理反应， 但没有说明大脑如何对这些预测信号进行处理。

一种可能是，预测信号能够预测即将发生的错误并快速地进行误差校正。例如，曼达娜·莫迪鲁斯塔（Mandana

Modirrousta）和莱斯利·费洛斯（Lesley Fellows）研究了 5 名前扣带皮质受损患者，这些患者执行了一项“埃里克森侧抑制任务”。在此任务中，在受试者的面前显示了一排箭头，他们需忽略侧边箭头，依据中心箭头的方向按左边或右边的按钮。侧边箭头可以与中心箭头的方向相同，如在“>>>>>”中箭头的方向都相同；这些箭头的方向也可以不同，例如在“<<><<”中，箭头的方向不一致。在后一种情况下，健康的人也会出现反应更慢、更可能因手滑而完全按错方向的情况。当箭头方向不一致时，左右方向都会暗示大脑做出反应。当左边的反应和右边的反应发生反应冲突时，会让反应变得更加困难。在这种情况下，必须更加集中注意力于中心箭头的方向上，以克服这种冲突。

通常，如果人们在执行此任务时出错，他们会在下次尝试时放慢速度。这有时被认为是认知控制中的失误后调整，通过放慢自身速度来防止继续出错。莫迪鲁斯塔和费洛斯测试的患者尽管扣带皮质受损，但和正常人一样，在出错后减慢了速度。实验组也报告说他们意识到自己的失误，其速度与对照组的一致。

但是实验组的患者在一个重要方面与健康对照组不同，即纠正失误的速度。在一项实验中，允许受试者在按错按钮后迅速按下第二个按钮来纠正错误。健康的人会在做出错误反应后大约 0.2 秒内立即对错误进行纠正。反应时间是如此之短，大约是侧抑制任务中正常反应所花时间的一半，正常反应约需

0.4 秒。换句话说，健康人的纠错速度非常迅速，可能在错误实际发生之前就已启动了纠错机制，他们基于对将要出现错误的预测进行纠正。

相比之下，扣带受损患者不能快速地进行纠错。他们也会纠正错误，但大约要花 0.7 秒的时间，这甚至超过了他们做出初始反应所花的时间，意味着他们必须亲眼看见后才会意识到自己犯了错，然后去计划纠错行动。由于大脑受损，他们无法快速预测错误并主动地采取纠错措施。

关于前扣带皮质在监控我们认知控制中所起作用的进一步线索，来自研究认知控制中所使用的脑力和动机的一些实验。以患者 RMB 为例，她因中风而导致前额叶皮质（包括前扣带皮质）严重受损。尽管 RMB 的前额叶皮质受损严重，但她在执行斯特鲁普任务期间应对冲突时却表现得正常。对照组中的受试者会始终如一汇报对他们来说更难的试验，这些试验让他们花更长的时间去做出反应。尽管 RMB 在一些试验中反应更慢，在另外一些试验中反应更快，并且频率与对照组相同，但她不能凭主观的感觉说出哪些试验更难、哪些试验更容易。而且，在一种称为“皮电反应”（galvanic skin response）的测试中，可以明显看出对照组的畏难情绪：他们基本上在更难的试验中手会出汗，而 RMB 却没有这种明显的生理反应。因此，回忆一下桑代克对脑力付出和效能的区分，RMB 的工作效能与对照组相同，但由于前扣带受损，她没有体验到相关的脑力付出。

2013 年进行了一项令人回味的研究，该研究进一步阐释了与前扣带活动相关的主观体验。研究对象是两名接受癫痫手术的神经外科患者。患者在手术过程中是清醒的状态。患者的大脑本身没有疼痛或触敏神经元，因此，在外科医生进行大脑手术时，患者不会体会到任何痛苦或产生直接的感官体验。但是，由于患者是清醒的，外科医生可以在手术过程中电刺激其大脑皮质，基于受刺激细胞的功能，这种刺激可以诱发患者的心理体验。在这项研究中，外科医生在患者没有反应冲突或预测错误的情况下，直接刺激前扣带，并记录该刺激对患者心理体验的影响。

当患者的前扣带皮质受到一连串的电刺激时，他们描述了自己出现忧虑或产生的不祥预感，并产生了克服未来某些未知困境的强烈需求。若断开电刺激，使用“假”刺激或刺激附近的其他大脑区域时，这些感觉就会停止。

一名患者用比喻描述了这些感觉：“就像，几乎像你要前往另一边的风暴区一样。风暴区可能有几英里远，但你必须越过山丘。突然，你坐了下来，思考自己该如何克服万难去穿过那片山丘？……那种感觉，你懂的！你就像，你就像（拍着胸膛）问‘我要，我要穿过这片山丘吗？’。”刺激前扣带不仅让患者付出脑力，而且让患者产生了一种必须坚持不懈去达到成功的感觉。这对大脑系统进行门控和认知控制来说，无疑是有用的情境输入。

总而言之，尽管前扣带对认知控制的核心地位毋庸置疑，但其作用仍然不见全貌。研究结果一致表明，扣带对于预测反应和结果，以及监控这些预测是否已实现很重要。考虑到当前的情境和行动计划，可预料这些反应和结果。这些预测信号对于认知控制——如通过强制反馈信息到前额叶系统以增加控制强度——本身来说可能是不必要或不充分的。但是它们可以产生一种要努力去完成任务的体验，借此可被控制系统用作情境和动机驱动。

为了解这在现实世界中的意义，想象一下“土耳其人”不喜欢的多任务处理情形。因为应对工作中的紧急情况，我们可能在处理税务的同时也定期查看电子邮件，这种情况对我们的控制系统实施管理具有挑战性。由于多任务处理中固有的冲突和干扰，我们在同时处理两项任务时效率会有所降低，且更容易出错。然而，我们努力填写各种表格及附表 B 和 D，同时一直留意是否有新的电子邮件通知时，同样前扣带会预测多种反应和结果。激活前扣带所有可能的反应路径和反应结果会产生一种付出脑力的感觉。这种经历令人不快， 除非有必要，否则我们希望尽力避免这种情况，但这是执行需要认知控制的任务要付出的脑力成本，它导致我们可能更全神贯注地去完成多项任务中的一项任务，或者实际上完全避免了处理多任务。

这些观点与本章前面讨论的价值观念有什么关系？我在布朗大学的同事阿米泰·申哈夫（Amitai Shenhav）、乔恩·科恩和马特·博特维尼克最近提出的理论框架“认知控制期望值理论”（Expected Value of Control Theory）用一种有趣的方式阐释了这种关系。该理论提出，前扣带不仅可以获悉认知控制的脑力成本，还可以获悉其带来的收益。换句话说，它可以在实施认知控制带来的预期收益与所需的脑力之间进行权衡。反过来，这种成本收益分析会调节侧前额叶系统的控制介入，使其使用一定的脑力来有效地实现我们的目标。我们将会调节自己对报税表与电子邮件的关注度，以获得足够的价值回报——即要么完成报税工作，要么解决工作中的突发状况，或者两者兼顾。为了对大脑功能——比如前扣带皮质神经元计算过程中如何进行这种成本收益分析——进行具体的预测，该理论仍在完善之中。不管怎样，该理论不仅对我们了解前扣带皮质的功能，而且对我们了解动机、努力和价值等因素对认知控制的影响等，都是很有前景的研究方法和研究方向。

是什么促使我们去完成任务的？显然，我们大多数人会完成自己认为有价值感的任务。例如，我们煮咖啡，是因为我们希望早上喝完咖啡可以集中注意力。我们召开会议，是因为希望在会上达成项目目标，履行领取薪水后应尽的职责。我们填写报税表格以避免不好的后果。这些对有价值成果的期望，驱动了认知控制系统去帮助我们集中精力来执行任务。因此，当我们的认知控制失效时，不仅我们的工作记忆可能受限，还限制了棘手的工作记忆门控。这也可能导致我们在这种情况下没有足够的动力去实施认知控制。

但重要的是，正如本章所探讨的那样，我们不会随便为任何一个之前的目标付出脑力。我们的大脑会进行成本收益分析，即通过认知控制成功完成一项任务带来的好处与所配置的脑力成本来权衡利弊，“账簿上的余额”转变成我们的动力和积极性。因此，当我们发现自己掏出一个计算器来计算餐馆的小费，而不是在脑海中进行心算时，这可能并不是评估结果价值的问题， 而是我们找到了一种既可以减少控制系统需求又能够获取同样结果的方法。与心算相比，用计算器完成任务具有更高的净价值。换句话说，不管使用认知控制与否，我们的认知控制都会被激活。

第八章

信息检索问题

我们中的大部分人对自己的记忆爱恨交加。我们依靠自己的记忆来存储知识以及自己最美好的时光，这些记忆给我们的经历带来了一种连续感和结构感。此外，记忆无疑对人类智力和有效的认知控制至关重要。这里我指的不仅仅是我们的工作记忆，还指我们的长期记忆。长期记忆储存着我们的经历和常识，即使我们没有意识到这些经历和常识的存在。正如第二章所讨论的,记忆赋予我们一种能穿越时间或虚拟想象的能力。

然而，很少会有人说自己的记忆力很好。我们敏锐地意识到记忆力让我们失望的时刻，比如我们本应该在聚会上介绍某人，却突然想不起他的名字；或者我们想说出那首自己恰好知道的歌，绞尽脑汁却依然想不起歌名。这时，我们在搜寻的记忆似乎在奚落我们，它们就藏在我们的记忆库中，让人无法企及，且冷漠无情，对我们倾注的脑力毫不动容。

与智能手机和笔记本电脑等外部记忆存储设备相比，我们的记忆力似乎更加让人感到沮丧。很难想象，你想在 iPhone 上获取一个电话号码，Siri（语音控制功能）抱歉地回答道：“我想我知道这个号码，但是我……嗯，我只是现在想不起来。不过，我突然想到了一支曲子。”这些设备的功能的确十分强大，以至于大多数人都放心地在其上储存了大量的信息。我脑子里曾经记着一大堆电话号码，但现在，我已经不知道任何朋友的电话号码了，究其原因，只不过是因为我的手机存储更迅速、更简单、更可靠了。

除了我不会意外地将头卡在沙发靠垫之间（手机会这样），我的大脑还有什么地方比智能手机更胜一筹呢？为什么进化过后，我们的记忆力还是如此的不可靠呢？当然，我们之所以健忘，并非因为健忘对人类有利。那么，如何解释我们明显存在缺陷的记忆系统呢？

要回答这些问题，首先要认识到我们的记忆并没有真正地进化成一种像电脑硬盘之类的存储设备。如第二章所述，我们用记忆来建立世界的模型，来预测未来结果或设想可能出现的场景。我们的记忆进化并不是为了提供关于过去经历的记录，而是为未来的决策服务。大脑的记忆系统致力于灵活地告知我们正在做什么，也就是说，我们的记忆适用于解决信息科学家和数据库专家所说的“信息检索问题”（information retrieval problem）。

信息检索问题涉及系统如何恢复价值超过检索成本的存储信息。该问题并不是人类记忆独有的问题。任何拥有查询信息功能的大型数据库的系统都会面临着信息检索的问题，无论该数据库是我们大脑积累知识的终身储存库，还是浩瀚的互联网，或是大学图书馆的藏书。这些系统全都面临着一个共同问题，那就是应该如何有效地获取高价值信息。数据库越大，问题就越难解决。

为了说明这一点，我们来看一个例子。我住在罗德岛州普罗维登斯，我的一位儿时朋友会定期来拜访我。这种时候，我喜欢带他去镇上的餐厅吃饭。普罗维登斯在美食方面十分闻名，所以游客来到这座城市一定会品尝当地的美食，这是众所周知的秘密。但是我不想带他去上次他到访时我们去过的同一家餐厅，在我的计划中，我需要记住我们以前在哪儿吃过饭。为了完成这项特殊的任务，我和朋友上次去吃饭的记忆暂时有了价值。比如，对我的任务而言，回忆我们在就餐时谈了什么或他穿了什么,不如回忆我们吃了什么或在哪里就餐更有价值。

在此例中，从记忆中获取的信息的相对价值是很清晰的，解答了我去哪里吃饭的问题，是任意相关的记忆。但在搜寻高价值记忆时，也要考虑成本的问题，因为高价值记忆可能并不是那么容易找到。例如，我获取目标记忆的一种方法可能是检索有关我朋友的每一个记忆，然后基于这些记忆对我任务的价值进行排序。一旦排序完成，我只按照最有价值的记忆行动。

问题在于，我们从中学起就一直是朋友，我们一起在乐队表演，直到今天，我们的关系依然很亲密。那是一生中都值得珍藏的记忆。然而，其中的绝大多数记忆对我当前的任务没有多大价值。即使我能找回关于我朋友的每一段记忆，我也会浪费大量时间试着去给它们排序，以找出最有价值的记忆。这类似于为了找到一本具体涉及美国成文法对互联网言论自由影响的书，而去查阅图书馆里所有的书。不管检索目标信息如何，所获得的价值都将远远低于搜索时间成本和清查每一个事项的成本。如果我用这种方法来回忆我们上次去过的餐厅，我的朋友很可能已经来到普罗维登斯，然后又悻悻地离开了，而我还坐在单人沙发上，整理着所有的记忆，并根据其用处进行排序。

任何进行检索的尝试都会产生效益和成本。搜索记忆所消耗的时间或是检索失败——如获取了错误的信息——都会产生成本。在信息检索出现问题的情境下，这些失败的风险在于它们颠覆了我们的目标并导致了负面的结果。例如，我的记忆出现了混乱，将朋友带到了自己最喜欢的两家餐厅中的一家去吃饭。但不巧选的是之前去过的那家餐厅。而且，除了时间成本和失误成本，艰难的检索行动也被认为是一种认知努力的厌恶性体验，这与第七章中讨论的其他类型的强烈认知很像。那种体验本身就是一种成本。因此，成本最小化与效益最大化一样，也是检索方程式的一部分。

约翰·安德森（John Anderson）是卡内基梅隆大学心理学系和计算机科学系的教授。从解决数学问题到解决记忆问题，他在帮助我们理解更高级的认知方面做出了大量的贡献。安德森在一系列开创性论文中强调，人类记忆也许适合用来解决信息检索问题。根据他的分析，在一个为解决信息检索问题而优化的系统中，判断检索成功的可能性时，至少有两个基本要素需要考虑。

首先，系统应该对存储事项在过去起多大作用的频率非常敏感。一段记忆在以前越管用，它再次起作用的可能性就越大。想象一下，你是一名图书管理员，要决定哪些书放在书架上，哪些书送到图书馆外的档案馆，你可以依据的一条线索是每本书被借出的频率。经常被借出的书可能很有用，而且将来还会被再次借出。因此，通过预测书籍未来使用的可能性，将这些经常被借出的书放在书架上是一个好策略。

我们的记忆可以使用同样的技巧。我们已经检索过的事项在将来会被赋予一些检索优先权，对这些事项记得越多，我们再次检索它们的可能性就越大。因此，牢牢记住某件事的其中一个最好的方法就是练习检索。每成功检索一次，它就能更好地保存在记忆中，也更利于将来被检索。

安德森强调的第二个因素，是检索情境，即背景、任务，以及我们进行检索时所经受的任何心理状态和身体状态。如果之前在特定的情境中（如在特定的地方时，或者在执行一个特定的任务时，或者在感觉到一种特定的方式时，或者在所有这些情形都出现时）检索到某段记忆，那么你的记忆系统会再次认为这段记忆在该情境下有用。

假如最近聚会上有一件趣事令你开怀大笑，那么你很可能会在其他社交场合想起这件趣事，并且可能再讲一遍这件趣事（令和你一起参加这些活动的同伴感到懊恼）。然而，在其他情境下，比如汇报工作或买日用品时，你就不太可能想到这件趣事。有些记忆如此依赖特定的情境，以致于除非我们处于通常想起它们的环境中，否则我们压根就记不住它们。

我们的记忆与情境密切相关，因为人类检索记忆在很大程度上依赖于我们可用线索的质量。线索可以是任何东西：气味、声音、特定物体、思想，甚至是其他记忆。这些线索一旦在大脑中活跃起来，就会启动与该线索相关联的记忆检索。从信息检索的角度看，这是你的大脑在此情境下断定该信息会有用。线索越清晰、越具体，相关联的记忆就越容易浮现在脑海中。通过这种方式，情境可以控制记忆检索，让你可以再次使用在之前的情境中记住的信息。

综上所述，我们忙着在世界各地执行各种任务时，大脑的记忆系统也忙着根据我们使用记忆的地点和频率来生成记忆。稍后，鉴于特定的检索历史和各种可用线索，我们的检索系统会猜测哪些知识有用。因此，多半情况下，基于我们所执行的任务或要实现的目标，我们在特定情况下会轻而易举地想起所需要的信息。我们大多时候都不觉得这种检索费力，它是如此的顺其自然。

没有人工系统能达到这种效率，相比之下，智能手机尝试进行这种自动检索信息就显得笨手笨脚了。智能手机大多会主动给我们提供下次约会的路线和路上所花费的时间，或者猜测单词或短语的结尾，但成败参半。不同于智能手机，人类执行一项任务时，大脑可以在内部迅速获取目标、计划和想法，因此我们的大脑更加优秀。它可以使用部分或全部内部信息作为检索的情境线索。因此，随着任务继续执行，我们的记忆系统可以动态地将信息检索直接与正在执行的任务结合起来。

当然，我们并不完全依赖于自动检索。我们不必为了检索我们需要的信息而四处游荡，希望碰见正确的线索。相反，当所需信息没有立即跃入脑海时，无论眼下要完成什么任务，我们也能在内部直接检索到所需信息。认知控制是这种信息记忆的关键，从广义来讲，认知控制有助于信息检索，因为它使我们更有可能恢复有用的信息，并使与检索相关的成本最小化。

在本章中，我们将仔细地研究记忆的认知控制。我们将会看到，对记忆检索的控制大致可以分为两种基本类型：一是形成检索本身的控制过程，我们称之为“受控检索”（controlled retrieval）；二是在信息检索后运行的控制过程，我们称之为“检索后控制”（postretrieval control）。在下一节中，我将对这两种类型下定义，针对每种类型举些例子，并阐释它们如何对信息检索做出贡献。然后，我们将探讨哪些大脑系统支持这些类型的记忆控制，大脑如何给记忆进行赋值，以及这些特点对于我们思考自身记忆可能意味着什么。

控制检索

为了理解认知控制如何影响检索，我们将其类比为一个大家都熟悉的人工检索控制过程：使用网络搜索引擎，如谷歌。

谷歌旨在利用认知科学的既定原则来解决信息检索问题。虽然它的具体算法多年来一直在演变，但谷歌搜索背后的基本原理仍是其网页排名系统。当你在谷歌中输入一个搜索词时，网页排名系统会根据链接上的网页数量给出这些网页的权威值，列在该网页的后面。换句话说，如果你正在查找关于“脑震荡对大脑影响”的网站，相比只有少数几个链接的网页，一个本身就有许多链接的网页（比如 BrainFacts.org）更能体现其网站的权威性。因此，一些只有博主父母才会阅读的关于脑震荡的业余博客文章，可能甚至都不会出现在你的浏览器窗口。这样，谷歌搜索的首页会是那些链接到许多其他类似定义的高权威网页。

那么，谷歌网页排名系统的核心，就是遵循一种启发式算法，即网页的浏览使用可以很好地表明其未来价值。如果在多个网页中，发现某个特定网页链接非常有用，则该网页在未来很可能还是有用的，并且在搜索中的排名应该更高。谷歌系统还进行了一些额外的调整，比如给予政府或大学等传统权威机构网页一些额外的好处。不过除此之外，该系统以网页的浏览使用为基础，使用起来简单，运行很好。事实上谷歌搜索的首页往往恰好是你要查找的内容。

即使谷歌作为搜索引擎，是如此的精密，但当进入谷歌查询页面时，想出一组恰当的搜索词也很重要。例如，你想要找到我实验室的网站。我的名字很特别，这对你有帮助。Badre（发音为“better”）是一个黎巴嫩人名字音译成的法语词。即使在我的家族中，这也是一个罕见的拼写，我的许多亲戚反而将其音译为 Badr。在那里，名字拼写中带“e”叫巴德雷的人很少，我认得的只有另外一位名字叫大卫的人，我想他是在法国的某个地方。所以，如果你在谷歌中输入我的名字，可能会得到网上关于我的全部信息。

现在想象一下相反的情况，你想去布朗大学找我的同事迈克尔·弗兰克（Michael Frank），我们第一次谈到他是在第三章。谷歌可以证明，他的姓名主要由两个常见的名词组成。更复杂的是，斯坦福大学也有一位迈克尔·弗兰克，他也是一位计算认知科学家！因此,为了找到来自布朗大学的迈克尔·弗兰克的信息，你可能需要更详细的信息，比如输入“迈克尔·弗兰克布朗大学”。

任何有网页浏览经历的人都习惯了这类任务，而且可能不加思索就这样做了。虽然有些人可能会在搜索我时输入“Badre”，然后只需要滚动一下浏览页面就能找到我，但可能没人会在搜索迈克尔时只输入“Frank”。因此，你正在使用已经掌握的关于迈克尔的一些信息(比如他在布朗大学工作）来进行查询，以获得更具体的信息。这是一个检索计划，该计划对检索进行控制，使得你更有可能获得所需的信息。好的检索计划会带来理想的检索结果。

回到人类记忆，我们不需要停止正在做的事情，然后在大脑的搜索框中输入查询项来获取想要的信息。这也是人类记忆相对于谷歌这样的人工系统所具有的优势之一。单是感知、思考或处理一些信息，本质上是将信息作为一个查询项自动提交给记忆；相应地，记忆要求我们提供一些相关的信息。重要的是，当我们在世界中的行为所提供的线索不能自动检索到我们所需要的东西时，我们可以制定一个检索计划来控制检索。而且，像使用谷歌搜索一样，我们通过运用现有的知识来控制检索，以获取更具体、更有用的知识。

例如，我需要的关于大象的信息相差很大，这取决于我是想向孩子描述一只大象还是正考虑骑大象。如果我想骑大象，我最有可能联想到的相关信息就是它们体型很大、有象鼻，但这些信息与我要骑大象的相关性可能还不及我所了解的大象性情以及可以骑大象的地方等信息。所以我想对该搜索做出调整，以便更可能检索出其他有关骑大象的信息。我需要一个检索计划，该计划涉及信息检索过程，提示我获取更具体信息。

人们如何制订检索计划？其中一个最明显的例子是认知评估测试过程，这些测试要求人们对自己之前可能从未听过的问题做出合理猜测。例如，你估计男性脊椎的平均长度是多少？

你有答案吗？假设你不是早已知道这个事实的脊椎专家，那么你要采取什么方法来找到问题的答案？每个人都有自己的方法，但是我的方法如下：我会从男性的平均身高（据我所知大约是 5 英尺 6 英寸）开始计算。然后，我知道我们的脊椎并没有从头顶一直延伸到脚踝，所以我减去大约 3 英尺的腿长和大约 0.5 英尺的头长。瞧，我猜出脊椎长度只有 2 英尺多一点。谷歌告诉我实际数字是 2 英尺 4 英寸（71 厘米），我的估算结果接近于实际数字。基于我之前对脊椎长度的事实一无所知，这个估算相当不错了。

我们总是按照常规解决此类问题。你可以看到，这样做不仅需要回忆我们已经知道的事实，比如人类的平均身高，还需要制订一个检索计划，即一个思考过程。该计划选择一些知识，基于此计算出结果。

因此，正如一个人可能需要控制一系列行为那样，人们也可以控制记忆中的思维流。然而，有认知控制缺陷的患者很难完成这项任务。他们也许能够背诵自己知道的事实，例如人类的平均身高，但是被问到像男性脊椎长度之类的问题时，因为他们没有记好的答案，所以很难做出合理的反应。相反，他们会倾向于只根据自己能立即检索出来的信息做出反应，就像对男性的平均身高做出的反应一样。

检索计划不仅仅适用于估算：我们也用其检索已经储存在记忆中的特定事实、细节或经历。例如，我要你列出美国所有的 50 个州，你将如何完成这项任务？如果你来自美国，这并不是要求你去预估一个新的事实，因为你从小学起就知道各州的名字了。但是，要把它们全部想出来对记忆来说，是一项艰巨的任务。只要你说出想到的州，不管是说出哪一个都会让你取得一些进展，但是在想出全部 50 个州之前，你可能已经精疲力竭了。当然，大多数人会想出某种计划来组织和指引他们进行检索。例如，人们可能试图通过字母表来想出每个以特定字母开头的州；或者他们会利用地图来完成任务，他们想到这些州的名字时，脑海里就浮现了一张纵横交错的国家地图。

不管具体情况如何，检索计划的共同点是，它们利用你现有的知识（如第二章中讨论的图式）来指导检索。就像在迈克尔·弗兰克的查询项中添加“布朗大学”一样，你正在使用一些知识作为查询项以获取更的多知识。记忆系统正在粗略地处理你所知道的信息，然后仔细思考，再对其进行详细阐述，以便更可能检索到有用的信息。

最复杂、最有效的记忆组织策略之一，是“位置记忆法”（method of loci），即“记忆宫殿”（mind palace）。这并不是像大家现在所认为的，该记忆技巧是由本尼迪克特·康伯巴奇（Benedict Cumberbatch）主演的 BBC 热播剧《神探夏洛克》中的夏洛克·福尔摩斯发明的；该技巧实际上相当古老，据传是罗马政治家和演说家西塞罗（Cicero）提出来的，而西塞罗将其归功于诗人西蒙尼戴斯（Simonides）。故事是这样的：在一场晚宴上，发生了一起惨绝人寰的可怕灾难，除了唯一的幸存者西蒙尼戴斯，其他在场的客人都被烧得面目全非。为了识别哪些客人参加了晚宴，西蒙尼戴斯基于对晚宴的记忆在脑海中绕着餐桌“走”了一圈，根据每个就座人的位置来回忆他们的名字。

根据纽约大学记忆史学家玛丽·卡卢瑟斯（Mary Carruthers）的说法，中世纪的学者们将位置记忆法升华成一项高度发展的技能。事实上，掌握该记忆方法是中世纪学术训练的基本内容。例如，一名学者在其整个职业生涯中可能只访问了梵蒂冈图书馆一次，并且只有这一次机会来阅读某篇特定的文章，所以将该文章一字不差地记住就是至关重要的。因此，掌握像位置记忆法这样的记忆手段，对于成功的学术生涯必不可少。事实上，卓越的记忆力被视为天才的标志，就像今天在推荐信中，可能会赞誉被推荐人的创造力或独创性一样。

记忆方法本身同任何其他技能一样，需要通过练习来掌握。想象一个你非常熟悉的地方，比如你的家。你应该足够了解它，能在脑海中看到其整体布局和细节特征。然后，为了记住任意的物品，你在脑海中移动房子的结构，将需要记住的物品放在空间的不同位置上。比如，你可能把 50 个不同的州分别放在你记忆宫殿中不同房间的不同抽屉里。然后，到了检索它们的时候，你会穿行在大脑里的记忆宫殿中，打开那些抽屉以找回放在那里的物品。

这种记忆技巧非常强大。记忆大师冠军能完成在 5 分钟内记住 145 个随机单词的壮举[①]，他们大量训练使用位置记忆法。记忆大师做到的事情令人瞠目结舌，但这并不是魔术，而是利用我们的天赋能力，通过将学习和记忆结构化来提高记忆力。

虽然我们大多数人没有运用记忆宫殿的方法，但控制记忆检索的行为可采用类似的构架法。通过访问正确的知识图式并用其来指导检索，我们就像中世纪的学者漫游在记忆宫殿中一样，在知识中穿行。这样一来，我们将某些知识放在突出的位置上，并将其牢记在心。一旦思维活跃起来，无论我们正在执行什么任务，这些知识就可以作为一个线索帮助我们检索所

① 记忆大师严佳·温特索尔（Yanjaa Wintersoul）在 2018 年创造的世界纪录。

需的相关信息。

生成这些知识结构并通过它们进行自我指导，需要认知控制。因此，额叶受损患者在学习或检索过程中难以运用组织策略，这不足为奇。伯克利认知神经科学家阿特岛村（Art Shimamura）进行了多项研究来描述额叶受损患者的记忆缺陷特征。在其中的一项研究中，患者和对照组要记住所给的不相关的单词，然后在之后的测试中，按照他们喜欢的任意顺序自由回忆这些单词。对照组经常使用一些组织策略来帮助自己学习并记住单词，比如用单词编一个故事。但是，额叶受损的患者使用编故事这样策略的频率要低得多，只有 1/3 左右。患者在检索过程中更有可能只是闭上眼睛,或者压根不使用任何策略。

我们从与阿特岛村类似的研究中了解到，运用检索计划不会自动发生。这是一个积极的过程，需要由前额皮质支持的控制系统。然而，认知控制可能不仅仅在实施组织策略自身（比如编故事或在记忆宫殿中穿行）时起作用。更确切地说，控制系统可能对评估一个策略是否具有附加值、对是否应该切换到不同的策略具有重要意义。这需要以信息检索问题为核心进行成本效益分析，也就是分析部署当前策略与转向新策略各有什么价值。从这个意义上讲，可以将检索视为另一个觅食问题。就像在第七章中寻找浆果的动物一样，人们必须决定在何时、用多长时间使用一个特定的检索计划，来探索记忆以获取更多的信息，以及决定何时尝试新策略。

回顾一下我们前面描述的自由回忆任务。在通常情况下，当人们拿到一个需要记忆的单词列表时，其中会包含来自不同类别的单词。如列表上的单词可能涉及动物、工具以及建筑物等，检索时这些类别对于指导检索有用。因此，一个常见的观察是，当人们以他们选择的任意顺序来记忆单词时，不管学习过程中他们看到这些单词的顺序是怎样的，他们都会根据这些类别将单词分成几组或几串来回忆。

假设你以这种方式记忆物品，那么在切换到新类别之前，你按一个类别说出物品需要多长时间呢？这类似于觅食问题，因为每个类别都像一簇灌木丛，不过收获的是记住的单词而不是浆果。当一个类别中的单词全部耗尽时，你需要决定应该切换到一个成果更丰富的新类别。

来自患者的证据表明，做这种决定需要额叶皮质。虽然前额皮质受损的患者在自由回忆过程中聚类得分低于对照组，但仍表现出一定程度的聚类性。然而，重要的是，与健康对照组相比，患者倾向于在一个类别上停留更长时间，很可能已经超过了有效的时间点。因此患者说出的物品更少，犯错也更多，比如想出一个不在学习列表上的单词，或把同一个单词重复了两遍。但他们的回忆能力下降不一定是健忘症造成的。至少其中的部分原因是，当某一既定类别的收益在不断减少但检索成本在不断上升时，他们不能进行权衡，不能适时切换到另一个类别。

那么，很显然，人们能够评估检索的有效性，然后利用不同的知识以新的方式对记忆进行探索，相应地切换到新的检索策略中来。还有一种情况是，人们利用这些知识来决定是否的确值得付出脑力去尝试检索记忆中的特定信息。

为了说明这一点，想象一下你读了格林兄弟的原版《小红帽》。如果我后来问你，故事里的小红帽是否在她的点心篮里给她祖母装了一罐能量饮料？你可以做以下两件事情中的一件：你可能会尝试记起你所读故事中描述她篮子所盛的具体物品的那句话。如果你没记错的话，在原版本中，她给祖母带了一块蛋糕和一瓶酒，那么根据这一直接检索结果，你可以给出否定的答案。但如果你很难记起具体的那句话，你可能就会做出一个合理的推断。你可以轻松地回忆起来小红帽给她祖母带了点心。你知道故事背景里不太可能将能量饮料作为点心，因为那不切实际，所以，即使你没有直接记住篮子中的具体物品，你也能给出否定的答案。在这个例子中，你不是直接记住故事，而是记住你能轻松记住的东西——这个故事发生在能量饮料出现之前的某个时代，然后进行逻辑推理，想出了答案。因此，在能量饮料例子中做出合理判断，可能比实际记住故事中某句特定的话要容易得多。

同样，卡内基梅隆大学的林恩·雷德（Lynn Reder）发现，当人们面对可以直接通过记住故事中的某个片段来回答问题时，他们偶尔还会放弃检索事实，而只是判断故事中的问题听起来是否可信。雷德还发现，策略的选择取决于检索相关信息的难易度。因此，在我们的例子中，如果某人没有很好地了解篮子里的物品，难以记住篮子里的东西，他们就更有可能做出合理的判断。

当然，做出一个合理的判断也有出错的风险。想象一下，我不问小红帽是否给祖母带了能量饮料，而是问她是否带了松糕和一些曲奇饼。这时合理的判断可能会让你误入歧途，误导你点头称“是”。的确，如果不是看了真实故事，我永远都猜不到那些点心中会有一瓶酒。所以人们不能总是做出合理的判断。如果参与雷德研究的志愿者足够了解所探究的细节，他们会使用直接检索，这样更有可能给出正确的答案。因此，每种情况下人们自然而然地权衡困难检索的成本和较低出错的可能性所带来的益处。

从本讨论中可以看出，我们的认知控制系统必须能够获得一些关于我们对某些东西的了解程度的信息，甚至有关我们在未来能记住或知道某件事情的可能性。这有时也被称为“元记忆”（meta-memory），因为它指的是我们对自身知识状态的了解，它通过向我们的记忆系统提供我们从自身知识获取的线索和输入信息，来影响我们的检索。通过阐述或思考一个概念，该概念变成一条线索，并塑造我们的检索方式，这类似于在谷歌搜索中进行查询。我们将成功的可能性与回忆一个项目所需的努力，以及采取另一种更容易的检索方法需承担的风险进行权衡。因此，在我们回忆时，决定因素不是记忆存储的可靠性，而是成功检索获取的效益和确保成功付出的成本之间的最优平衡。

检索控制和检索结果

检索控制并非我们管理记忆成本和效益的唯一方法。一旦检索发生，为了最大限度地利用已记起的内容，我们还有一套可操作的办法。我们将这套操作办法统称为“检索后控制过程”，它们同受控检索一样，对成功地检索信息至关重要。

为了说明这一点，让我们再回到谷歌搜索的例子。即使你有了精心选择的搜索词，也需要做一些额外的工作，以便在任何时候搜索到你想要的网页，因为无论搜索什么，你都有可能检索到不止一个网站。事实上在谷歌创立的早期，提交搜索词一次性查到想要的网页非常困难,以至于出现了一种叫作“谷歌重型搜索”的傻瓜式搜索方式，其目标很简单：在谷歌中输入两个不带引号的关键词，回车后刚好只搜索到一个网站。从成千上万的词对中筛选出符合条件的搜索词，人们可以将自己的名字和搜索词发布在谷歌重型搜索网站上，就可以登上互联网瓦尔哈拉殿堂，这着实是一种荣耀。

要说谷歌重型搜索教会了我们什么——它确实教会了我们很多，那就是仅仅依靠搜索词准确检索到你想要的目标记忆相当困难。从返回列表中选择你想使用的网站，你几乎每一次搜索都需要做更多的工作。确实，有时你想要的网站就排在首位，但这并不常有。这就是为什么没人用谷歌的“手气不错”按钮，点击该按钮可通过浏览器窗口直接访问搜索页面的第一个网站。2007 年谷歌大约有 1% 的搜索是通过这个按钮进行的，我敢打赌这个数字是被高估了的。

这一问题并非谷歌独有。本质上，任何大型分布式记忆系统在查询时通常都会产生许多不相关的结果，所以，几乎都需要某种形式的检索后监控和检索后选择。

人类记忆也不例外。我们会记起对自己目标有不同效用的信息，鉴于记忆的建构性，这些信息的质量也参差不齐。我们需要根据目标以及对世界的感知来过滤和监控检索到的内容。如果做不到这一点，会导致各种记忆问题，包括第二章中讨论过的虚谈症。此外，正如浏览器窗口的物理极限制约着我们一次能看到多少的网站摘要一样，我们工作记忆的容量也有限，无法容纳所有检索结果。因此，我们必须限制哪些长期记忆中的信息可以进入工作记忆中。

因此，一般来说，只要我们决定按照拥有的知识去采取行动，就需要在检索后进行控制。这种行为可能是为了进行更多的检索，或为了将检索到的知识保留到工作记忆中而做出回应。从这个意义上讲，可以将检索后控制概念化，与我们讨论过的门控过程密切地联系在一起。然而，在这种情况下，我们并不是将门控信息从感知系统放进工作记忆中，而是将长期记忆中的信息放入到工作记忆中。

拿一个最简单的日常例子来说，检索后控制就是对所谓的输出结果或我们从记忆中选择的细节层次进行控制。当你记起之前的事件时，你的记忆将提供许许多多的数据，它们包括笼统数据和详细数据。擅长讲故事的人会挑出那些刚好是理解故事所需的内容，而忽略掉不必要的细节。检索控制能力弱的讲述者就只会提供检索到的细节，无论其重要与否，都同等对待。晚宴上要极力避免出现这种情况。当选择的细节合适时，我们就控制了输出结果。

控制输出结果是管理检索成本和效益的另一种有效方式，尽管这里指的是检索后的成本和效益。虽然在特别详细的报告中，你可能会传达出更多的信息，但也存在着犯错的风险。如果我问孩子一周前他们发生的一次争吵，他们会告诉我大概发生了什么。那天下午，他们在该轮到谁的问题上起了冲突。如果想知道更多的细节，我就需要追问：具体是什么时间？说了什么？谁对谁做了什么？随着这些问题变得越来越详细，我越来越不确定他们回忆的内容。当然，他们彼此之间的描述分歧也越来越大。这就说得通了，因为过去事件的细节一般比其大概内容更难记住。因此即便细节能提供更多信息，但大概内容可能更准确。

人们通常会权衡报告内容的准确性和信息性，因此会利用多种情境信号。在力求准确性的情况下，人们对各种因素都很敏感，例如，他们是随意跟朋友讲故事还是在法庭上作证？人们还可以获取元认知信号，这些信号有关他们从记忆中获取证据的力度和可信度。利用这些信号会决定一个人如何有效控制住自己输出多少信息，从而平衡信息性与准确性。

不出所料，控制输出结果对前额叶受损的患者来说特别难。1936 年布里克纳（Brickner）对患者 A 进行了描述，提供了几个例证。正如布里克纳所述："患者 A 的特殊化是智力失常的突出例子。通常，所有细节似乎都同样重要，如在叙述故事时少有省略。"

患者 A 的一位医生问他那天早上做了什么。

他如此回答：

> 今天早上我大约在 5:00 醒来——4:30 或 5:00——然后一直醒着，大约在 8:20 或是 7:30 起床。起床后，我到盥洗室，用李施德林漱口水漱口。之后放出热水，拿了块肥皂洗手。然后走进客厅，看到我父母正在看报纸。我不想打扰到他们，所以走回自己的房间——约沙·德·博沙。然后我走进亚当斯夫人（他妻子）的房间，她在早上 8:00 之前不喜欢被人打扰，但这并没能阻挡住我；我走进她的房间，她似乎还在睡觉——她看起来是在睡觉——我也不太确定；她给人的感觉是在睡觉。要知道年轻女性有很多你不知道的方法来捉弄人。我弄出了点儿动静，声音很大，所以她醒了。嗯，昨晚我没看见她。我打扑克的时候她可能在打桥牌。我敢肯定昨晚没有看到她。

我们中的大多数人都会如此简单地回答：我们很早就醒了，穿好衣服后，因为无聊或想爱人了，在他们还没睡醒时就把他们叫醒了。然而，患者 A 说使用了什么牌子的漱口水这些细节时，就把要点弄丢了。和小孩长时间相处的人都会知道，孩子们讲故事也是这样。同样，这不是记忆本身的问题，而是控制问题。因为未能平衡信息性和准确性，所以无法识别和选择那些具有最高效用的细节。

检索后控制也是抵消一些导致遗忘的主要原因。我们经常认为遗忘是一个记忆逐渐衰退的过程。我们将信息存入记忆中，然后就像旧硬盘上的部分数据损坏了，或者图片随着时间的流逝褪色一样，我们的记忆就这样被腐蚀和侵化了。然而，这种民间流传的遗忘说法并不完全正确。与其说遗忘是一个被动的、依赖时间的衰退过程，倒不如说很多遗忘可以解释为受到其他记忆的主动干扰而阻断并破坏了目标记忆。

你有没有遇到过这样的情况：你试图回忆起一首特别的歌，但出现在脑海中的是另一首歌？当我试图回忆起克里斯托弗·里弗（Christopher Reeve）主演的旧版《超人》（*Superman*）系列电影的主题曲时，我就会想到《星球大战》（*Star Wars*）的主题曲。那一刻我很无助。但我实在想不起《超人》的主题曲了！

但《超人》的主题曲仍然在我大脑中的某个地方，我并没有忘记。如果我在 Spotify 音乐播放器上寻找这首主题曲，立刻就能听出来；几乎音符一响起，我就能想起其主旋律。但当我试着自己回忆时，另外一种记忆就会干扰我。当发生这种情况时，伪装的记忆内容会混淆我们的记忆。除非这些内容自行消失，或者我们可以通过某种方式来抑制它的干扰，否则它会阻断我们想要的记忆。有时会发生这样的情况：在过去了足够长的时间后，阻碍我们回忆的记忆会在头脑中逐步消失，我们想要的记忆就会自发地浮现在脑海中。但不幸的是，这往往发生在我们不再需要这段记忆或关注它的时候。因此，我们也可以尝试使用检索后控制机制，在摆脱干扰记忆后选择正确记忆，这类似于我们摆脱识读文字路径，而支持识别颜色路径。

由此可见，检索后控制失败会带来更大的干扰和更多的遗忘。就拿年龄渐长导致的健忘来说吧，导致老年人健忘的原因有很多，其中的一个原因是对干扰进行检索后控制时发生了变化。例如，我实验室之前有一位博士后研究员伊尔克（Ilke），她像厄兹特金（Oztekin）一样，就此现象直接对一群老年人展开了调查。在研究中，伊尔克将 60 ~ 74 岁的老年人与 18 ~ 26 岁的年轻人进行了比较，两组人都被反复给予三组单词来记忆，他们要记住这些词，然后接受单词测试。每次测试中，他们都要判断测试的单词与刚才看到的词是否相匹配。他们不断重复这种循环——收到由三个单词构成的一组词，记住单词，接受测试，然后收到由三个单词构成的另一组要记忆的词。

在受试者不知情的情况下，伊尔克巧妙地利用了一些测试词来诱导记忆竞争。她在测试词中添加了当前研究涉及的单词组中没出现，但在之前研究涉及的单词组内出现过的干扰词。这种安排促使所有年龄段的受试者将这些词记成当前研究组的内容，即便它们并不是。

据推测，这些虚假记忆是由干扰造成的。当这些词出现时，他们会觉得很熟悉，因为最近刚刚看到过。这种熟悉感使我们声称在研究涉及的单词组中看到过这些词；然而要想回答正确，我们必须弄清楚它们并不真正属于当前的单词组。为了保证记忆质量，我们监控记忆系统的输出内容。当受试者有足够长的时间来进行这种检索后监控时,他们就能剔除这些干扰词。

由于老年人更多地受到竞争的影响，记错干扰词的概率会比年轻人高。但是这是为什么呢？通过巧妙地控制记忆测试的时间，伊尔克观察到，老年人开始进行检索后控制的速度比年轻人更慢。因此，那种源自记忆的熟悉感在老年人的群体中随着时间的累积变得更加强烈。这种熟悉感会导致记错率更高。

因此，老年人健忘并不总是因为丢失了记忆库中的信息，反倒有时是因为指导记忆检索和解决干扰所需的控制过程出现了问题。在伊尔克的试验案例中，记忆障碍归因于检索后监控的差异。正如我们将在第九章中进一步讨论的那样，随着年龄的增长，认知控制会发生变化。因此，这些变化是我们在衰老过程中遇到的记忆问题的一个促成因素。

日常生活中，我们通常会根据当前情况调整对记忆内容的检索后评估。以遇到一个我们熟悉的人为例，但是记不起之前在哪里遇到过这个人。在这种情况下，我们的记忆提供了一些证据来证明之前认识这个人，但并非非常确定，因为我们知道自己对全新事物也会产生熟悉感。确实，我们甚至可以体验到似曾相识的感觉。在我们知道自己之前未曾经历过的情况下，这也可以定义为熟悉感。检索后控制需要帮助我们去评估记忆中的证据，以便采取行动。决定是否采取行动是有后果的。也许那个人只是看起来很像我认识的某个人，对完全陌生的人热情挥手要付出尴尬的社交成本。然而，如果我之前见过这个人，因为拿不准是否认识，只是从他身边走过而不打招呼，对方感觉受到冷落可能会令我付出同样的社交成本。

因此在面对一些来自记忆的证据时，我必须决定如何采取行动。在某种程度上，我的决定具有不确定性，因为这取决于记忆证据的证明力度，而且必须在我采取行动要付出的各种代价和产生的各种效益之间进行权衡。如果我强烈感到自己认识这个人，那么我就更可能抓住机会向这个人问好，这样合情合理。相反，如果我感觉不是很确定的话，可能不会停下打招呼，而是继续往前走。

实质上，我需要为来自记忆的证据设置一个阈值。如果熟悉度超过内设阈值，我就把这个人当作认识的人；如果没有，我就把他当作陌生人。此外，根据具体情况灵活设置该阈值也很重要。例如，我参加科学会议时很可能会遇到认识的人，和家人一起在印度的一个偏远地区旅行时，则不太可能遇到认识的人。基于这两种不同的情况，我设置的阈值可能会非常不同。

实验研究表明，人们在记忆测试中会根据自己了解的遇到新旧事物的可能性来调整记忆阈值。如果人们知道自己不可能遇到之前见过的事物，或者被告知要避免说出自己认识但实际上并没有出现的事物，那么他们将把自己的阈值调整得高。相反，增加人们以前见过的单词出现的频率会让他们觉得自己的单词量更大，他们说在测试中会认出更多的单词，甚至包括一些实际上没有学过的单词。

在这两个案例中，人们的记忆表现相同；在研究中都对测试条件一无所知。不同的是，人们基于所处情境怎么处理来自记忆的检索证据。他们调整了自己的决策阈值，以便在正确地识别旧事物的可能性与出现失误付出的代价之间进行平衡。这样做的方式就是检索后控制。

总之，在信息检索服务中认知控制可以通过两种方式影响记忆。第一种，通过利用现有知识并突出某些信息为线索，我们可以使用受控检索，以便可能获取更多有用的信息。第二种，不管我们的记忆输出什么内容，我们都会进行检索后控制，以确保我们鉴于自己的目标，对那些最有用的记忆采取行动。那么，大脑是如何支持这些控制过程的呢？这是我们将在下一节讨论的话题。

用于记忆认知控制的两个大脑系统

受控检索和检索后控制并不是彼此独立的，这两个过程一定会相互影响。如同搜索引擎：你在查询时使用的搜索词质量越高，在浏览器里检索到的垃圾信息就越少，因此，你从所有信息中对想要的信息进行定位所花的时间就越少。相反，如果很难想出一个恰当的搜索词，那么检索后可以通过挑选出相关的信息、抑制不相关的信息来弥补此不足。

然而，检索前后之间的区别不仅仅是描述的那样。认知神经科学方面的研究表明，大脑按照这些思路分工，将检索前和检索后的控制归于独立的系统。

神经心理学家早就观察到，认知控制系统对记忆功能很重要。我们已经讨论了额叶患者在记忆控制——如使用组织策略或调整输出结果——方面有缺陷的例子。从广义上讲，通常认知控制方面有问题的患者，在出现检索难题或必须使用自身记忆解决新问题的情况下，也会出现记忆问题。

虽然我们目前已讨论过的任何控制系统障碍都会导致记忆控制问题，但长期以来的观察也表明，左腹外侧前额叶皮质受损的患者特别容易出现记忆控制问题，如图 8.1 所示。观察到的这一普遍现象引起了一场关于该部位在记忆控制中所起作用的长期争论。

早期证据表明，左腹外侧前额叶皮质受损的患者在受控检索方面存在着严重的问题。在执行依赖长期记忆的产出任务时，这些患者表现出严重的缺陷。其中的一个测试是生成动词的任务，在测试中，患者得到一个名词作为提示，比如“球”这个词，他们必须尽可能多地说出与该名词相关的动词，比如“踢”“扔”“抛”“滚”等。左腹外侧前额叶皮质受损的患者在这类任务中通常表现得更差，做出的正确回应比健康对照组少。对此缺陷的常规解释是，这些患者在受控检索方面存在问题；也就是说，他们不能利用自己记忆中关于名词的知识直接检索相关动词。

认知神经科学家莎伦·汤普森－席尔（Sharon Thompson-Schill）的一项基础性研究对该解释提出了质疑。在此研究中，汤普森－席尔选择了两组名词作为线索：一组名词有许多相关的动词，如“球”；而另一组名词只有几个相关的动词，如“书”。你可能会猜有记忆检索问题的患者在后一种情况下会遇到困难，因为他们思考的正是这些更罕见的相关动词。但是，与预期相反：当有许多关联词时，他们很难做出反应。因此，他们不是在检索方面出现了问题，而是难以从众多备选词中挑选出要回答的那个动词。这被称为检索后控制过程更合适。

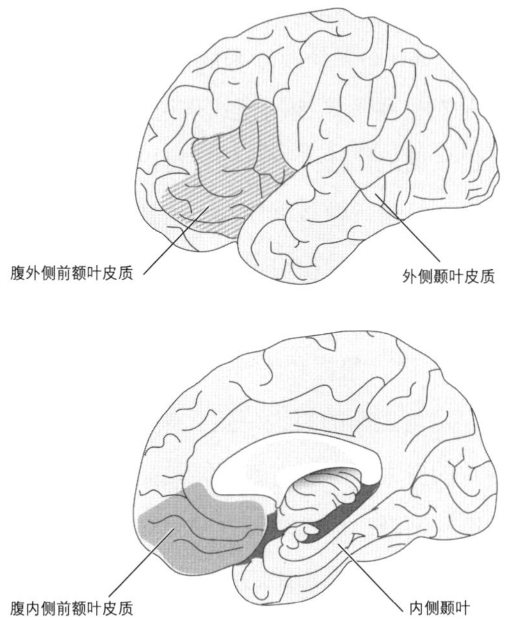

图 8.1　所示为包含腹外侧前额叶皮质（VLPFC）、腹内侧前额叶皮质、外侧颞叶和内侧颞叶的左侧大脑外侧和内侧的表面图像。

汤普森 – 席尔的这项研究在认知神经科学文献中引发了一场规模虽小但程度激烈的争论，具体涉及如何精准描述出左腹外侧前额叶皮质在记忆认知控制中所起的作用。它是支持受控检索，还是检索后控制？或者两者兼有之？作为一名年轻的科学家，我也加入了这场争论，并将其作为了我的博士研究课题，并随之发展成了一个关于前额叶对记忆控制的贡献理论。然而，直到该研究领域超越了大脑单个部位具有特定的局部功能这一观点，转而认为大脑网络通过各部位相互连结而进行计算时，相关理论才渐趋完善。

在这场争论基本平息多年后，我和我的博士生詹妮弗·巴雷多（Jennifer Barredo）又回过来研究记忆控制问题，但这次我们考虑的是对这些不同控制模式来说至关重要的神经网络。詹妮弗设计出一项记忆任务，该任务可以让她在同一个实验中既进行受控检索又进行检索后控制，这样她就可以直接比较两者。此外，她研究了与受控检索和检索后控制相关的更大范围的大脑网络，而非只关注左腹外侧前额叶皮质。

利用这种方法，詹妮弗发现腹外侧前额叶皮质参与两种形式的控制，这与之前的报告一致。然而，如图 8.2 所示，这些需求所涉及的更大范围的大脑网络是完全不同的。受控检索涉及腹侧额颞叶网络，该网络将额叶与对记忆重要的颞叶区域（如海马体）连接起来。相比之下，检索后的控制过程涉及背侧网络，该网络与目前所讨论的额顶叶控制系统密切相关。

总之，大脑至少有两个记忆控制系统。检索后控制一般由额顶叶控制系统支持。事实上，我们可以合理地假设，检索后控制依靠工作记忆门控机制执行其功能。具体来说，随着信息从记忆中恢复，这些记忆可以更新到工作记忆中。一旦到了那里，它们就可以根据自身价值，通过输入和输出门控系统影响人们做出的反应。

控制检索依靠的神经网络与额顶叶系统不同，尽管我们尚无大量的数据来证明其机制如何运作。一个合理的假设是，控制检索也依赖于一种工作记忆过程，该过程类似于我们假定的其他类型控制过程。但是在这种情况下，我们用来查找长期记忆的线索和知识会保存在工作记忆中,而不是在任务需求中。这些信息保存在工作记忆后，对储存知识的其他大脑部位中形成的活动模式进行调整。

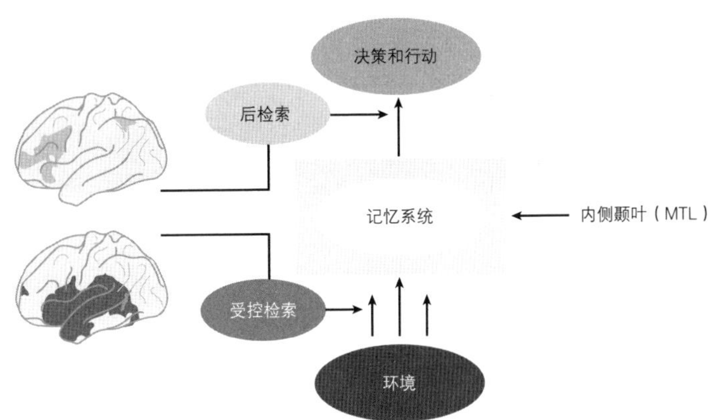

图 8.2　受控检索和检索后控制系统如何与记忆过程相互作用的示意图。如底部大脑所示，信息从环境中进入，并可通过受控检索路径进行调节。如顶部大脑所示，一旦从记忆中返回一个结果，检索后控制系统会对其进行监测和选择，以做出决策并采取行动。

然而重要的是，我们不应该把这种网络差异解释为表明这些控制功能是完全相互独立的。正如我们曾提到的那样，这两种记忆控制过程是一种推拉式的关系。如果你制订了一个很好的检索计划，或精心设计了有用的提示，那么很可能有用的信息就会出现在脑海中。然而，如果受控检索系统无法有效运行，如检索出更多不相关的信息，这会给检索后控制带来压力。换而言之，记忆控制过程之间要保持平衡，这是一种稳态关系。在某种情况下，人们可能更依赖其中一个控制过程；在另一种情况下，人们则更依赖另一个控制过程。但最终，人们的记忆表现保持稳定。

两个记忆控制系统以这种方式相互作用，这具有深远的意义。仅举一例，试想一下，阿尔茨海默症等退行性疾病中的记忆缺陷情况。根据阿尔茨海默症协会统计，2019 年估计有 580 万美国人患有阿尔茨海默症，而且随着老年人口增加，这一数字还在稳步增长。该疾病会导致大脑渐渐退化，并伴有渐进性的记忆丧失和痴呆。患者最终会失去对家人和至亲的记忆，也会失去意识，不知自己身在何处，不知在自己身上发生了什么事情。他们会变得无所适从、不知所措、老无所依。最终，这种疾病会夺走他们脆弱的生命。这是一个悲惨的过程，让深受此害的患者及其亲人饱受困苦和悲悸。为了更好地了解这一疾病，并最终更好地治疗和治愈这一疾病，全世界都在努力中。

有证据表明，连接腹外侧前额叶皮质和颞叶的钩束和脑干腹侧白质是阿尔茨海默症早期退化的白质路径之一，并且对转化为这种疾病有预测的作用。詹妮弗发现，正是这些白质路径与受控检索相关联。如果这些路径正在逐渐退化，那为什么人们在疾病早期没有开始表现出记忆问题呢？

没有人知道其确切的原因，但记忆控制系统之间的稳态关系可能难辞其咎。如果腹侧受控检索系统的效率变低，检索后控制系统就会在某种程度上开始挑大梁。随着时间的推移，受控检索系统可能会继续退化，因此检索后控制系统面临着越来越大的压力，而且该系统本身可能也开始受到退化的影响。在某一时刻，会达到一个临界点，检索后控制系统不能肩负重任，记忆丧失将表现为记忆功能的灾难性丧失，从而彻底地暴露出来。

重要的是，这只是说明了大脑系统的稳态关系发生的变化如何在退行性疾病中表现出来。我并不是提议将其作为阿尔茨海默症理论,也没有证据证明该病存在这些特定的动态变化。相反，我提出这种猜测，是为了说明稳态记忆控制系统对衰老和疾病的影响。具体而言，在大脑中没有发生相应的灾难性事件——如中风或闭合性颅脑损伤——的情况下，这些动态变化会使诊断复杂化，并产生认知功能的灾难性变化。

大脑是一个由许多系统相互补充并逐渐完善的稳态器官，正如我们在本书中所看到的，认知控制功能就是一个明显的例子。因此要想了解大脑的功能，就需要了解它各个组成部分如何协同工作并相互权衡。同样，要弄清任何重大疾病中控制功能的变化，不能只关注一个系统或一种功能。我们可能需要了解大脑的这种平衡状态如何随着病情的发展而变化，而这正是目前关于阿尔茨海默症的系统神经科学研究的前沿领域。

价值和记忆

虽然在信息检索问题中，价值是我们建立记忆控制框架的核心，但是到目前为止我们在讨论记忆控制问题时却忽略了价值这一重要主题。正如我们曾提出的那样，许多外部信息检索系统依赖于其使用价值。设想一下，如果它们可以对价值进行更直接的跟踪；如果图书管理员知道你有多珍爱自己登记借出的一本书，或者知道书中那篇文章对你写研究论文有多大帮助；如果谷歌跟进了你的网络查询，弄清了你检索到的网址最终能起多大的帮助作用；如果谷歌刚好自动识别出其搜索会有多大的帮助，又会怎么样？如果这些系统存有此类信息，那么为解决信息检索问题而设计的搜索引擎可以汲取之前的检索经验，并根据实用性更直接地对信息进行排序。在你需要时，搜索引擎可能会更高效地提供你所需的信息。

不同于谷歌或图书管理员，大脑中的搜索引擎确实可以获取这种价值信息。当你在执行一项任务中取得一定成就时，大脑会对功劳进行相应的分配。它不仅可以平衡功劳，还可以获取你行动的目标和结果。这是大脑内部记忆系统远远超过任何人工记忆系统的又一个原因。

在第七章，我们讨论了奖赏预测误差如何带来神经递质多巴胺的增加或减少。我们也知道了这种价值信息可能如何调节并充当认知控制系统（如那些门控工作记忆系统）的学习信号。近几年来，还观察到了多巴胺在负责检索长期记忆的大脑系统（包括海马体本身）内含有靶标。该发现意味着检索系统会得到关于价值以及事情进展的相关信息，它可以使用这种反馈信息来调节记忆本身。

艾琳·布劳恩（Erin Braun）、埃利奥特·维默尔（Elliott Wimmer）和达普那·肖汉米（Daphna Shohamy）提供了关于迷宫学习任务中出现这一现象的证据。该研究的受试者在电脑屏幕上对迷宫进行导航以找到隐藏的奖励。他们在迷宫中徘徊时，沿途也遇到了各种物体的图片。这些物体偶然出现且与手头任务无关。尽管如此，在 24 小时后进行的记忆测试中，志愿者对距离目标奖品更近的物体的记忆要好于距离目标更远的物体。

这里发生了什么？人们不知道迷宫奖励会出现在哪里，因此，当他们在迷宫中徘徊时，不知道沿途遇见的是否靠近目标奖品，只有当他们真正找到目标奖品时，他们才知道该物品就在附近。因此，在走完迷宫的 24 小时内，记忆系统必须重新评估找到目标奖品的时刻，并根据物品价值（物品距离目标奖品的远近）分配记忆强度。这使得他们更容易记住距离目标奖品更近的物体。

奖励结果出现时记忆系统可能发出了什么信号？该研究的作者推测，在这种记忆调节中多巴胺可能是一种重要的神经递质。正如第七章中讨论的那样，当预判奖励即将到来时，多巴胺的水平会增加。此外，有关动物模型的研究表明多巴胺增加可能会调节海马体进而形成新记忆。因此，多巴胺可能是大脑优先将学习作为价值功能的一种方式。大脑不需要知道为什么现在做的事是好的，或者思考的内容本身是否特别好，但是当奖励信号增强时，不管当时思考的内容是什么或者是什么时刻带来这种奖励状态，大脑都会优先考虑将记忆保存下来。这使得人们在将来更有可能想起这些信息。

哈佛临床心理学家丹尼尔·狄龙（Daniel Dillon）和迭戈·皮扎加里（Diego Pizzagalli）提出，内部优先排序系统遭到破坏，可以解释为何临床抑郁症患者会出现记忆障碍。据观察，抑郁症患者在记忆时表现出消极的偏向。这意味着，与健康人相比，他们在生活中不太可能记住积极的事件，而更可能记住消极的事件。

狄龙和皮扎加里指出，压力通常会引发抑郁情绪。对大脑，压力也有许多影响，可能导致记忆问题，其中的一个问题是中脑释放多巴胺的能力减弱。在抑郁发作的过程中，如果可获得的用于调节海马体学习的多巴胺更少，将会导致健康人所享受的那种积极性奖励普遍丧失。因此，综合来看，当患者深陷抑郁泥沼时，来自中脑且对积极事件做出反应的多巴胺会减少。相应地，用来调节海马体以记住这些积极事件的多巴胺也会减少。结果，抑郁症患者对积极事件的失忆率高于健康人。

不难想象，在生活中如果我们总是忘记积极的事件而不是消极的事件，那么心理将会出现怎样的问题。事实上，抑郁症患者的一个特征是，即使他们的处境似乎比自己感到或认为的更好，他们也会郁郁寡欢，甚至感到绝望。鉴于记忆是我们为自己构建世界模型的核心，所以记忆的消极性偏向可能会促使我们构建的世界带有这种消极特征。换言之，能够恰当地评价记忆不仅能确保我们记住有用的事情，还能塑造我们对周围世界的理解。

我还是个孩子的时候，因为忘记了要告诉妈妈的某件事而感到沮丧，妈妈总是给我一个安慰的微笑，并宽慰我说："那只能说明这件事可能不重要。"那时候，这只会让我更加沮丧。但是多年后，作为一名研究认知控制的科学家，我必须承认妈妈这句话中深藏的智慧。正如本章所讨论的那样，我们的记忆系统没有进化为类似电脑硬盘那样的存储设备，而是进化成像谷歌那样的搜索引擎。当我们遇到一个任务或要完成一个目标时，可以想起对目前情况非常实用的信息。多种相互作用的控制系统可以帮助我们主动生成检索计划，减少记忆干扰。我们根据自己的行为结果赋予记忆价值，并相应对它们进行优先排序。然后我们利用记起的知识来构建世界模型和未来情景，并推断事情发生的可能性。

如果从信息检索的角度看待记忆，那么我们就能明白怎么提高自己的记忆力。如果想学习一些知识，我们就必须使用这些知识，因为我们记忆系统最关注的是对知识的运用。

同样，我建议我的学生要主动学习，不要只是被动地翻阅课堂笔记。看似你理解了笔记中的内容，但这只是一种错觉。相反，你要试着向别人解释这些概念。你要基于学习材料提问，以检测自己对知识的掌握程度；你甚至可以提出观点或找出问题；或者你找到整合、思考学习材料的新方法。

通过使用认知控制给自己分配这些任务，并塑造记忆的使用方式，大脑不仅可以有机会建立记忆，还有机会发现那些记忆信息与现有其他知识的联系，以及与我们正执行任务的联系。本质上，我们不是用记忆来完成任务，而是通过执行任务来完成记忆。

第九章
贯穿一生的认知控制

如果你曾经接触过有关育儿和执行功能的大众媒体，那么你可能会得到这样一个印象：儿童是患有不同程度执行功能障碍综合症的小患者，大人要识别并纠正孩子的问题，而不是任由其发展成废物。报刊杂志上的文章警醒人们注意执行功能和各种生活状况之间的相关性；学校提倡举办关于评估和提高儿童执行能力的会议；一些热门网站公布了模糊的执行功能术语表，如“认知灵活性”“抑制性控制”等，提醒父母注意孩子在发展应有的认知控制功能方面可能会出现的发育迟缓的迹象。

这些征兆是什么呢？外面流传着很多与之相关的信息，但大多令人困惑混乱。一家受家长追捧的知名机构网站提醒道，执行力迟缓的孩子要么不善于倾听，要么一意孤行，坚持自己的行事方式。“天啊！”对孩子尽责的父母会想道：“固执己见，还会乱发脾气？这描述的就是我的孩子啊！”

不过，或许应该在此打断一下。固执己见、喜怒无常而且不善于倾听，正好也是对世上每个孩子的普遍描述。如果我们调查一下当今世界上最成功的人，我怀疑他们中的每个人在童年时也一样调皮捣蛋，长大后也犯过蠢。我敢打赌他们也曾有一两项作业完成得很吃力，或者考试考砸了，我承认自己小时候偶尔会调皮捣蛋。你呢？不信去问问你的父母吧。

孩子有不当的行为就证明他们是需要康复治疗的执行障碍患者，这种观点本身就存在许多问题。首先，在大多数儿童身上，这些行为本身并没有反映出某种不同寻常或令人担忧的情况。需要明确的是，儿童时期确实会存在心理健康问题，比如注意力缺陷障碍或自闭症。重要的是，要早发现、早干预，以帮助这些受疾病困扰的儿童。并不是所有在课堂上行为不当的儿童都存在有心理问题，因此，除了训练有素的专业人士，我们其他人在对一个儿童的行为就存在潜在问题的征兆对号入座时必须慎之又慎，在我们尚不清楚这些行为发生在大范围人群中的频率和变异性时，要尤其慎重。如果做不到这一点，我们对儿童进行诊断时本身会面临重重风险。

此外，将所有儿童的执行功能障碍视为一种需要纠正的“缺陷”，就存在问题。对大多数儿童而言，有执行功能障碍是完全正常的行为。事实上，这是人类大脑发育过程中必不可少的阶段。虽然为儿童提供能促进大脑健康发展和认知发展的环境很重要，但何时以及以何种方式对儿童的行为进行干预与试图治疗病人的缺陷有着细微的区别。通过构建患者的环境以消除他们的控制系统承受的所有压力，可能非常适合帮助患者解决执行功能障碍问题，然而对儿童而言，可能这并不是很好的解决方法，因为儿童的大脑是利用经验（无论好坏）来学习如何控制自己的。

此外，与许多有执行功能障碍的患者的缺陷不同，儿童的执行功能并不是一个终点，而是动态发展的功能系统的真实写照。如果放任儿童的执行功能不管，任由他们吃太多的甜点、离开家时忘记戴帽子和手套、在和玩伴聚会时拒绝和他人分享，没人会对他们的表现感到惊讶。我们真正关心的是评估儿童在未来真正需要独立生活时的认知控制发展走向。这种预测并不容易，且当不同的儿童认知控制能力发展速度不一时，情况尤其如此。如果考虑到认知控制不是一种心理官能，而是出自一个连接思想和行动的高度互动和复杂的系统，那么问题就变得更复杂了。因此，一言以蔽之，基于童年时期认知控制的特点，尝试将该认知控制理解为动态发展这一过程至关重要。

那我们生命线的另一端又是怎样的情形呢？虽然在一定程度上，认知控制确实会稳定下来，但在成年后也没有停止变化。相反，我们的认知控制能力始终在发生变化，并在 20 多岁时达到顶峰，然后过了 30 岁大多会下降。在六七十岁时，也许更早，我们中的大多数人在生活中会开始经历明显下降。无论我们是在计算收益和开支、计划一次夜间的外出活动、在嘈杂的餐馆里交谈，还是试图弄清楚智能手机上的新应用软件，一切都会变得更加难以应对，生活似乎以更快的节奏在运行，让我们纷纷措手不及。因此，老年人的活动往往变得越来越受限，他们要依赖别人来完成各种事情，最终可能会完全失去自主性。

随着年龄的增长，认知控制能力下降的潜在原因与那些在幼年时期促使控制能力发展变化的原因形成对比。尽管儿童的日常行为失控常被误解为一种“缺陷”，但用之来形容衰老过程中的变化更为恰当。随着我们年龄增长，认知控制能力逐渐下降，这反映了大脑中发生的变化及其与周围世界的相互影响。这是一种认知功能丧失，是通常会使情况恶化而非好转的自然进程。但在这里也不全是令人沮丧的消息，正如我们将看到的那样，认知涉及许多方面，包括我们的认知控制。随着年龄的增长，这些都是我们力量和韧性的源泉。

总之，要全面理解认知控制，必须将其视为一种动态官能，而不是一种一成不变的能力。本章中我们将抛开陈旧的有关认知控制的静态观点，探讨认知控制从童年时期到老年时期是如何发生变化的，最后回顾当前试图在年龄结构两端进行的干预和“训练大脑”研究，以便做出总结。

认知控制的发展

如果你自己有孩子，或者至少在小朋友身边待了很长的一段时间，你可能对儿童认知控制障碍这一概念的由来有一定的了解。卡梅伦可能连续 20 分钟就一直重复同一个词，琼可能决定让餐馆里的每个人都知道她刚刚去了洗手间，埃尔罗伊可能没意识到自己一整天都穿着两只不一样的鞋，并且衬衫的里外穿反了。

这些瞬间惹得我们暗自发笑，但正如喜剧演员雷·罗马诺（Ray Romano）在他的喜剧表演中提到的，“爷爷也这样，但并不像小孩一样讨人喜爱。对吧？这是你太双标了”。雷说的完全正确。神经学家早就观察到额叶受损的成年患者表现得非常像儿童，这是他们生活中的一大障碍。

1936 年出现了一例可供参考的病例，即患者 A 的行为举止非常幼稚。举个例子，下面是患者 A 在医生、妻子、母亲面前穿衣服的一段描述：

> （患者 A）在洗手。“为什么我要洗脸？理发师会给我洗脸的。他在我脸上敷上一条热毛巾，就够了。”（有人指出，肥皂的清洁力比热毛巾好。）A 回答说：“胡说！”
>
> ……
>
> A 从一个房间溜达到另一个房间，打趣母亲，讽刺妻子。他吹口哨、唱歌、咧嘴笑、跳舞，还声称：“我也有点像舞蹈家了。我打赌你不会跳舞。”（没有人理他时，A 开始做出打架的姿势，用拳头推 L。）A 经常提到证券交易所和交易大厅。A 穿上衬衫，然后穿裤子，先穿右腿，再扣扣子，但只扣了一部分。他穿上鞋子，但没有系鞋带。然后站起来，手里拿着拖鞋，这时他的母亲似乎要从他手里把拖鞋拿走。

我想我和妻子在努力让孩子准备好去上学时，曾经历过一模一样的早晨，可能孩子只是用讨论游戏《我的世界》（Minecraft）代替纽约证券交易所而已。这些行为的相似性表明了这两个群体的行为背后有一个共同系统。换句话说，这些共性促成了一种假设，即认知控制是儿童发展变化的主要扩展位。但这只是一个类比。

正如认知控制发展缓慢一样，对认知控制至关重要的大脑系统从婴幼儿期到青春期也经历了漫长的变化。然而，这并不是说额叶皮质正在等待发育或直到童年后期才活跃起来。相反，其发育始于子宫内，到我们出生时，大脑已经有了前额皮质的区域和神经网络分区。

“细胞迁移”是指幼小细胞在胚胎的周围移动，把自己安置在发育中的有机体内合适位置的过程。在胎儿期，神经元中的细胞迁移对神经系统的发育很重要，是因为它决定了神经元定位、分组以及相互连接的方式。值得注意的是，神经元细胞主要是在额叶内从前到后迁移，因此，头侧前额叶皮质中的细胞比尾侧前额叶皮质中的细胞更早分化。

与此相反，丘脑与前额叶皮质按从后到前的方式连接。你可能记得，丘脑皮质的驱动由纹状体调节，并支持工作记忆门控。因此，如第四章所讨论的那样，这种从尾侧到头侧的皮质—丘脑连接模式可能是门控回路支持层次认知控制不对称的来源。

而且，额叶皮质中由尾侧至头侧的丘脑神经支配模式与由头侧至尾侧的细胞发育成熟模式截然相反，可能存在重要的组织结构性结果。丘脑作为一种脑结构，实际上是一个庞大的中枢站，来自大脑外部的输入都必须首先经过丘脑，才能与大脑接触。丘脑是感官信息从新皮质后侧区到达额叶的主要经停站。由于最初没有丘脑的输入，头侧前额区在缺乏大脑后部感官输入的情况下就会成熟。因此，头侧前额叶神经元的早期分化主要依靠自身局部额叶输入而形成，这种局部综合处理是第四章讨论的前额叶层次控制结构的另一特征。令人惊讶的是，这些特征在我们出生时就已经存在了。

出生后大脑中的其他变化仍在继续，并延伸到了前额叶皮质区。虽然在生命早期整个大脑的体积都在增大，但前额叶皮质的发育速度是其他区域的两倍，这一事实反映了人类前脑的进化扩张过程。

前额叶皮质也是大脑中最后成熟的区域之一。在大脑全部皮质区发育成熟的过程中，皮质厚度先增加，然后在成年后下降至一个稳定的水平。然而，这一过程的时间进程在大脑不同区域之间各不相同，沿着这条时间曲线的进展，可以用来衡量某一特定皮质区域的成熟度。采用这些测量方法进行的研究一致发现，虽然大部分基本感官区和运动皮质区在 3 ~ 6 岁左右达到稳定成熟期，但前额叶皮质在青春期继续发育成熟，到 20 出头时才停止。图 9.1 显示了这一时间进程。脑白质测量结果显示，相对于大脑的其他区域，额叶区域的成熟时间进程很漫长。

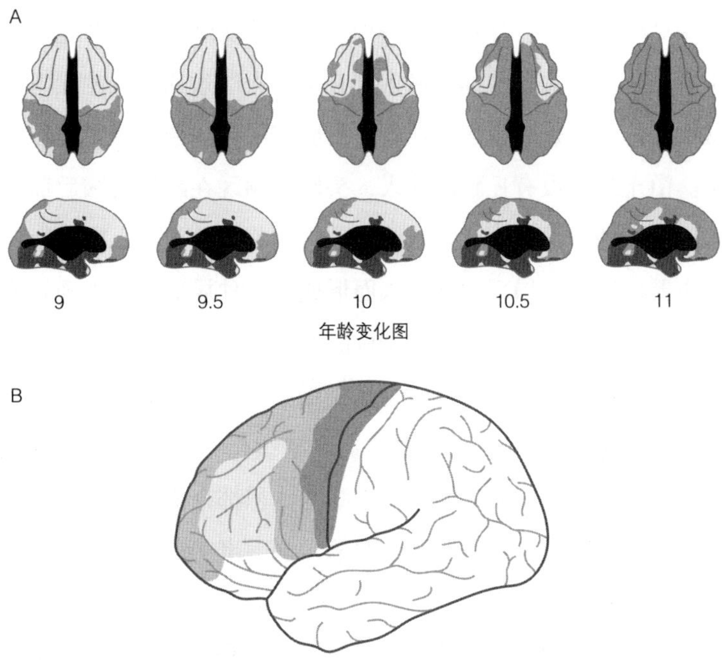

图 9.1 皮质表面的脑灰质发育成熟图。（A）俯视图，改编自肖等人（Shaw et al.）（2008）；（B）侧视图，由戈塔伊等人（Gogtay et al.）（2004）重新绘制。色标与灰质体积对应，灰质越薄，代表着发育越成熟。

在成熟过程中，大脑皮质出现厚度变化的一个原因是，神经元通过突触相互交流使其密度发生了变化。在整个大脑中，新的突触在我们出生后形成，发育生物学家将这一过程称为“突触发育”（synaptogenesis）。突触发育最初呈增加的趋势，这时突触数量大幅增加，随后进入了突触修剪期，在此期间，许多突触会消失。这种修剪过程对于高效的神经网络处理来说必不可少。没有被用到的突触会消失，而一起被激活的神经元集群发育出更强的突触连接。大脑皮质中这种使用依赖性的变化很关键，因为这是我们发现的第一条线索，表明大脑的发育并非无法改变，而是受使用驱动的影响。一个人在世的经历决定了大脑的使用方式。这种突触变化的过程在前额皮质内是漫长的，峰值出现的时间比大脑其他区域更晚，所需的时间更长。

因此，总的来说，前额叶皮质及其相关区域在整个童年时期经历了重大的结构变化，并在青春期不断地得到完善。人们在讨论儿童的认知控制功能时，通常会提到大脑前额叶系统的长期发展。然而，他们遵循的依据却常常并不太充分。一个常见的说法是，大脑发育的时间越长，意味着认知控制容易受到负面环境影响的时间越长。我将这种观点称为认知控制发展的“死星模型”（Death Star model）。此模型大致是这样的：首先，和构建死星一样，控制所需的额部和顶叶系统需要很长一段时间才能发育完整；其次，和死星一样，认知控制也只有在经历了漫长的构建过程之后才能够“全面运转”，此时才能摧毁行星并辨认单词的颜色。基于这两个前提，可以得出合乎逻辑的结论：漫长的构建过程会让这些大脑系统受到孩子所处的负面环境影响，而这就像一个团队突袭勒贝尔星际飞船一样，会阻碍认知控制的发展。

诚然，环境因素确实会影响认知控制的发展，我们将就此展开讨论。同样不可否认的是，极端或长期的压力、心理和身体的创伤会影响到认知和情感的发展。但除了这些极端情况，认为环境在认知控制发展中主要起破坏性作用的观点并没有得到充分有力的支持，仍需要持一些怀疑态度。让我们看看原因。

第一，认知控制需要经过很长时间才能发展成为全面运转的“战斗基地”，这个前提就颇为可疑。我们不太可能进化出一个在设置上有如此明显缺陷的大脑系统。当我们 20 岁出头的时候，大脑的额顶系统就经历了发育上的变化。花 20 多年才能让一个功能“完全”发育或“上线”，尤其是对于一个在 20 多岁前就可以繁衍后代的物种而言，太过漫长。而且，用 20 年的时间避免可能破坏认知控制发展的任一负面事件发生，也同样太过漫长。除了少数的幸运儿之外，其他所有人几乎不可能都完好无损地渡过难关，这就给“正常”的认知控制下了一个非同寻常的定义。

事实上，在上述前提下，我们的任何一位祖先都不可能成功发育出“正常”的认知控制。与我们今天经历的相比，我们祖先生活的世界要严酷得多，而且有更多的负面生活事件。因此，如果正常的认知控制功能发育需要在一个团结、富足、轻松的上层中产阶级家庭生活 20 年，并且受到现代育儿观念的影响，享受着音乐的熏陶才能成熟，那么我们的祖先很少有人能做到这一点。从进化的角度来看，认知控制就不会在我们早期灵长类祖先的生物特性表型中出现，因此认知控制也根本就不会被选中。

第二，“死星模型”含蓄地假设在常规环境下这个正常过程无法改变，而且除了过程“艰难”这一并不精确的概念之外，并没有提供任何机制来解释这个过程花那么长时间的原因和方式。从立体声系统中，我们可窥见一斑，构建起来有难度的事情是要花点时间的。

当然，大脑做的其他难事不需要花上几十年的时间。例如，在计算层面演示视觉过程极其困难。将视网膜上的二维图像转化为脑海深处的三维物体，这就是最难解决的一个例子。这是因为对于任何给定的二维视网膜图像，都有无数的三维物体解决方案。然而，大脑在生命开始的第一年就有了解决该问题的启发式对策。那么语言呢？语言是如此的难以描述，目前还没有一个人工系统能达到一个 4 岁小孩的语言表达能力。

除了凭直觉认为认知控制是一种“更高级”的认知功能，“死星模型”并没有解释为什么认知控制比视觉或语言更难计算，或为什么需要花更长的时间来进行连接的原因。这种循环推理思路应该一目了然：因为认知控制构建起来更难，所以构建好需要花很多年。那我们怎么知道它更难以构建呢？因为它需要花很多年才能构建好！

出于这些原因，我不太相信认知控制发展“死星模型”。没错，大脑控制系统多年来一直在不断地变化，但在这个进程中，环境起着更直接的因果作用，而不是仅因为它们是糟糕经历的来源，人们就必须将其从健康的进程中抛弃掉。

我支持的另一种观点是，认知控制的发育完备需要数年时间，因为这是一个需要优化和定制的功能。我希望现在已让你相信，认知控制桥接思想和行动的功能涉及面很广。它将一般、抽象和假设的目标映射到现实世界的具体行动中。世界变化莫测，以至于这个等式的具体方面很难通过基因来编码。今天我们用来完成任务的工具，如电脑、智能手机和内燃机，在我们的祖先用燧石取火烹制晚餐的时候并不存在。因此，控制系统会适应和习惯我们所处的世界，而这种优化需要数据的支持。这个例子中的数据来自现实世界中的生活和行为。控制系统还需要大脑的其余部分足够稳定，为控制系统提供有意义的数据，供其了解它所控制的系统状态。因此，它必然是在其他系统稳定下来之后才成熟的。由此可见，认知控制发展的时间进程漫长并不是因为没有顾及环境的可变性，恰恰相反，正是因为顾及环境的可变性。如果认知控制从经历中获得数据，那么它将得到有效的发展。在某种程度上，当这种适应性选定的解决方案与我们后来在生活中发现自己所处的世界不匹配时，就会出现控制问题。

这种假设与认知控制发展的证据一致吗？首先，在婴儿期，即 1 岁期间，控制和抑制的初步迹象就开始显现。自 20 世纪初发展心理学家让·皮亚杰（Jean Piaget）的经典著作问世以来，在婴儿身上避免出现“A 非 B”错误一直被用作测量心理灵活性的标准。在这种设置中，让婴儿看着他想要的物体被藏在一个盒子底下，该盒子称为“盒子 A”。物体被藏起来后，婴儿被允许从盒子 A 中拿走玩具玩一会儿。此过程重复几次，玩具始终藏在盒子 A 底下。然后，进行关键性试验，让婴儿全程看着玩具被藏在第二个盒子（即“盒子 B”）的下面。婴儿会在哪里找玩具呢？如果孩子还没有 12 个月大，即使刚刚看见玩具被藏在盒子 B 的下面，他们可能会再次查看盒子 A。这被称为 A 非 B 错误。

对 A 非 B 错误的一种解释是，它反映了认知控制的失控。在寻找盒子 A 获取玩具的所有情景中，婴儿形成在盒子 A 底下找玩具的习惯，即使目睹物体被藏在了新盒子下面，他们也不能快速应变，转而去寻找盒子 B。他们无法将知道物体的位置信息与如何行动联系起来。

有证据显示，在关键的试验期间改变场景（例如让孩子站立）来提供一定程度的环境支持，就有助于减少 A 非 B 错误。这似乎合情合理，因为这种改变会减少盒子 B 情境与盒子 A 情境的重叠，因此使切换变得更容易。当周围世界发生的变化不是很明显时，我们最需要的就是认知控制，但这时必须改变自己对世界的内在概念。然而孩子到了 12 个月时，即使没有场景支持，也不会再犯 A 非 B 错误。因此，孩子在很早时候就拥有对世界变化做出快速反应的能力，这些变化与之前强化的习惯相反，而且需要内部场景的转换。

从学龄前（3 ~ 4 岁）一直到青春期早期（10 ~ 12 岁），是大多数实验室测出的认知控制发展最强劲的一段时间。在此年龄段之后，认知控制能力继续得到提高，但在青春期，这种变化会有所减缓。相对于童年早期（即婴幼儿期）来说，青春期仍被认为是关键期，可以描述为一个提升期，对情绪控制而言更是如此。

因此，童年中期（4 ～ 10 岁）一直是认知控制发展研究的重点。尽管有一些证据表明大脑的某些功能，如基本抑制，比其他功能发展更快，但总的来说，在这个年龄段认知控制的各个方面都有非特异性的快速提高。这种提高往往与处理更复杂情况能力的普遍提高相关，而这些情况考虑用越来越多关于所处世界的维度来指导儿童的行为。

以这种能力提高为例，让我们思考一下遵守规则和层次控制。总的来说，规则的遵守会得到改善。一位十几岁孩子的父（母）亲在读到上面最后一句时说：“等一下！我有一些反例给你。”认知神经学家提到“遵守规则”时，不是指遵守家庭规则，而是指按照任意指令来执行任务或采取行动的能力。

根据这一定义，儿童大约 3 岁时就能够立即遵守简单且完全任意的言语规则，比如“当我说鲻鱼这个词时，请拿起苹果”。大概我们的孩子自 3 岁以前从未依照这一特定规则行事，但他们具备遵守规则的能力，当我说“鲻鱼”时，他们能抓起苹果。他们不必知道鲻鱼是什么，而且，令人高兴的是，他们可能真不知道。尽管事先没有就做什么进行多次的强化试训，他们在第一次尝试时就会这么做。然而随着规则变得越来越复杂，分级变得越来越多，3 岁的儿童将无法按照指令行事。

例如，在一个名为维度变化卡片分类任务的试验中，儿童会得到上面有彩色物体的卡片，比如红色的兔子和蓝色的汽车。他们被要求根据卡片上的颜色或形状，来将这些卡片与其他目标卡片进行匹配。关键在于目标卡片与匹配的形状和颜色不一致。例如，我们例子当中的目标卡片是一只蓝色兔子和一辆红色汽车。所以，如果按颜色分类，孩子得把红色兔子和红色汽车匹配起来。

尽管这种情况会让 3 岁儿童产生困惑，但他们仍然可以根据所给的第一条任意规则来对卡片进行分类。然后，在孩子根据形状或颜色做了一段时间的分类后，研究人员告诉他们规则发生了改变，他们现在必须根据另一个规则（即颜色或形状）来进行分类。此时，3 岁儿童会一再地开始出错，他们仍坚持按照第一个规则进行分类，而非转换到新的规则中去。但仅过一两年后，四五岁的孩子会在这项任务中表现得更出色，当规则改变时，他们不太可能持续犯错。

这里发生了什么变化？年幼的孩子可能无法遵守记忆中新的分类规则，或者无法以某种方式做到这一点。然而，还存在一种可能，正如我们在第四章中所定义的那样，年幼的孩子在层次控制的方面有困难。当听到这条新规则后，年幼的孩子可能无法在脑海中赋予一个新的场景，把他们现在正在进行的颜色分类任务和刚才进行的形状分类任务区分开来。实验设置保持不变，所以这种场景的切换必须完全是内在的，就发生在孩子自己的大脑中。因此，由于未能区分场景，两个任务直接竞争，所以更有可能出现错误。

根特大学的弗雷德·韦尔布鲁根（Fred Verbruggen）和他的同事最近进行的一项研究使用了不同的实验任务，为这种层次控制的解释提供了一些证据。在这项研究中，不同年龄段的儿童得到了一些简单规则指令，研究人员告诉他们根据特定的卡通人物按下键盘上的左键或右键，如图 9.2 所示。他们被告知这叫“行动任务”。重要的是，儿童在收到“行动任务”的指令后、在实际执行“行动任务”之前，有机会看到所有的卡通人物。在看到一个卡通人物后，为了查看下一个卡通人物，他们必须按下其中一个按钮，例如，总是按下右边的按钮，此任务被称为“下一个”任务。

乍一看可能不明显，但实验者在这里巧妙地耍了一个花招。看似简单的下一个任务为控制系统设置了一个小难题。当儿童执行下一个任务时，对出现的每个卡通人物他们总是按相同的按钮。然而，在之前的指导阶段，他们被告知在执行行动任务过程中有一半的卡通人物对应另一个按钮。这意味着在执行下一个任务的过程中，在一半的时间里他们按下右键，来回应本应按左键回应的卡通人物。

如图 9.2 所示，这种重叠的影响将取决于儿童如何表现这项任务。如果儿童能够给大脑施加不同的“下一个任务”和“行动任务”情景影响，让大脑能对这两项任务保持清晰的界限，那么就不会出现重叠的情况，因此也几乎没有干扰。但是，如果他们做不到这一点，这种冲突反应的重叠情况会带来干扰，表现为孩子在执行“下一步任务”中，只有这些有冲突的反应导致反应速度变慢，这时的干扰就显而易见了。的确，后一种情况就这样发生了。在完成下一个任务过程中，儿童对有冲突情况的反应比对没有冲突情况的反应更慢，而这种干扰对 4 岁及以下的小孩影响最大。

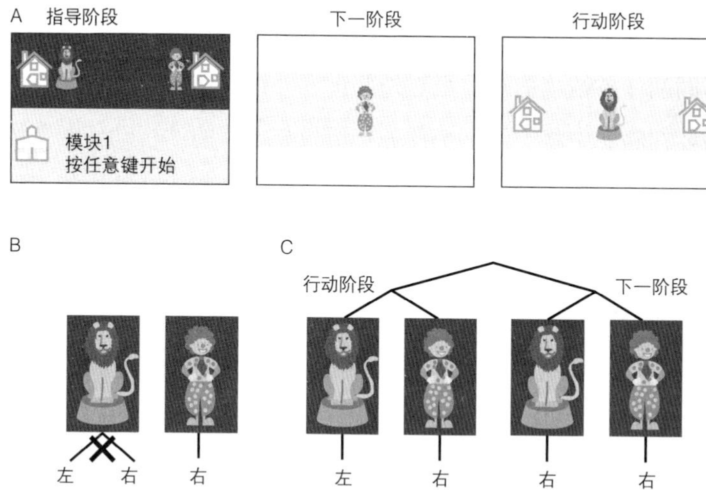

图 9.2　描述韦尔布鲁根等人的设计和逻辑示意图。（A）在指导阶段（左图），儿童和成年人被告知，在执行行动任务过程中，对某些卡通人物要分别做出按左键或右键的反应。在完成下一个任务（中图）时，他们只需按右键即可。然后，在执行行动任务（右图）阶段，他们对卡通人物进行左右分组。改编自韦尔布鲁根等人（2018）的图 1A。（B）在没有强加任务场景的情况下，行动任务和下一个任务出现反应定势重叠，造成冲突。（C）通过强加一个情景式的任务场景，可分开重叠定势以减少干扰。

在我看来，这些观察意义重大。首先请记住，当孩子执行下一个任务时，他们还没有执行行动任务。他们只听了规则。因此，只有当他们为了成功地执行行动任务而做好了充分准备，将规则牢记于心，这时才有可能出现这种反应冲突。如果记忆或准备工作出现问题，对孩子的干扰应该“更少”，而非更多。虽然有时准备工作确实会出现问题，但在这种特定情况下，准备不足并不能解释其原因。

然而这一观察结果与层次控制的描述相一致。假设某人已熟记规则，那么避免干扰的唯一方法就是对该情况施加两种不同的任务情境影响。虽然外部世界并没有多大变化，但我们需要在脑海中将“下一个任务”情景与之后的“行动任务”情景以及它们各自的反应定势区分开。如果我们成功地进行了这种区分，那么干扰就会减少。这正是在大龄儿童和青少年身上观察到的结果。年龄较小的儿童无法将下一个任务的场景与行动任务的场景区分开来，所以他们更容易受到干扰。这是层次控制的失败。

层次控制能力的提高可能是了解童年中期这一重要时期认知控制发展的关键。当你从将鲻鱼与苹果联系在一起的简单规则过渡到给卡片分类，你的认知就增加了层次，这就给认知控制系统施加了压力。在第一章中，我们发现了一个基本原则，即我们的认知层次越深入，我们对世界的调控和测试就越多。这些专门针对层次控制而增加的需求是否可能成为发展变化的一部分？

至少有一些证据表明了这一点。在控制了测试难度的情况下，我和发展认知神经科学家迪玛·安索（Dima Amso）测试了儿童从童年晚期到青春期早期遵守层次规则的情况。我们发现，相对于其他种类的复杂规则，规则树的层次越深，年幼的儿童就越难以区分它们。规则每增加一级层次场景，规则树的层次就变得越深，年幼的儿童就越没有大龄儿童和青少年表现得好。

因此，层次控制显示出童年从早期到中期这一关键时期的发展变化。值得注意的是，我们不应该从这些研究中得出“死星”的结论。层次控制并不会随着儿童年龄的增长而“上线”。相反，有一个发展变化的过程，促使我们看到儿童表现出更多的能力。在下一节，我们将探讨这种发展变化产生的机制。

发展变化的根源

是什么推动了认知控制的发展变化？这是一个基本问题，其答案可能会告诉我们个体在认知控制能力上存在差异的原因，以及我们以何种方式干预才能确保大脑和认知控制的健康发展。正如你所料，鉴于其重要性和复杂性，这在科学界也是一个颇有争议的问题。

认知和大脑功能由基因和环境共同决定，最重要的是，由它们之间的相互影响所决定。环境因素包括生物环境，例如，一直追溯到在子宫里时就接触到的激素和分子。环境因素还包括通过感官处理信息的影响。我们的经历会影响大多数认知功能的发展，认知控制也不例外。

要了解环境和遗传学对认知控制的影响，我们首先需要探讨科学家如何测量人与人之间认知控制能力的差异。我可能无须告诉你，人们的认知控制能力千差万别。我是个典型的丢三落四的教授，比如说，我最近因为工作原因出国，弄丢了我家所有的国际电源适配器，弄丢了不止一个，而且也不止一次。事实上，我刚沮丧地给妻子发短信，说我如何在酒店丢失了一个适配器，就在飞机场又弄丢了一个。这样马虎也不容易啊！

所以，认知控制因人而异。然而，设法对这些差异进行测量的科学家面临着一个具有挑战性的问题。我们想知道各种抽象的心理能力，比如抑制力，如何因人而异。但是我们没有办法直接测量它们。我们可以对任务进行检测，比如旨在挖掘这些能力的终止信号测试之类的任务。但我们在实验室里做的任务都不太纯粹。当人们执行指定任务时，可能有多个认知和大脑系统参与其中，并以复杂的方式相互影响，产生我们所观察到的行为。

例如，终止信号任务测量抑制力，但它也涉及视觉和听觉、空间注意、运动准备、语言、记忆等等。我们通过控制来解决这些影响因素，但即便是这些控制也并不纯粹，我们必须假设如何将抑制从列出的所有其他因素中分离开来。

为了解决该问题，科学家们假设，虽然没有一项任务是纯粹的，但同时执行的多项任务会以不同的方式呈现其不纯粹性。因此，我们不仅仅利用终止信号任务，还测试了共有同一个假设的抑制成分的多项任务。然后，我们可以了解在执行这些任务期间受试者表现出的相似性。例如，相对于包含其他成分的任务，特别擅长抑制的人往往擅长执行任何包含抑制成分的任务。当然，此过程的主要局限性在于，我们假设自己知道哪些任务涉及抑制或任何我们乐于测量的过程，而这并非简单的设想。尽管如此，这种方法还是在人类认知控制功能的差异性方面带来了一些普遍而又一致的模式。

科罗拉多大学的三宅明（Akira Miyake）和娜奥米·弗里德曼（Naomi Friedman）进行了一项具有里程碑意义的认知控制个体差异研究。他们对认知控制能力的三个架构——抑制、更新和工作记忆——进行了假设性的区分。大致上，他们设想的“抑制”本质上对应我们在第六章中所说的终止抑制，而“更新”和“工作记忆”则近似于我们在本书中框定的工作记忆门控的灵活性和稳定性两个维度。三个架构中的每一个都经过了多次测试。例如，抑制由三项测试，如终止信号测试、斯特鲁普任务、行动—不行动测试进行测试。

研究结果既有说服力但又自相矛盾。首先，人们的表现可以部分地用抑制或更新等不同的架构来解释。换言之，比如，与在工作记忆测试中的表现相比，人们在既定抑制测试中的表现与其在其他抑制测试中的表现关系更大。因此正如我们所料，认知控制的不同方面决定了表现方式的迥异。

然而重要的是，尽管执行的任务要运用特定的控制功能，还有一个通用成分可以预测在所有任务中的表现。因此，如果一个人擅长涉及认知控制的其中一项任务，那么可以预见他一定程度上在其他认知控制测试中也同样表现出色。

三宅明和弗里德曼将这组自相矛盾的发现称为“执行功能的统一性和多样性”。换句话说，控制功能并不像心脏和肝脏那样，作为独立器官运转，而是不可完全分开的单位。很可能大脑功能的一些共性方面会影响所有的认知控制表现，也有一些系统或因素有利于一些特定类型的控制表现。

考虑到这种复杂性，我们可以看看基因和环境是如何影响认知控制的发展的。对双胞胎进行的研究为遗传和环境因素对共同的和特定的认知控制架构发展的影响提供了最有力的调查研究。

双胞胎研究包括同卵双胞胎和异卵双胞胎，前者基因100% 相同，后者基因 50% 相同。通过对双胞胎的比较，我们可以估算出三个影响表现的因素。首先是基因的影响，据估计，同卵双胞胎彼此之间的相似性高于在异卵双胞胎身上所观察到的相似性。其次是双胞胎共同生活环境的影响，这是指双胞胎之间的相似性，而不考虑其基因的相似性。最后还有非共同生活环境的影响，这是根据处于同一环境的同卵双胞胎之间的差异来评估的。

聪明的读者可能会注意到，该算式漏掉了共同生活或非共同生活环境与基因的相互影响作用。如果没有大量共同抚养或分开抚养的双胞胎样本，就很难评估这种相互作用。即使我们有这样的样本，也并非真正随机分配这些组别。鉴于我们对遗传和表现遗传作用的了解，这种相互影响可能正是造成个体差异的重要因素，因此它的缺失导致从人类行为遗传学研究中得出的结论有很大的局限性。不过，虽然有此局限性，但是从双胞胎研究中获得的证据还是很重要的。

关于认知控制的双胞胎研究发现，共同基因几乎可以解释在共同认知控制成分上表现出来的所有个体差异，所有认知控制测试表现相关的认知控制成分中的发现与此如出一辙。通过对儿童和青少年的多项研究，以及综合考虑社会经济地位、受教育程度、种族和其他人口统计数据等不同因素，发现这一成分的遗传性高达 99% 左右。共同生活环境和独特的生活环境几乎没有影响。此外，与其他假定的特质（如一般智力的遗传性在成年前随着年龄的增加而增长）不同的是，普通认知控制因素似乎在儿童、青少年和成人身上都具有高度遗传性和同等遗传性。

重要的是，如果把这种高度遗传性解释为环境对认知控制的发展并无作用，那就大错特错了。第一，这种高度遗传性只适用于共同的认知控制成分。正如我们稍后将讨论的那样，环境因素可能对更重要的特定控制成分具有很大的影响力。第二，虽然在一些研究中使用了多样化的样本，但这些研究中的大多数个体仍然受到限定范围内的环境影响。对智商的遗传研究一致发现，遗传性随着社会经济地位的提高而增加，因此，类似的现象可能会影响认知控制的结果。第三，如前所述，本分析没有评估基因和环境之间的相互影响这个关键项。第四，尚不清楚极度忽视、虐待以及营养不良之类的异常环境因素是否影响以及如何影响共同控制成分。尽管如此，这些观察结果确实表明，我们在认知控制测试中的一部分共同表现，将是基于我们基因的稳定个体差异。

目前尚不完全清楚这种共同认知控制能力在生物学上与

什么相对应。然而，最近对英国生物库中的427037人进行全基因组分析，识别出299个与估算的普通认知控制能力架构相关的位点。从广义上来说，这些位点与大脑的生物特征有关，与快速突触路径的形成和神经递质GABA（即γ—氨基丁酸）的普遍性有关。像快速神经动力学或GABA之类的特征如何或为何对认知控制具有广泛的重要性，仍不得而知。这些因素太过笼统,无法在任务发出抑制或切换需求的过程中做出改变，而且很难去研究学习。因此，它们不太可能解释个体差异悖论的多样性。

虽然共同认知控制成分可能具有高度遗传性，但对于日常生活中面临的更具体的认知控制架构或单个任务的表现，情况显然并非如此。例如，在一项对7 ~ 12岁双胞胎的研究中，非共同生活环境是终止信号任务表现的主要决定因素，其次是共同生活环境。根据所起的作用顺序，遗传基因位列最后。在这些特定任务中，遗传性降低的部分原因是任务纯粹性问题，我们在前面探讨过这个问题。然而，任务不精准并非全部的原因。源自多任务的更新或抑制之类的个体控制架构的遗传率也较低。在前面提到的研究中，双胞胎之间的非共同生活环境是抑制、更新和工作记忆的主要贡献因素。

鉴于学习对建立控制系统的重要性，这种环境影响对个体控制功能是有意义的。还记得工作记忆门控的例子吗？在第三章中，我们讨论了如何获取适用于给定任务的门控策略，是完美执行该任务的关键。我们不仅需要学习游戏规则，还需要学习基于输入和输出的关系,通过工作记忆如何执行这些规则。随着层次结构越来越复杂，门控在管理多层次目标时起着至关重要的作用，而正确的门控策略可从经验中学到。

在协同工作中，我和迪玛・阿姆索（Dima Amso）以及博士后克斯廷・安格尔（Kerstin Unger）发现，在第三章讨论的情景放在最前 / 最后任务中，7 岁孩子似乎比 10 ~ 12 岁的孩子更容易选择错误的门控策略。与年龄较大的孩子相比，未能选择正确的门控策略是他们表现较差的部分原因。因此，孩子可能并非总是无法控制自己。相反，他们只是没有找到正确的方法将任务分解成若干小任务、控制工作记忆的输入输出，以便有效地执行任务。

因此在漫长而关键的童年中期，儿童可能一直在学习要控制什么以及什么时候进行控制。他们忙着制定适用于更多情况的越来越抽象的门控策略，让自己适应越来越复杂的任务。他们还要学习如何进行内在控制。当然，在做这些的同时，他们还受到知觉、概念、语言、运动和其他系统的限制。

因此，这种认知控制发展的观点特别强调学习和体验，尤其强调我们在童年时期的多样化体验。为了建立有用、抽象且适用于今后生活中许多情况的门控策略，我们需要在多种不同的环境中尝试去控制自己。

神经网络中的认知控制计算机模型表现出这一基本特性。以第三章和第四章中讨论的门控皮质—纹状体模型为例。许多训练使该模型根据多巴胺预测误差来学习哪些输入可以通过门控进入工作记忆以及何时通过门控将其输出。同样，向这些模型提出多个不同的任务，使他们可以概括并创建抽象的情境表征，这些表征不是只在特定任务中才有用，而是可重复使用的任务组成部分。因此，这些模型为我们的假设提供了存在性证明，向我们表明，为认知控制建立一个门控系统需要学习和多样化的体验来确保其门控正确。

在现实世界中，该观点与数据吻合，这些数据表明环境的丰富化是认知控制系统发展中的关键，其中的认知控制系统在广泛的新环境下行之有效。丰富化基于儿童多样化的经历和学习环境。长期以来，丰富化一直与积极学习联系在一起，这包括了认知控制。因此，对这些观察的一种解释是：丰富的环境可以让儿童发展广泛适用于新环境的抽象门控策略。当大多数儿童发现成人世界与童年世界截然不同时，丰富化对他们以后的生活大有裨益。他们已拥有庞大的门控策略库，可根据目标需求基于策略库整合各种问题的解决方案。

另一引人注目之处在于，多样化学习的必要性为认知控制发展的漫长历程提供了一种解释。从体验中收集尽可能多的数据很有必要，这将优化控制系统与我们生活的世界相适应。本质上，大脑假设人生的前 15 年是接下来 65 年生活方式的“样板”，大脑在此基础上优化了控制。这也就意味着认知控制的有效性将只取决于这一假设的有效性，即取决于大脑建立的模型的质量。就像任何统计模型一样，如果获得大量的数据——以后生活中会遇到的各种需求的有用样本——它可能会产生更好的结果。

这种强调用认知控制来学习和体验的做法对越来越多干预主义的育儿趋势发出了警告。21 世纪初的“直升机式育儿”已经演变为今天的“割草机式育儿”。“割草机式育儿”指的是，无论是在学校还是家里，家长力图扫除孩子成长路上的一切障碍。这种极端的育儿方式剥夺了孩子自主选择走向成功或失败之路的机会。

这种趋势的出现有许多理由，大多情有可原。家长对孩子安全的担忧、对孩子的怜爱以及希冀孩子表达自信和获得成功是重要的驱动压力，此外，还有社会压力。家长非常清楚，他们的孩子需要在竞争日益激烈的学习环境中取得成功。让孩子自己记得收拾书包上学或做作业是天方夜谭。对许多父母来说，即使他们想鼓励孩子更加独立，在当今的世界也很难做到。就算允许孩子自己到公园去玩，他们又能和谁一起玩呢？

当然孩子也能有很大的自主权。大多数上一代的孩子对这种成长方式不太熟悉，他们一直能够自由自在地玩耍，可以随心所欲，穿过公园、街道和树林，漫无目的地闲逛。不同年龄的孩子们可以组成小组，想出自己的目标、游戏、规则和解决问题的办法。其中许多想法无疑是糟糕的，甚至是可怕的，不可避免地导致了一些失败。但是，如果没有危险，失败也是一种极好的学习手段，对培养认知控制尤其如此。

让儿童拥有成功和失败的自主权是优秀的儿童足球队教练早已熟知的学习原则。作为初学者，儿童在球场上没有做好有效地站位和制造空档。他们等待传球的时间过长，球没传到，虽然他们本该传到球的。在这种情况下，家长试图告诉孩子该往哪里跑、什么时候踢、踢给谁，等等。然而，与气急败坏的父母不同，优秀的教练会等孩子自己做决定——或者说，孩子未能做决定——那么教练会相应地予以表扬或纠正。他们会指出孩子在那种情况下该怎么做，但重要的是，他们先给了孩子一个自己做决定的机会。教练之所以这样做，是因为如果不断告诉孩子该怎么做，孩子永远也学不会自己去解读在所处的情境下如何采取正确的行动。他们永远不会制定出正确的控制策略——而该策略能解读这项运动的动态系统并选择恰当的行动。他们只学会一种控制策略：听教练的话。

生活不是一个足球场。那么，作为父母的我们应该如何为孩子创造一个安全有效的学习环境呢？一个看似很有希望的方法：在钢琴课、体育锻炼和家庭作业之间留出时间，让孩子进行一些非结构化的活动。事实上，对非结构化或半结构化学习的初步研究证实了其对发展认知控制是有益的。在这些研究中，非结构化游戏指的是儿童可以自行决定目标和任务、制定计划和组织活动以及并找出解决自己问题的方法。因此，与直接听从他人发出的指令相反，拥有这些机会可能对儿童学习自我导向的认知控制特别重要。

所以，如果儿童有各种机会去面对新问题、为此而努力奋斗、经历失败以及解决新问题，尤其当他们独立做这些事情时，他们的大脑也获得制定抽象有效的控制策略的机会。儿童看护者应抵制“越俎代庖”的诱惑，并为儿童寻找到自主和成功的机会，在确保安全的前提下让孩子真正地经历失败。有了这些经验，可以优化控制系统，为适应以后生活中的一系列新环境做好准备。这一点尤为重要，正如我们将在下一节所见，当我们变老时，控制系统成为我们面对挑战和获得支持的主要来源。

随着年龄增长的认知控制变化

大多数人都意识到，随着年龄的增长，认知能力会下降。在 2009 年皮尤研究中心进行了一项民意调查，询问所有年龄段的受访者在生活中有哪些变化标志着“老年”的到来。在排名前五的回应中，有两个是特定的年龄临界值，如65岁或85岁，但其他三个可以说都与认知有关，它们分别是丧失独立生活能力、丧失驾驶能力以及记忆力衰退。其他与认知无关的标志，如有孙子孙女或（害怕）长出白发，排名则靠后很多。

然而衰老和认知是一个混合体。虽然人们通常认为记忆力会随着变老而衰退，但记忆力不一定是唯一的问题，甚至也不是主要的问题。随着年龄的增长，认知的许多方面都明显地衰退了。对知觉辨认、推理和决策、空间可视化，甚至是简单的运动速度进行的测试表明，这些能力都随着年龄的增长而稳步下降。但是正如我们将看到的那样，其他功能随着年龄的增长而变得更好。

图 9.3 重新绘制了弗吉尼亚大学蒂姆·索尔特豪斯（Tim Salthouse）及其同事研究成果中的一张经典图。该图按 10 年一格进行划分，描绘了 18 岁至 84 岁不同年龄段人群的四大心理因素的得分情况。要注意的第一点是，四个因素中有三个呈普遍的下降趋势。记忆力、流体智力和精神运动速度都在 30 岁左右开始下降，而且大多呈线性下降趋势，但它不是一条完全的直线。随着年龄增长，衰退也会加速。这些趋势与衰老通常给人的印象一致，即其会对认知产生广泛而消极的影响，不过这种衰退在人生早期就开始了，这可能会让一些人感到惊讶。

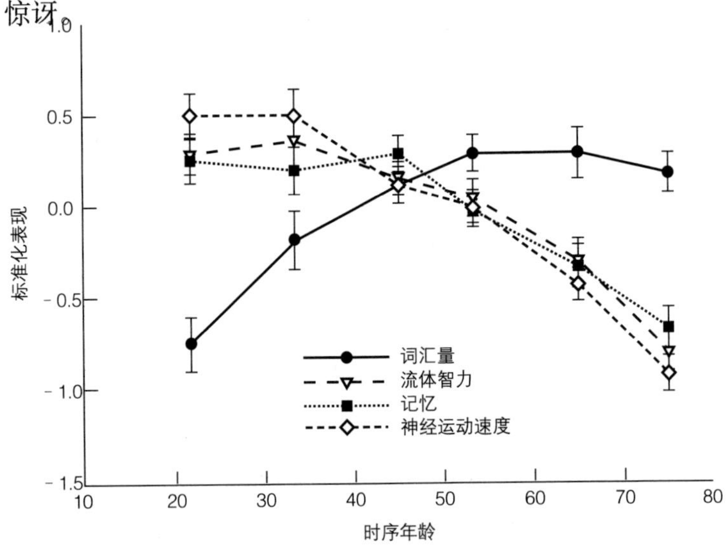

图 9.3　认知能力的四个主要组成部分在整个生命周期中的表现（gF= 流体智力）。改编自索尔特豪斯、阿特金森（Atkinson）和贝里什（Berish）（2003）的图 4。

从图中也明显看出，并非所有的认知能力都呈现出这种衰退趋势。随着时间的推移，词汇量分值会增加，然后上升速度呈减缓趋势，并在50岁左右趋于稳定。词汇量是所谓的“晶体智力”（crystallized intelligence）的标志，晶体智力与流体智力形成对比。科学家用“流体智力（fluid intelligence）”一词来指代我们原始的解决问题能力，以及我们面对新情况时灵活行动和思维的能力，这是一个与认知控制紧密相连的概念。相比之下，“晶体智力”（crystallized intelligence）以我们运用自身知识储备和技能为中心，像词汇量之类利用晶体智力的测试，会随着年龄的增长而趋向稳定或得到改善。

好消息是，并非所有的认知功能都会随着年龄的增长而衰退，而且这个意义不仅仅塞尔达阿姨（《小巫女塞布丽娜》中的人物）知道“ginchiest”这个词的定义这么简单。例如，老年人善于调节情绪。他们在记忆力和注意力方面都表现出积极的偏向，能把注意力集中在带来积极感受的各种事物或经历上。此外，有证据表明老年人比年轻人更容易受到内在动机暗示的驱使，比如对他人的责任感；而年轻人则更容易受到外在奖励的激励。正如在第七章所讨论的那样，这同样适用于认知努力。一些证据表明，老年人在分配宝贵的认知资源时往往非常谨慎，甚至是吝啬的，但他们十分善长将精力分配到激励自身的目标上。是的，塞尔达阿姨可能偶尔会忘记带钥匙，但当她答应帮你去学校接孩子时，她会有很强的动力去做，并且会费心确保准时到那儿接到孩子。事实上，在这方面她可能比更年轻又会做手工肥皂的表妹卡梅伦更可靠。因此，认知有一些方面会成为晚年生活中的快乐源泉，这些可能是优雅地变老的关键因素。

虽然如此，认知控制功能受年龄的影响主要是负面的。在几乎所有的认知控制测试中，我们都是年龄越大，表现越糟糕。多年以来关于某一特定方面的控制（如抑制或工作记忆）是否会变得更糟糕一直饱受争议。虽然有一些证据表明，工作记忆可能比其他因素更容易受到影响，但有证据表明，认知控制的所有方面都会表现出一些与年龄相关的衰退。在新环境中尤其如此，如旅行、解决新的开放式问题、执行弄懂新智能电视之类缺乏经验或实践的任务等。

许多老年人逐渐难以自主完成做饭、穿衣和付账这样的日常生活任务，认知控制功能普遍下降很可能是导致这一切的其中一个因素。随着年龄增长，照顾自己也变得越来越具有挑战性。老年人通常要服用更多的药物，进行更多的自我监测，遵守更多的特殊治疗规定——所有这些都是在管理日趋缓慢、行动不便且复原力下降的身体。这些任务的失败会导致进一步的健康问题，出现并发症，甚至要住院治疗以及面临死亡。因此随着年龄增长，认知控制的风险也变高。

显然，认知控制变化对老年人丧失日常生活活动自主性起了作用。一项大型研究有 4000 多人参加，年龄在 3 ~ 93 岁之间，在专业评分员在场的情况下，他们执行了一组日常任务，比如做三明治。这些评分员评估了运动和过程能力在执行任务中的表现。过程能力类似于认知控制概念，因为它涉及的任务部分与注意力、启动、排序、组织、调节以及适应有关。诚然，这种测量方法粗糙，但它的优势在于其适用的年龄范围广。

不同年龄段的过程评分清楚地表明我们的日常任务控制是如何随着年龄的增长而变化的。评级分数从生命早期开始上升，在 20 多岁时达到了顶峰。然后，大约在 30 岁之后，分数会呈现缓慢的线性下降趋势，最终与青春期早期呈现的水平相当。当然这只是平均值，有一些人的表现更佳，但可惜的是，许多人的表现要糟糕得多。

此项研究并不包括对认知控制的直接测量，不过有类似的研究这样做过。这些研究发现，由于年龄而导致的认知控制测试分数下降与自主性活动的减少相关。因此随着年龄的增长，丧失认知控制将导致人们无法完成任务、自主性降低，甚至对那些在其他方面健康且有经济能力独自生活的人来说也是如此。随着人口老龄化的加剧，据估计，到 2060 年，仅在美国，每 4 个美国人中就有 1 个超过 65 岁，老年人口所需的护理负担将成为一个重大的社会问题。为了让人们在年老时能够过上丰富、充实的生活，了解如何为认知控制功能提供支持很重要。

认知控制中与年龄相关的变化来源

随着年龄增长，是什么导致了认知控制的这些变化？至少有一部分答案与大脑本身的变化有关。众所周知，在人的一生中大脑的容量会变小，这包括大脑皮质变薄和白质的变化。然而，大脑容量的变小表现得并不均衡，外侧和背内侧额叶皮质是其中容量变化最急剧的区域。

为了说明这一变化，我重新绘制了我所知道的一项最宏大的大脑老化研究的数据图。研究人员对大样本人群的多个大脑区域的脑容量进行了测量，这些人群年龄跨度大。此外，实验人员对人们进行了纵向测试，在不同的年份对每个人进行了测量，以了解单个大脑如何随时间发生变化。绘制图的趋势代表了从这些短期纵向测量中，重建的 60 年的变化。这些结果所呈现的模式现在应该很熟悉了。在侧额叶皮质容量变化图中，趋势线上呈现两个拐点，在这里大脑萎缩的速度似乎在增加。第一个拐点出现在 30 岁左右，第二个拐点出现在 60 岁左右，并在之后开始急剧下降。枕叶皮质图没有呈现类似程度的变化。

虽然我们无法将这些数据正式关联起来，但图 9.3 所示的萨特豪斯的认知衰退与自主性丧失之间的关系有探索的空间。数据显示，从 30 岁开始，脑容量逐渐变小，变小的速度呈增加趋势，在 65 岁左右之后脑容量急剧下降。在老龄化的文献中，诸如此类的观察促进了衰老文献中的一个主要假设——有时被称为“额叶假说”。该假说称，认知控制能力的下降源于额叶皮质完整性的相应渐进变化。

当然，我们已见到额叶皮质只是大脑认知控制系统的一部分。另一个主要因素是基底神经节，尤其是与额叶网络相互作用来执行工作记忆门控操作的纹状体。纹状体包括壳核和尾状核，其容量也会随着年龄的增长而变小。此外，神经递质多巴胺的分泌量也体现了老龄化功能的下降。多巴胺的这些变化意味着随着年龄增长，行动细胞和不行动细胞的平衡会影响门控系统的切换。这种切换影响再加上大脑皮质的变化，可能导致在老年人身上观察到的工作记忆更新问题，这些问题确实在老年人的身上表现明显。该图事实上已描述得很准确了，因此，很容易看出应对日常生活需要完成任务的复杂性以及其结构如何分层——该任务对工作记忆门控提出了更高的要求——对老年人来说，会变得特别具有挑战性。

“额叶假说”是一个重要且合理的假说，但它留下的一个重要问题是，大脑为何且如何随着年龄的增长而发生这些变化。可能有几种不同的因素，包括与衰老过程相关的新陈代谢变化、解剖学变化和血管方面的变化。然而，要证实整个大脑中的这些普遍变化如何导致在额叶皮质中观察到的不同程度的变化，仍然是研究中的一个前沿问题。

而且，大脑中的变化与认知控制丧失之间的因果关系仍有待证实。与其说额叶皮质组织减少导致认知控制下降，不如说随着年龄的增长，认知控制能力的效力和用途的变化可能会导致大脑中控制网络的变化。我们已经提到，一些老年人改变使用控制途径的方式。他们往往更谨慎、反应更被动，并在动力和动机方面表现出差异性。正如我们在第八章所见，实施控制的速度越变越慢的趋势本身会对控制系统要求越来越高，从而导致控制失灵。这种在使用控制过程中的变化又反过来影响大脑的结构和功能。事实上，近期研究表明这两种因果关系可能都成立。

最后一个要探讨的因素是，老年人的控制系统为要执行的任务所做的准备程度。我们可以再次想到，我们的童年试图预测我们成年后的世界是什么。然而，人类社会一直在变化，因此，随着年龄增长，我们所处的世界与童年预测的世界越来越遥远、越来越不同，不仅发型和音乐喜好天差地别，甚至连当今的普遍规范也迥然不同。我们用来完成任务的基本操作工具也在变化，想想互联网、智能手机，还有现在的机器学习算法，在多大程度上已经改变了我们实现目标的方式。许多在当今世界运作有效的策略不同于20世纪中叶对孩子有用的策略。这是一个很难量化的问题，但合乎逻辑的是，控制能力发生的部分变化不只是大脑发生变化或控制方式发生变化，更准确地说，这是由于童年时预测的世界与现在所处的世界越来越不匹配。这种格格不入可能会导致老年人通常想着使用控制系统，但年轻人则不会。

代偿和储备

不管控制系统衰退的原因是什么，通过广泛的观察发现，与年轻人相比，老年人在执行困难任务时往往过度使用大脑的认知控制系统。对老年人大脑进行的神经成像研究一致表明，老年人使用控制系统时，认知控制网络往往比年轻人更活跃，而不是更迟缓。如此自相矛盾的观察结果是由什么原因造成的呢?

有一种可能性是，其实老年人是靠认知控制系统来代偿其他系统中出现的问题。因此，老年人被激励去执行一项任务时，即便控制系统能力减弱，也会比年轻人更频繁地使用控制系统。

密歇根大学的帕蒂·罗伊特－洛伦兹（Patti Reuter-Lorenz）和得克萨斯大学达拉斯分校的丹尼丝·帕克（Denise Park）提出了一个有影响力的认知与大脑老化理论，他们称之为“老化与认知支架理论”（Scaffolding Theory of Aging and Cognition，STAC）。他们提出，面对需要用到可能已经衰退的认知系统或运动系统的任务时，老年人会尝试使用认知控制所需的大脑系统对其进行代偿。例如，如果老年人因基本感知处理能力下降而出现阅读困难的情况，他们可能借助将注意力更多分配在页面上，或者采用规划策略想方设法地放大印刷字体等其他方式来代偿已退化的感知处理能力。因此，当他们执行想要完成的任务时，控制便是解决大脑老化问题的一种途径。

认知控制作为一种代偿手段的关注点，与认知储备理论密切相关。认知储备是一个术语，用来描述观察到的这种现象，即有些人的认知能力相比其他人衰退得更优雅一些，而且在遭受大脑损伤（如中风）时受影响较小。也就是说，“认知储备”好比一口井，有些人有一个更深的井，他们可以从井中抽取这些认知资源来代偿生活中的种种艰难。研究的其中一个主要领域是设法了解认知储备的基础，这是可以理解的。

认知控制的个体差异一直是认知储备的假设来源之一。从这个角度看，认知控制可以代偿大脑及认知系统带来的诸多问题，无论其是脑损伤和脑疾病所引起的问题，还是由于老龄化所带来的问题。由于个体的认知控制能力不同，他们的代偿能力也会相应地有所不同。这一假设得到了初步的支持。具体来说，认知控制实验测试中的个体差异往往与认知储备的其他估值相关。但是，我们应该慎重地解读此结果，就像这类的大多数相关性一样，关系的因果指向尚未得到证实。

老化与认知支架理论和认知储备模型强调了控制和认知老化的动态关系。虽然认知控制能力下降可能是老年人遇到困境的一个缘由，但也是对衰退进行补偿的原因。事实上，如果老年人用逐渐衰退的认知控制能力来补偿其他正在衰退的功能，那么这可能有助于解释图 9.3 和图 9.4 中观察到的认知功能整体丧失速度越来越快的原因。换句话说，认知能力的急剧下降在某种程度上是由控制系统推动的，这意味着这种下降幅度本身就由控制系统的完整性决定。由于支撑所有功能的支柱越来越不稳定，随着年龄的增长，整体功能的衰退将越来越严重。当支柱自身断裂时，自主性的丧失将是灾难性的。

鉴于认知控制在代偿其他功能方面的积极影响，临床与应用科学的大量工作都侧重于训练认知控制系统。训练认知控制既是应对认知老化也是应对儿童发展的关键，但是证据混杂难辨。在本章的最后部分，我们将深入探讨为了提高认知控制功能而设计的干预训练的研究现状。

改变游戏规则？认知及脑力训练促进认知控制

在过去的10年中，公众对认知训练的热情日益高涨。现在市场上有一些治疗训练项目，此外还有无数项目正处于研究阶段，这些项目声称具有广泛的好处，包括提高注意力、改善记忆力、提高数学技能、提高解决问题的能力，甚至还能缓和成瘾或多动症等精神问题。大多数项目提供训练计划，要么由教练员上一系列训练课程，要么通过手机应用程序上一系列课程。你只要在智能手机应用程序搜索栏中输入“大脑训练”四个字，就可以搜出数百个类似的项目，一些项目搬出名医或科学家的资格证，还有一些项目声称得到了已发表的科研成果的支持。不管是通过教练员还是通过应用程序来完成培训，培训目标都大同小异。据说通过参加特定的脑力活动（通常称之为“脑力游戏”）项目，会让大脑变得更好，认知能力也会提高。

大脑训练如此受欢迎不足为奇。随着老年人口不断增加，人们对在晚年如何保持大脑和认知健康的需求越来越大。至于在年龄谱另一端的孩子，父母在想方设法地弥补他们的表现差距，甚至设法挖掘出孩子在课堂上所能取得的成就之外的优势。

事实上，认知训练市场已经出现，而且规模庞大。2016年，“全球医疗保健认知评估和培训”市场占有价值超过10亿美元，预计2017年至2024年，将以34%的年复合增长率增长。以此为参考，市场占有价值超过 9000 亿美元的制药行业到 2021 年预计将增长 6% 左右。所以，大脑训练“钱”景远大，而且逐年俱增。

我要补充一点，在这里不要过于愤世嫉俗。从事大脑训练的人并非只是为了赚取快钱。许多科学家和临床医生参与开发认知训练干预，完全是出于崇高的动机：真实有效的认知训练可以在现实生活中带来实质性的好处，并且有一些认知训练研究为干预训练提供了数据支持。事实上，也许你自己已经运用了一种训练，而且这种训练对你有效。如果能够正确进行干预训练，那这些干预训练很有前景。

认知控制功能一直是大脑训练的重点，这绝非巧合。在整部书里，我们已经看到了认知控制对日常行为的广泛影响。试想一下，为老年人增加几年独立生活的时间，或者真正地帮助儿童减轻由环境带来的任何负面影响，这些将会为社会带来多大的效益。如果以乐观的心态来看待控制和其他生活结果指标的关系，那么提高认知控制将在学业进步、工作表现、个人健康等各个方面产生广泛的益处。

对于那些热衷于提高认知控制的人来说，工作记忆一直是他们大脑训练的核心目标。这种做法合乎情理。在工作记忆中，规则与任务情景的门控及维护是认知控制的核心机制。同样，在复杂的工作记忆跨度测试中，更好的表现与认知控制的个体差异有着密切的关系。

因此，如果假定这些关系为因果关系，那么提高工作记忆能对认知产生广泛的益处，许多工作记忆训练项目承诺能做到这一点。就在我撰写本书时，一个备受欢迎的、提供商业工作记忆干预训练的项目在其网站上宣称，该项目可带来众多益处，包括提高表现欠佳学生的数学和阅读成绩、提高老年人的自主性、提高多动症患者的注意力等，益处不胜枚举！如果有一种药物用类似的介绍进行推销，人们会毫不犹豫地称其为“灵丹妙药”。

然而，与药物不同，认知干预在进入市场之前，不需要向美国食品和药物管理局等机构证明其安全性和有效性。因此，作为消费者，我们必须对认知控制训练的功效持适度的怀疑态度。这种功效被说得越神奇，我们越要怀疑其真实性。记住，你试图在几周或几个月内改善认知控制的一项功能，自然过程要花整整 20 年才使其得以改善。所以，让我们仔细看看支持大脑训练的证据。

认知神经科学界对认知控制训练的热情空前高涨，这或许源于 21 世纪初由瑞典的托克尔·克林伯格（Torkel Klingberg）及其同事进行的一系列具有里程碑意义的研究。该研究以小样本抽样的方式对多动症儿童进行了试验，其中治疗组和对照组各有 7 名儿童。尽管是探索性的研究，但极具开创性。

在训练中，治疗组的 7 名儿童要完成四项工作记忆任务。该训练具有适应性，因为当孩子们执行任务的表现越来越好时，训练就会变得越来越难。例如，在其中的一项任务中，孩子们会看到一排圆圈，这一连串的圆圈会在不同位置被点亮，孩子们被要求记住圆圈点亮的顺序，然后通过指出圆圈点亮的正确顺序做出反应。随着训练进行，要记住的顺序中的圆圈数将会增多。相比之下，对照组的孩子一直做的是简单版的测试，他们只需记住两个圆圈的点亮顺序。

该论文报告了适应性训练所带来的显著益处。首先，在用柯西块所做的空间工作记忆测试中，治疗组的儿童比对照组的儿童进步更大。在该测试中，受试者会看到一块板上有一组固定在不同位置的方块。研究者按顺序逐一触碰这些方块，然后，受试者按相同顺序触碰这些方块，并凭借牢牢记住的最长顺序长度来评定分数。所以，如你所见，柯西块和屏幕上的圆圈测试基本上测试了相同的功能，即空间顺序记忆。

这种训练效益被称为“近迁移”（near transfer），因为一个测试的训练可以提高另一个测试的表现，而两者只是表面上的不同。向人们展示近迁移很重要，因为它是我们期望从任何一种训练中获得的最低水平的概括，但近迁移并不是认知训练的真正目标。没有人会为了在一些人为的空间工作记忆测试中表现更好而下载一个应用程序，大多数人利用认知控制训练是因为他们想在现实生活中执行任务时，能在总体上提升自己的表现。因此，训练过程中需要展现的是“远迁移”（far transfer），远迁移是在受训测试以外或处于不同领域的测试中提升表现。

克林伯格的研究因为同时公布了关于近迁移和远迁移的

证据而引起了轰动。相比对照组，治疗组的 7 名患者在瑞文推理测验中的表现也有所改善。在此测试中，受试者必须从三个样本中找出一种模式，然后预测下一个项目的顺序是什么。例如，一个有一个圆点的方框先出现在左上方，然后出现在右上方，接下来出现在右下方，这个模式可以理解为圆点按顺时针的顺序移动。因此，按照顺序，对下一项的正确推测是在左下方出现有此圆点的方框。这不是工作记忆测试，而是推理测试。解决这些问题的能力与流体智力密切相关，因此在这项测试中受试者的表现得到提高被视为是对远迁移的振奋人心的证明。

来自该小组和其他组的进一步研究报告了初步研究结果可重复和扩展。有证据表明，在矩阵推理任务以外的其他任务中，也存在有远迁移。此外，远迁移大概遵循剂量—反应关系，即训练时间的长短对结果有相应的影响，对训练做出最多反应的人也表现出更好的迁移能力。而且正如所料，脑成像研究证据表明，额叶网络和顶叶脑网络的变化与训练有关。

随着以上研究不断得到证实，该领域的研究得到了蓬勃的发展。除了这些行为干预训练之外，电子游戏作为一种训练方式也有所发展，因为人们更愿意花更长时间玩电子游戏，而不愿意完成枯燥的实验任务。一项刊登在顶尖期刊《自然》（*Nature*）杂志上的研究报告了老年人玩“飞车游戏”时的远迁移效应。其他人开始侧重于将训练与大脑刺激技术相结合，希望刺激能让大脑更具可塑性，从而提高训练效果。该领域的研究日益增多，已成为长期存在的优势。

然而，这些研究也有一些局限性。除了样本量小之外，许多研究都未能进行足够多的认知测试，无法真正测量潜在的认知结构。如本章前面所述，没有一个认知测试是纯粹的，所以要全面评估流体智力之类能力的改善情况，测试矩阵推理以外的能力也很重要。一些研究确实采用了多种测试，并发现这些测试中的远迁移并不一致，也没有给出任何解释。其实，在某些情况下，没有近迁移却发现了远迁移，这根本不可能发生。当在多个测试中观察到不一致的效果时，科学家们担心在几个测试中出现的明显改善仅仅是出于巧合。

或许比测量问题更令人担忧的是，数量惊人的训练研究未能采用足够多的对照组。有些研究甚至没纳入对照组，另一些研究则将每周或每天接受训练课程的治疗组与在训练期间根本没露面的对照组进行对比。对照组这种“无接触”带来的问题是，相比完全没有接受训练的对照组，有很多因素可促使治疗组进步，感觉到的好处可能是由于安慰剂效应。没有人相信，两三周内什么都不做还能提高认知能力。这些因素会影响两组的动机和评估时的表现。

重要的是，上述的局限性并不适用于所有已发表的研究。一些研究（包括克林伯格的初步研究在内）报告说，在有积极参与的对照组的情况下训练有积极效用，但仍然很难证明这些观察结果的可靠性。有几项已发表的研究曾尝试重复试验，但未能发现效果，还可能有许多研究因失败了而未发表。此外，尚未有研究采用预先注册的随机双盲临床试验，而该试验是健康干预可靠性的黄金标准。

考虑到这些局限性，有研究者对已发表文献中大量关于训练的研究进行了一系列的荟萃分析。这些分析通过将许多小样本统计汇总成一个大样本，正式分析了已发表的成果，以此评估这些文献中报告的远迁移效应是否可靠。我们在第七章探讨自我损耗的证据时提到过这种方法。

2013年，梅尔比–勒瓦格（Melby–Lervag）和赫尔姆（Hulme）发表了对23项随机试验所进行的荟萃分析，这23项试验都包括对照组，既有积极对照组，也有“无接触”对照组。他们在各种研究中找到近迁移效应存在的证据，但没有发现可靠的远迁移效应。两年后，施瓦伊霍夫（Schwaighofer）及其同事发表的第二篇荟萃分析也得出同样结论。

三年后，在对文献中的荟萃分析进行了一番辩论与抗争之后，梅尔比–勒瓦格和赫尔姆发表了一篇新的荟萃分析，其中包括了更大的样本，涉及89项工作记忆训练研究。尽管样本量更大，但在多个不同的测试中，该荟萃分析还是没有发现证据证明远迁移的存在。而且他们报告说，有证据显示产生积极效果的训练报告存在出版偏好，这意味着发现训练效果的实验组比没有训练效果的实验组更有可能发表，这人为地夸大了已发表证据的表面可靠性。

自2016年的荟萃分析问世以来，又进行了几次荟萃分析，以及一些随机临床试验。在我撰写本书时，这些评估与梅尔比–勒瓦格和赫尔姆的结论相一致，并对该结论进行了拓展。无论是什么训练方案，所有研究者都没有发现远迁移存在的证据。单独的研究分析发现训练对学习技能、儿科疾病或大脑刺激没有产生影响。2018 年发表的一篇综述性论文在系统回顾这种认知训练的文献综述后，悲观地得出结论："这种认知训练研究方案没有体现出明显的益处，应该采用其他可行的做法来提高认知表现。"不过，我只赞同这句话的前半句，因为我将对此进一步描述。

你可能想先弄明白一个问题：认知训练不起作用的原因何在？毕竟，如果花时间来举重，肌肉就能得到锻炼。那么你可以用更发达的肌肉来完成举起确切重量以外的各种其他活动。如果运动员在举重室花时间训练，却在赛场上得不到回报，那么他们就不会继续训练。为何认知控制不是如此？

这个问题有好几个答案。首先，即使采用目前流行的适应性训练方案，认知训练可能会有效，但我们目前只是还没有找到训练的确切正确方法。尽管我们进行了多年的研究，但仍然对人类的思维和大脑知之甚少。因此，尽管训练方案有一定的理论基础，但具体来说这些理论也只是在黑暗中摸索而已。制定一个训练方案时，我们需要做无数个小决定，比如：训练多久？多久训练一次？受试者需要用注意力追踪的图片应该在屏幕中显示多长时间？该用哪只手按按钮？究竟要不要设置按钮？如此等等。研究人员所做的这些决定大多数完全是凭直觉和猜测，没有正式理论的指导。还有很多我们没有去尝试的选择，也许正确的组合就在眼前。

其次，只要这些专门的方案是基于对人类认知控制系统完全错误的假设而设计的，它们永远都不会有效果。大脑中没有中央处理器，没有单独的认知控制器来处理一切。尽管锻炼肌肉很酷,但也没有哪块肌肉能通过训练来提高认知控制能力。正如我们已讨论的那样，如果存在一个通用认知控制成分，其似乎在很大程度上受基因的影响,所以训练无法对其施加影响。因此，这不是一个理想的训练目标。

相比之下，认知控制特异性的一面深受环境影响。如果你针对一项任务进行反复训练，便会在执行此任务时效率得到提高，也许在执行与其密切相关的任务时也有进步，但不会出现远迁移。这是因为受训任务中见到的进步是建立在无数小调整和小优化策略的基础上，而这些小调整和小优化策略仅适用于该受训任务。即便你知道物体会出现在屏幕的哪个位置或者知道可能看到哪些物体，你的认知控制也不会有所提高。大脑并不介意你是已经发现了一个普遍适用于其他环境的抽象策略，或者只是想出了一个只对某项任务起作用的妙计，因此在该项任务中表现得越来越好。

从这个角度来说，如果我们从有限的训练中看到诸多好处，这确实会让人感到非常惊讶。如果说有什么不同的话，那就是我们对抽象控制策略的构建与发展所进行的讨论，论证了要在多种不同任务中进行多样化的训练。当然，多样化的训练需要大量的数据支持。所以，目前还不完全清楚我们如何将这样的训练计划建立在一个干预措施中，而不是重现我们生命中的前10年。然而，如果认知训练要想更广泛地帮助认知控制，这个问题涉及的很可能是需要实施认知训练之地。

我们又该怎么做呢？首先，对于任何声称对工作记忆或认知控制进行训练具有多方面益处的说法，我们都应该秉持理性而又充满怀疑的态度。“已发表的成果”也并不意味着有强有力的严谨证据，证明既定的训练项目或应用程序有效。至少，其训练效果应该用合理设计的随机临床试验来证明，该试验应该是在一个大样本的人群中进行的，并且应包括积极治疗的对照组。理想情况下，该试验应是双盲实验，其中受试者和做测试的实验者都不知道哪个人接受了哪种情况的治疗。最后，试验应预先在公开的有效系统中登记其具体设计、分析方法以及收集数据前的预测结果，而且此公开的系统要求不论结果如何都要公布实验结果。美国国立卫生研究所所属的国家医学图书馆的网站上的数据库就是这样一个公开的系统。

而且这是最低限度的举证责任。远迁移的测量和评估的充分性、分析的严谨性、剂量反应效应的特异性、积极效应的可持续性等其他几个因素也至关重要。诚然，这项研究的技术性很强，因此很难评估，即使对专家来说也是如此。然而，这些方面从根本上影响了证据强度。一项研究仅仅因为已经发表，并不意味其已经符合这些标准。事实上，在我撰写本书时，就知道没有一个认知控制训练程序符合预注册试验的最低举证责任，更不用说这些更有技术含量的方面了。但这并不意味着认知控制训练程序永远不会符合标准。困难的问题往往是重要的问题，认知训练也不例外。

因此，评估结果声明很重要，不只因为我们可能在无效的训练游戏上浪费时间和金钱，更因为人们对干预可能造成无意的伤害感到担忧。当然，这一点之所以重要，还因为人们普遍认为对认知训练夸大其词或做出草率声明可能会贬损真正的科学。这也会降低公众对潜心研究干预训练的信心和支持。

对此我持乐观态度。随着我们对认知控制的基础科学有了更好的了解，在训练和大脑刺激方面的应用将会得到改进，或许运用干预训练能帮助我们提高认知控制。与此同时，一些控制经验表明,保持灵敏控制的最好方法就是持续性地使用它。虽然我们可能无法全面提高认知控制，但肯定可以在特定领域或特定类型的任务中提高认知控制。所以学习数码摄影或木工手艺这类的新技能，既能带来回报，也是可行的，即使到了老年，也可以让我们独立自主、心有所依。这不是一种急功近利的方案，也不能让我们更好地处理多项任务，然而，不断使用控制系统，的确将帮助我们更好地利用它们作为整个人生的支持、补偿和代理的来源。

本章的主题是认知控制是一个动态过程。尽管儿童控制发展机制与老年人控制衰退的机制有所不同，但控制功能在我们一生中不断变化。此外，大脑运行的世界本身就在不断地发生变化，而且它与大脑优化其控制系统所面对的世界越来越不一样。这就要求认知控制面对这些新挑战，并对其进行代偿。因此，其作用甚至随着它的能力变化而不断变化。

从某种意义上说，人们越来越清楚，控制不只是作为一种惰性能力存在于头脑中，还包括大脑和世界之间不断变化、不断适应的相互影响。我们不仅受制于大脑里生物的突发奇想的影响，也受制于该生物过程。事实上，大脑是带有多个系统的主体，这些系统使我们不断地做出改变并适应其环境。随着科学家越来越了解世界和大脑之间的关系，我相信我们能对一些路径进行干预，掌控自己的人生。

后记

重在完成任务！

我们的大脑如何完成任务？本书通过分析多种情境下的多样化需求来探寻这一问题的答案。我们以煮咖啡为切入点，开始探寻其中的奥秘，但要想获得全部的答案，还有很长的路要走。可喜的是，本书谈到的认知神经科学已经提供了一些重要的线索。

目标源自我们大脑的想象系统对未来情景的描绘。我们已经看到，在煮咖啡时大脑遇到的问题是如何将目标转换成煮咖啡的一连串具体步骤。这一连串步骤建立在大脑已掌握的大量反应路径之上，其中的有些反应路径简单，有些却很复杂。但是这些反应过程发生的时间和顺序都由来自工作记忆的任务需求所输入的信息决定。

完成像煮咖啡这样的任务，我们必须管理多个子任务的需求，这些需求在其抽象程度和执行任务的时间顺序上各不相同。例如，我们在保持喝咖啡的总目标外，同时还需兼顾很多子目标，如寻找糖浆或装满玻璃水瓶。此外，我们必须决定这些需求何时会影响我们的行动。如果操作失误，我们可能会被习惯性的例行公事所左右——在装满杯子之前将杯子收起来，或者干脆去执行其他任务（如漫无目的地查看电子邮件）。我们利用这些任务需求来进一步地引导我们的记忆，以实现我们的目标，如要回忆起昨天我们把勺子放在哪个地方，可能需要我们制订检索计划，积极搜索自己近期的行为，并评估检索到的细节的价值大小。

工作记忆门控（由基底神经节和额顶叶皮质网络之间的相互作用来操纵）是这个过程的核心。一些门控具有选择性，而另一些门控（如任务终止系统）则具有全局性和快速性。这些门控也将我们所做的事情与价值联系在一起。例如，我们可能会因为自己爱吃甜食，在记忆里形成了喝咖啡就会加糖的情景，于是会不自觉地去找糖；我们也可能会考虑到健康问题，而刻意地让自己不去加糖。无论如何，我们的认知控制系统受两方面的估值影响，即我们对该任务未来收益的估测，以及我们对完成该任务所需付出努力的评估。事实上，我们最终可能会在咖啡中加糖，不仅因为我们爱吃甜食，而且因为自我控制的精神成本超过了预想的健康收益。因此，为回答大脑如何完成任务这个问题，我们想出了认知控制系统将目标转化为具体要做的事情的机制。

但是，我们没有直接回答的问题是：“为什么我们要关心这个问题。”如果你已经读到了这里，那么，你已经或多或少地关心这个问题了。也许你只是对大脑或思维方式感到好奇，并且像我一样，一直想知道我们为什么以及如何以特定的方式来做我们要做的事情，并常常为大自然解决问题的方法所叹服。你或许希望能掌握更多有关认知控制系统如何工作的知识，以便更好地将认知控制应用于自己的生活之中并完成一些任务！

不管你的动机是什么，重要的是，你要思考认知如何影响自身的生活方式以及自己在社会中与他人互动的方式。对于这个问题，我认为本书所谈的内容确实具有深远的意义。不妨考虑当前一个特别突出的案例。

在我为本书做最后的润色时，人类面临着自核武器问世以来最大的全球性威胁：人为造成的气候变化危机。科学家们普遍达成了共识，认为全球正以前所未有的速度变暖，而造成全球变暖的罪魁祸首就是人类将温室气体（如化石燃料燃烧产生的二氧化碳）排放到大气中。尽管达成了共识，但我们在这一问题上明显毫无作为。

1988 年，气候科学家詹姆斯·汉森（James Hansen）在美国国会上发出严厉警告："现已发现温室效应，而且它正在影响气候环境。"强调一下，那可是 20 世纪 80 年代末！不用说，我们并没有留意汉森的警告。在此后的 30 多年里，我们往大气中排放的二氧化碳约占其排放总量的 70%，是此前几十年二氧化碳总排放量的 2.3 倍以上，而全球气温上升了约 1℃（1.8℉）。气候科学家预计，如果不在全球范围内大幅减少二氧化碳的排放量，到 21 世纪末，我们当下的所作所为会导致全球进一步升温，最高将达 2.4℃ ~ 4.7℃（4.3℉ ~ 8.5℉）。

一旦超过了临界值，全球变暖带来的变化可能花上数千年都无法逆转。

前景不容乐观，在本书的背景下，我想着重强调一下这场灾难中牵涉其中的人类。假如我们最终设法避免了这场危机，又或者人类在某种情况下能够幸免于难，其中部分得益于我们的认知控制系统。鉴于我们这一物种可以预判当下面临的风险并且能对未来进行设想。由于充满着对未来的假想，我们能够创新并采取祖先从未有过的行动。此外，我们可以在一生中不断适应环境的变化。我们的认知控制系统使这种适应性和创新性得以实现。因此，如果需要改变生活方式来阻止气候变化，或者我们必须快速适应急剧变化的生态系统，那么我们的认知控制系统将是我们能够这样做的原因。因此，理解认知控制系统可以帮助我们思考人类在这个问题中的作用。

现在，我希望你已相信，在认知与行动之间存在一个需要弥合的巨大鸿沟。仅有一个目标、一个计划或一个更美好的愿景并不够，我们还需要认知控制系统将这些愿景与实际的行动联系起来，同时监测我们的进度、评估结果并对我们所做之事不断地进行调整。在大脑中，愿景与行动之间的联系由调节工作记忆的隐喻门控建立。鉴于我们大脑的特殊性，有效控制是良好门控带来的结果，该策略可以兼顾稳定性和灵活性，最大限度降低成本，同时实现效益最大化。

这种认知与行动之间的鸿沟是我们社会对气候变化（特别对我们在气候变化上的无所作为）感到困惑和沮丧的关键所

在。在围绕气候变化的多次讨论中，参与讨论的人认为所谓的“气候变化否认论者”难辞其咎。尽管有科学证据表明全球在变暖，且全世界对此达成了基本的共识，但他们仍然坚持认为气候变化不是真实的，也不是人类造成的。或者说，他们认为即使前两点是正确的，最终也不会引发不良后果。这些否认气候变化的人仍在反对变革（主要是因为这些人中有许多人身居要职，因既得利益而安于现状），这无疑是个问题。公正地说，我们已付出很多努力来说服“气候变化否认论者”适时面对现实，如果他们还不面对现实，会促其卸任。

然而，否认气候变化并不是事情的全部。根据哥伦比亚广播公司（CBS）于2019年进行的民意调查显示，近75%的美国人表示是人类导致了气候变化（其中包括50%的共和党人）。因此，如果这一民意调查数据准确，那么很多人都相信气候变化的存在并认为人类应该对气候的变化负责。那么，困扰气候活动家们的问题不是为什么有些人不相信气候变化，而是“为什么那些相信气候变化的人没有对此做出更多的努力？”。

这种悖论是认知与行动错位的一个例子。人们有必要了解气候变化，并设想世界可以避免或不能避免这场危机的情景，这是一个必要但不充分的先决条件。我们可以通过教育和宣传，让人们了解气候变化，并战胜怀疑论者和否认论者来达成所愿。但是，仅仅了解气候变化并预见其影响是不够的。我们还需要将认知与行动联系起来（这属于认知控制问题）。因此，我们在本书中讨论的许多“权衡”可能也适用于应对气候变化的行动。让我们深入研究一些示例以了解气候变化的解决办法。

由于政府仍然被争论和半途而废的措施所麻痹，气候活动者越来越强调个人行动在预防气候变化中的作用。驾驶电动汽车、减少飞机出行并少吃红肉（牛肉或羊肉）都是减少个人碳排放的有效方法。如果我们都做到了这些，则可以大大减少全球二氧化碳排放量并抵御最坏的情况。但是，这些行动并未广泛地实施，严重滞后于人们对减少气候变化的认知。为什么会这样呢?

其中一个原因，可能是个人很难在生活中（不仅在经济层面）做出这些改变。在我们的社会中，化石燃料的使用无处不在。自工业革命以来，我们对这种能源的依赖已逐渐深入到许多日常活动中。要想真正地减少个人温室气体排放量，一个人的生活习惯可能需要彻底改变，这可不是一件容易事。正如第七章中所述，在认知上，我们已经习惯了既定的生活模式，并且在认知上不愿做出些许改变。在这种情况下，强调灵活性而非稳定性会让人们付出超出任何经济支出的精神代价。

为改变自己的生活，人们需要在行动带来的利益与付出努力的成本之间进行积极的权衡。避免地球气候和生态系统发生具有破坏性的急剧变化,对某些人来说可能就是足够的回报，但鉴于认识到未来可能性的人们普遍不作为，问题仍是悬而未决。例如，如果人们对自己的行为能否带来预期的结果表示怀疑，即使结果本身具有价值，那么他们会基于结果的不确定性而不会全力以赴。他们可能不相信个人停止坐飞机或成为素食者会阻止全球变暖。如果要采取的行动本身代价高昂，他们将进一步打消这种念头（正如我们现在谈论的案例一样）。因此，鼓励人们的方式不仅仅限于强调我们所处形势的严峻性。气候活动家还需明确强调他们为逆转气候变化而建议采取的个人行动的效用。行动的代价越大，就越需要行为的有效性。

在这方面，气候变化的问题尤其具有挑战性，因为它是经济学家称之为“公共的悲剧”的典型例子。也就是说，一种公共资源（这里指地球）正受到个人利益的影响，从而损害了整体利益。部分个人采取行动以减少这种影响并保护该资源，结果仅仅是为其他人继续透支公共资源留出了空间。因此，尽管有些人为减排做出了巨大的个人牺牲（这值得称赞），但解决方案可能最终还需要政府通过立法，在气候变化所需的范围内，强制要求每个人都进行节能减排。

这就是为什么像征收碳税这样的想法对我个人而言有意义。需要说明的是，我不是公共政策专家。我更喜欢碳税或类似的解决方案,主要是我相信这是公共政策专家所提供的建议。尽管如此，基于我对认知控制所面临的“权衡”的了解，碳税之类的解决方案对我来说还是有意义的。

碳税使化石燃料的使用代价更加高昂，从而使不改变行为的成本变得明显又直接。这不仅会影响到汽油或用于航空旅行的燃料的价格，还会影响其他产业（如制造业）使用的化石燃料价格。这样一来，人们在衡量重大生活变化的成本时，将不再是以未来的假想利益为依据，而是权衡某种行为的实际和直接的财务成本。这种“权衡”将更可能利于灵活性（做出改变）而非稳定性（维持行为）。同样，需要降低成本的企业将有动力去主动寻找化石燃料的替代品，进行必要的投资以从长远角度来节省资金。由此，获取一份意外的收获：化石燃料的高价值替代品市场巨大，激励人们去做出转变。总之，碳税通过改变激励结构,使稳定性与灵活性之间的权衡更偏向灵活性。

当然在以上论述中，我们谈论的不仅仅是个人的灵活性与稳定性，还涉及社会的灵活性与稳定性。从我们对人脑中的认知控制的讨论来看，这是否是一个合理的飞跃？我认为答案是肯定的。本书所讨论的认知控制的许多方面都是基础性的，无论是稳定性与灵活性、通用性与特异性、信息性与准确性还是同步性与机遇性，这些“权衡”不仅存在于我们的大脑中，而且存在于任何高度概括且需要控制其自身状态的系统中。人类文明无疑就是这样一个系统。从社会角度来说，如果我们要努力地将自己和地球从气候变化中成功拯救出来，那么我们需要像大脑一样面对这些难题，并努力开创更美好的未来。

好消息是，拥有认知控制能力意味着我们总是有选择的余地。人类可以梦想着奇幻的未来。我们可以想出几乎任何我们社会所赖以生存的规范或规则体系。也许我们的祖先压根没有想到这些新规则，但是我们的认知控制系统使得我们有机会将这些幻想变为现实。仅以一个例子为例：面对新冠肺炎（COVID-19）大流行，社会发生了多么迅速而彻底的变化。

这是一种自由意志的概念，并不要求我们否认自身的基本物理学和生物学属性。当然，我们脑海中的一些想法、计划、规范和规则会因个人天性而难以实现。由于我们是拥有特定器官、基因和经历的躯体，我们实现某些目标会比实现其他目标更具挑战性。但是，为追求社会变革，我们无须否定原先的一切，反过来说，我们也不必因某些想法在某种程度上与自己的本性背道而驰就先验性地排除它们。认知控制意味着尽管受到限制，但我们仍可以找到一种方法使自己的想法变为现实。当我们成功时，我们希冀的生活就成为现实。我们可以做任何事情，还有什么比这更自由呢？